医药协作模式下急性胰腺炎的管理

主　编　孔　瑞　李希娜

副主编　王金华　罗玉琳　任连升

编　者（按姓氏汉语拼音排序）

胡继盛　胡莹莹　孔　瑞　李　乐

李希娜　李轶龙　罗玉琳　任连升

孙嘉良　王　莹　王红梅　王金华

张力夫　张新建　朱珊珊

科学出版社

北　京

内 容 简 介

在急性胰腺炎的治疗中,多学科诊疗模式的优越性日益突出,随着我国临床药师制度的日益完善,临床药师在患者的诊疗中发挥着越来越重要的作用。本书介绍了急性胰腺炎医药协作的新型诊疗模式,全面介绍了急性胰腺炎诊治的各个方面,并以实际病例为依托,融入编者的研究成果及实践经验,体现了临床药师在医药协作模式下诊治急性胰腺炎患者过程中发挥的积极作用,阐明了医药协作诊疗模式的优越性,为临床药师同仁参与急性胰腺炎患者的诊治工作提供参考。

本书可为从事胰腺疾病诊治及药学服务的临床医师、临床药师提供参考。

图书在版编目(CIP)数据

医药协作模式下急性胰腺炎的管理 / 孔瑞,李希娜主编. —北京:科学出版社,2020.3
ISBN 978-7-03-062223-5

Ⅰ. 医… Ⅱ. ①孔… ②李… Ⅲ. 胰腺炎-急性病-诊疗 Ⅳ. R576

中国版本图书馆 CIP 数据核字(2019)第 187227 号

责任编辑:丁海燕 丁彦斌 / 责任校对:王晓茜
责任印制:李 彤 / 封面设计:蓝正设计

科 学 出 版 社 出版
北京东黄城根北街 16 号
邮政编码:100717
http://www.sciencep.com

北京凌奇印刷有限责任公司印刷
科学出版社发行 各地新华书店经销

*

2020 年 3 月第 一 版 开本:787×1092 1/16
2020 年 3 月第一次印刷 印张:14 1/2
字数:340 000
POD定价: 59.80元
(如有印装质量问题,我社负责调换)

前　言

　　急性胰腺炎是临床常见急腹症之一，发病率在逐年增高，且重症急性胰腺炎起病凶险、病死率高。急性胰腺炎是一种复杂多变的疾病，不同病因、不同病期有不同的治疗要求，所以需要结合患者的实际情况，实行多学科协作，对患者进行全方位的综合治疗。但是，目前还存在相关学科救治理念不统一、参与治疗时机不明确、并发症处理不完善等问题。本书阐述了医师、临床药师如何密切协作对急性胰腺炎患者进行诊治，充分体现了急性胰腺炎诊治的多学科协作理念，并以提高急性胰腺炎患者救治成功率为最终目标。

　　临床药师参与急性胰腺炎患者的治疗，是在掌握疾病的理论知识前提下，结合患者自身的实际情况，从用药方面着手，对治疗方案中药物的用法用量、疗程、配伍禁忌、不良反应等方面进行药学监护，提高药物治疗水平，避免潜在的用药风险，对于促进合理用药，减少不良反应的发生，改善急性胰腺炎患者的预后都有着重要的意义。

　　本书共两篇，第一篇是总论，介绍了急性胰腺炎医药协作发展概述、急性胰腺炎概论及急性胰腺炎药物治疗；第二篇是各论，介绍了急性胰腺炎医药协作的具体病例。本书涉及急性胰腺炎诊治、临床药学服务的发展史等相关内容，重点阐述了医师与临床药师在急性胰腺炎治疗过程中的协作，体现了医药协作模式在急性胰腺炎的诊疗体系中的优势。本书融入了编者大量的研究成果及实践经验，内容上力求实用性与可读性相结合，以适应从事急性胰腺炎诊治工作不同资历的临床医师与临床药师的需要。

　　本书编写过程中所有作者通力配合、齐心协力，付出了艰辛的劳动。尽管编写人员已对本书内容进行了认真的核查，可能还存在着疏漏不当之处，敬请各位同仁和读者不吝赐教，我们将不胜感激。

编　者
2019 年 4 月

目　　录

第1篇　总　　论

第2篇　各　　论

第 1 篇

总　　论

第 1 章

急性胰腺炎医药协作发展概述

急性胰腺炎（acute pancreatitis，AP）是临床中常见的急腹症，起病急骤，病情进展迅速，常伴有器官功能障碍，病死率高。目前现代医疗体系中多学科协作理念已经渗透到各个专业领域，临床药学作为新兴的临床医学和药学的交叉学科，已成为多学科协作团队中不可或缺的重要组成部分。由于 AP 特殊的疾病性质，AP 诊疗周期长，患者管理效率相对较低，发病因素多元、并发症复杂等决定了多学科协作在急性胰腺炎治疗中具有重要作用。临床医师与临床药师是多学科协作团队中合作最频繁的协作单元，这种医药协作模式在一定程度上能够使临床诊疗工作更加具体化、细致化，从而提高患者管理效率。本章节将就急性胰腺炎诊疗发展史、临床药学服务发展、多学科合作背景下医药协作模式的建立，以及医药协作模式在急性胰腺炎管理中的意义等问题进行探讨。

第 1 节　急性胰腺炎诊疗发展史

人类从对胰腺器官及功能的认知，到开创现代胰腺疾病的诊治体系，经历了几百年的实践，在这其中最具代表性的即为 AP 的诊疗发展史。本节将从对胰腺解剖及功能的认知、AP 治疗观念的变迁、AP 外科治疗现状等方面回顾 AP 的诊疗发展历程。

一、对胰腺解剖及功能的认知

胰腺是一个古老而神秘的器官，有记载的关于人类对胰腺的认知大约是从公元前300 多年的希腊开始的。Pancreas（胰腺）一词来源于希腊语，最初对于它的认识即为位于腹腔最深处的一块"肉"。直到 16 世纪，28 岁的比利时解剖学家 Andreas Vesalius 在其专著《人体的构造》中首次将胰腺描述为"位于网膜下方的腺状器官或长条状实质"，书中使用了"sweetbread"一词来命名胰腺。1642 年，意大利人 Johann George Wirsung 描述了胰腺的主要导管系统，并将主胰管以自己的名字进行了命名。1869 年，德国著名的生理学家、病理学家及生物学家 Paul Langerhans 发表了题为《胰腺组织显微解剖的成果》的论文，首次阐明胰腺的微观结构——胰岛细胞，并于 1893 年将胰岛细胞以自己的名字进行了命名。1882 年，人类第一次描述了围绕胰岛细胞周边的毛细血管网，逐渐完成了对胰腺从宏观到微观的全面认识。

对于胰腺功能的认知，人类最初认为其仅仅是一个普通的消化系统腺体。胰腺与下颌下腺在解剖结构及功能上具有一致性，因此将胰腺视为腹部的"唾液腺"。荷兰医师

Sylvius 和他的学生 Regnier de Graaf 通过犬的胰管口收集胰液，经过分析后他们认为胰液是一种无味的液体，属于"酸-盐"类型的酸，并同时发现人的胰液和犬的很相似。到 17 世纪末，德国生理学家 Johann Bohn 对 Sylvius 的学说提出了质疑，他证明了胰液并不是一种酸，而是一种无色的碱性液体。Albrecht von Haller 是瑞士杰出的生理学家，被公认为是 18 世纪世界第一流的生物学家和实验生理学家，被称为"近代生理学之父"，其用了 10 年时间撰写出八卷本的《生理学纲要》，他发现胰管与胆管汇合后通向十二指肠肠腔，由此提出胰液的功能之一应该是稀释胆汁并降低其刺激性。1815 年，英国的内科医师，同时也是动物学家的 Alexander Marcet 发现了胰液中的脂肪酶，并认为其参与了食物的消化过程。19 世纪的法国生理学家 Claude Bernard 是现代实验医学的奠基人，他开创了通过化学和物理方法人工模拟疾病发生过程的先河，他首次发现了胰腺在消化过程中发挥着重要作用，胰液在消化系统中所发挥的作用等同于胃液。随后的研究相继发现胰液能够分解淀粉及乳化分解脂肪。

基于对胰腺解剖及生理功能的了解，人类逐渐开始探索胰腺疾病的病理机制，首先被认知的就是 AP。1652 年，荷兰医师 Nikolaus Tulp 首次通过尸检描述 AP。1842 年，AP 被确立为一种独立的临床疾病类型，之后的 50 多年里，以解剖为基础的病理学研究广泛开展。基于以上研究，1889 年来自哈佛的病理解剖学家 Fitz 对 AP 做了较全面的阐述，并提出了著名的病理分型，极大地推动了临床上对 AP 的认识。1901 年，德国病理学家 Opie 在 1 例死于 AP 患者的尸体中发现胆总管壶腹部结石的嵌顿，由此提出了胆源性胰腺炎的胰胆管"共同通道"学说，最先描述了 AP 的病因，确立了胆石症与胰腺炎的密切关系，并为"结石移动"学说奠定了基础，此期间亦有学者提出了胰腺坏死的"自身消化"机制。1919 年，研究者发现 Oddi 括约肌痉挛造成了胰液流出不畅，从而诱发 AP。然而，当时人们对 AP 的发病机制仍知之甚少，对其认识还仅停留在急腹症的层面上，直到 1929 年，美国圣路易斯市巴恩斯医院的外科医生 Elman 等通过大量的实验和临床观察提出，血清淀粉酶可以作为 AP 早期诊断的可靠指标。此研究成果转化到临床应用后，极大地提高了 AP 患者的早期诊断率，对 AP 的认识逐渐成熟起来。

二、急性胰腺炎治疗观念的变迁

回顾 AP 整个诊治的发展历程，从 AP 作为一种临床疾病被人们认识，直至确立外科在其治疗中的主导地位，从早期手术引流到针对坏死感染处理及病因的治疗，再到以微创为先导的多学科综合治疗的历史进程来看，AP 的治疗经历了多个阶段的变化，其中以重症急性胰腺炎（severe acute pancreatitis，SAP）的诊治变化最具阶段性，SAP 诊治大概分为以下三个阶段。

（一）SAP 治疗由外科干预向非手术治疗的转变

在对 AP 认识之初，人们对 SAP 的发病机制仍知之甚少，对其认识还仅停留在急腹症的层面上，认为正像大多数急腹症一样，只有通过外科手术才能治愈 SAP。同时由于缺少相对特异的诊断方法，故大部分 SAP 患者仍需剖腹探查后才能作出诊断，因此外科治疗成为医学界普遍采用的治疗 SAP 的方法。然而令人遗憾的是，SAP 患者经历手术干预后病死率竟高达 50%～78%，这是临床医师和患者均难以接受的结果。直到血清淀粉酶被作为 AP 诊断的可靠指标后，AP 患者的早期诊断率才被极大地提高了，同时减少了不必要的诊断性剖腹探查。同时，在临床中发现通过测定血清淀粉酶而诊断的 AP 患者大部分病情较轻，无须手术治疗即可治愈。1929 年，维也纳外科医生 Peter Walzel 首先指出，对于大多数胰腺炎患者而言，非手术治疗的病死率明显低于手术干预，AP 的非手术疗法迅速得到欧洲、北美洲众多学者及临床医师的倡导，从 20 世纪 50 年代末，就很少再采用外科方法治疗 AP，自此 AP 的治疗决策发生了巨大转变。非手术治疗成为 20 世纪 30～50 年代临床治疗 AP 的主流方式。

（二）SAP 治疗由保守治疗向早期外科干预的转变

尽管通过大量临床病例的积累，人们发现虽然通过非手术治疗使病情较轻的 AP 患者病死率相对下降，但是对于 SAP 患者，经过非手术治疗病死率竟超过了 80%。显然，对于此部分 AP 患者非手术治疗的效果并非像预想的那样好。基于以上问题，少数外科医师开始重新审视手术治疗在 SAP 治疗中的作用，并进行动物实验和在临床中探索外科干预治疗 SAP 的方法。随即，1963 年英国伯明翰总医院的 George Watts 首次为 1 例 SAP 患者成功施行了全胰切除术，该报道引起了医学界的广泛关注。一时间胰腺切除，包括远端胰体尾切除、胰十二指肠切除术等均成为治疗 SAP 的手术方式，但病死率仍高达 50%左右。通过对切除标本进行病理学检查发现，多数 SAP 患者胰腺标本中存在胰腺坏死，此外，大量切除的标本中还残留有活力的胰腺组织，说明手术切除范围超过了病变范围。此时，有些学者已经发现胰腺坏死与 SAP 患者的预后关系十分密切，所以当时外科医师普遍认为胰腺坏死组织的出现应作为外科干预的主要指征。因此，从 20 世纪六七十年代，SAP 的治疗开始由非手术治疗向早期外科干预转变，干预的主要方式是在发病早期对出血坏死的胰腺组织进行切除和灌洗或者清创并引流。与 20 世纪初外科干预高达 50%～78%的病死率相比，此时对 SAP 进行的胰腺坏死组织切除术显然比较成功。

（三）SAP 治疗由早期手术向针对胰腺坏死并发感染的外科干预转变

20 世纪 80 年代至 21 世纪初，SAP 的外科治疗进入了崭新的历史阶段。随着在临床中针对 SAP 进行胰腺切除病例的积累，研究者对切除的胰腺组织进行了大量的病理学研究，发现 SAP 早期切除的胰腺坏死组织主要为无菌性坏死，且坏死呈"夹心"状，即坏死组织与有活力的胰腺组织交织。随后，在临床中发现少数胰腺坏死患者因为某种原因未采取手术治疗，也获得痊愈。带着这个问题返回到动物实验，研究者发现胰腺坏死有两种转归：一种是坏死未感染，动物生存；另一种是坏死并发感染，动物死亡，而且发现胰腺坏死并发感染往往发生在疾病后期。受此启发，SAP 的手术指征由发病早期切除坏死胰腺组织转变为晚期清除胰腺坏死并发感染组织。判定 SAP 患者手术最佳时机对其预后至关重要。因此，如何对 SAP 患者的胰腺坏死程度及是否并发感染进行及时准确的判定成为困扰当时外科医师的主要问题。影像学研究成果成功地转化为临床应用后，使这个问题迎刃而解。增强 CT 能够帮助医师较准确地判断胰腺是否存在坏死及其范围，同时也可使医师在其引导下通过细针穿刺进一步判断胰腺坏死是否并发了感染。1992年，在美国亚特兰大召开的国际急性胰腺炎讨论会上提出了"以临床为基础的急性胰腺炎分类法"，对 AP 临床诊断和分类进行了规范，极大提高了对 AP 的认识。

三、国内急性胰腺炎外科治疗现状

国内 AP 的诊治发展也经历了多个阶段，为进一步规范 AP 的诊治流程，2007 年中华医学会外科学分会胰腺外科学组发布了《重症急性胰腺炎诊治指南》，对 SAP 的诊断、分型和治疗进行了统一的明确定义，该指南对我国胰腺外科事业的发展具有里程碑式的作用。经过临床大量病例的实践应用，中华医学会外科学分会胰腺外科学组对该指南进行了修订、完善，于 2014 年再次发布《急性胰腺炎诊治指南（2014）》，这成为规范我国 AP 诊治的基本纲要，其中，对 AP 外科治疗做了详尽的说明。通常 SAP 早期并发无菌性胰腺坏死，治疗主要针对全身性炎症反应，应采取非手术治疗，后期胰腺坏死并发感染，诊断明确后应予以外科治疗。因此，SAP 坏死是否并发感染是判定是否需要外科干预的关键，即 SAP 并发感染是外科干预的绝对指征。SAP 的外科治疗越来越多的是针对后期的感染性并发症及病因的治疗。近年来，SAP 的外科治疗理念已从单一学科逐步转向多学科合作，从常规方式逐步转向以微创化为主导。多学科合作与微创化已成为目前 SAP 治疗中的两大亮点。

SAP 的治疗历经了以手术治疗和非手术治疗为主的数次转变。究其原因是传统治疗方式是建立在以单一专业为基础、分散的诊治模式下，医师对疾病认识的角度不同、治疗条件和手段的差异及彼此间常缺乏有效的沟通合作，导致治疗缺乏连续性、系统性。21 世纪，对 SAP 的治疗日趋整体化与规范化，单一学科"单打独斗"的时代已成为历史，包括胰腺外科、消化内科、重症医学科、医学影像科（超声科、CT 室、介入科）等多学科的综合治疗团队在 SAP 的治疗过程中发挥着重要作用，逐步形成 SAP 多学科合作的治疗新模式。为此，2015 年，中国医师协会胰腺病学专业委员会组织相关领域专家，结合循证医学证据，制订了国内首个针对 AP 的《中国急性胰腺炎多学科诊治共识意见》，旨在对 AP 的救治开展多学科指导，充分体现 AP 救治的多学科协作理念，最终提高 AP 的诊治水平。SAP 不同的疾病阶段，治疗重点亦不相同。外科治疗过多地集中于 SAP 感染阶段的处理，超声、超声内镜或 CT 引导下的介入治疗，以内镜、肾镜为代表的内镜下治疗，以腹腔镜技术为核心的微创治疗，以及经皮小切口入路、开放手术等技术手段成为 SAP 诊治过程中多学科综合治疗（MDT）理念的具体体现。

以微创为先导的 SAP 综合治疗模式的形成，是 21 世纪科技进步成果转化为医学临床应用的最大亮点，微创技术的开展与迅速普及，再一次促使 SAP 治疗模式发生转变。各种内镜技术的出现和影像学技术的进步，使得既往 SAP 发病早期"不得不"通过外科手术解决的问题，现可以通过 B 超或 CT 引导下经皮穿刺放置引流管（percutaneous drainage，PCD）进行早期减压引流、经内镜逆行胰胆管造影（endoscopic retrograde cholangio- pancreatography，ERCP）+内镜十二指肠乳头括约肌切开术（endoscopic sphincterotomy，EST）解决胆道梗阻，腹腔镜、胃镜、肾镜或胆道镜下对坏死感染病灶进行清创引流。微创技术的应用使部分既往需要常规手术治疗的 SAP 患者避免了开放式

（经腹腔、经腹膜后）手术。在微创理念指导下，SAP 的治疗转变为首选简捷、创伤小的方法；若效果不佳，再进一步采用相对复杂的方式，遵循"创伤递增式"治疗。目前，SAP 治疗总趋势是微创手术优于常规开放手术，不适当的外科干预会增加 SAP 病死率，故更应倡导微创理念，重视 SAP 外科干预微创化。同时，注重 SAP 治疗手段多样化与具体选择个体化相结合。诚然，微创技术仅是 SAP 治疗方式的一个补充和先导，而不是 SAP 治疗方式的唯一与全部，故在强调微创治疗具有优势的同时亦要防范将 SAP 的微创治疗"绝对化"，避免从一个极端走向另一个极端。

第 2 节　临床药学服务发展

　　21 世纪我国医院药学工作的核心是药师的工作直接面向患者，由过去的药师"面向药品"，转变为"面向患者，以患者为中心"，全心全意地为患者提供优质、高效、低耗的医院药学服务。变被动服务为主动服务，从过去的在药房等候为患者发药变为主动去临床，进入病房参与临床治疗。目前，分级诊疗制度的推进、医院药品加成率的全面取消，迫使医院药师全面转型，真正体现其在临床治疗中的作用。早在 2011 年，中华人民共和国卫生部颁布的《医疗机构药事管理规定》中就明确规定"医疗机构应当建立由医师、临床药师和护士组成的临床治疗团队，开展临床合理用药工作，临床药师应当全职参与临床药物治疗工作，对患者进行用药教育，指导患者安全用药"，此项规定在政策法规上明确了临床药师工作的职责、内容和目标，同时要求："三级医院临床药师不少于 5 名，二级医院临床药师不少于 3 名"。临床药师这一岗位已在全国各大型医院逐步设立，并呈普及之势，《关于加快药学服务高质量发展的意见》（国卫医发〔2018〕45 号）中要求各医疗机构深入落实临床药师制度，逐步实现每 100 张床位配备 1 名临床药师的目标，逐步实现药学服务全覆盖。临床药学作为药学学科发展的新领域和医院药学发展的主要方向，已经受到广泛关注，推动着医疗机构药物治疗水平的提高和药学教育的改革。在我国，不同等级的医院由于设施条件、技术力量、经费投入的不同，在药学服务的开展水平上存在差异在所难免，目前我国医院临床药学服务总体水平有着显著的等级差异。

一、临床药学概念的提出

　　临床一词，最早源自古希腊语"kline"，指沙发或床，后经法语"clinique"而演变成"clinical"，其较普遍的含义是指接近和面向患者，或与患者的诊断和治疗有关。

　　尽管目前大家对"临床药学"的定义多种多样，但对其本质的认识是一致的，即面向患者提供药学服务。从这个意义上讲，"临床药学"的理念早在公元 300 年左右就已有萌芽。根据加拿大曼尼托巴大学 Don C.Moleod 于 1976 年发表的"Clinical Pharmacy: the Past, Present and Future"所述，在公元 300 年左右，Damian 和 Cosmas 兄弟（原籍阿拉伯）分别作为医师和药师在一起工作，共同给患者治病。尽管两人分别从事着医疗实践和药学实践活动，但都是以为患者考虑为共同出发点，体现了临床药学的概念和意义。

1944 年，临床药学这一名词即出现在美国华盛顿大学的一项药学教育改革项目中，但并未引起重视。1962 年美国的 David L. Burkholder 教授在肯塔基大学医学中心创建药物信息中心，他提出药师是通过解释、应用药学文献解决患者特殊问题的专家这一概念。这一举措后来被认为是临床药学发展史上的里程碑，药师的作用开始得到专业人员的认可，并被纳入优化患者保健的决策过程。1965 年，西方药学教育家 Donald Brodie 提出了一个划时代的主张：药学服务的最终目的是帮助社会大众安全用药，临床药学，或可将之确切地概括为"用药管理"是药学实践的主流。这一标志性观念的提出，赋予了临床药学最本质的内涵，即综合运用药学知识，保证药物调配和使用的最优化和安全性。Brodie 还对临床药学的发展做出预言："在将来，药师将越来越多地参与临床场所的药物使用，解释药物处方，为护理人员准备药物，提供药物咨询等。"并提出，临床药学的概念不仅限于医院环境，同样也适用于社区药房。

随着 20 世纪 60 年代以后美国个人健康保险计划的逐渐实施和 1965 年《医疗照顾-医疗补助法案》的通过和实施，美国当局对药物的使用、药物的费用报销等的控制日益严格，如何有效使用药物、保证用药质量，同时尽可能减少不必要的花费，以及如何系统评价药物使用的有效性和合理性，成为政府和医院管理部门及药学专业人员的迫切要求。药学工作者通过各种方法证明其在药动学监测、非肠道营养给药及开具医嘱等方面的变革性作用，由此引发了药物利用评价、药物经济学研究等的发展，而这些研究的深入开展为临床药学工作提供了有力的证据和支持。

二、临床药学服务的概念和目的

临床药学服务（clinical pharmacy services，CPSs）是指具有药学专业技术优势的药师参与疾病预防、诊断、治疗或康复的过程，协助医师合理选择药品，与医师、护士等形成协作关系，直接面对患者提供专业化服务。CPSs 目前已经发展成两种模式，一种是多学科团队协作模式，主要针对住院患者，药师与医师、护士等组成多学科医疗团队，开展抗菌药物使用管理等多种临床药学服务；另一种是药师主导型模式，主要在医院门诊部、社区药房、养老院等其他医疗卫生机构进行。药师在临床药学服务中承担主导责任，如药师独立为患者提供药物审查服务、提供用药指导建议，以优化患者的药物治疗效果。英、美等国为了保障药师主导型临床药学服务的顺利开展，已经尝试立法将处方权或部分处方权授予药师。国外大量研究结果表明，在科学的管理模式之下，医院开展的临床药学服务与患者病死率下降和住院日缩短之间呈正相关，可帮助患者在短期内达到药物治疗浓度，缩短住院时间，提高患者的满意度和治疗效果，降低治疗成本，降低用药错误率；药师与医师协作开展对高风险患者的监护，能够减少处方药物的使用。

临床药学服务的目的在于：①通过药师干预减少或消除药疗差错，降低药物不良事件发生率，预防和纠正处方错误，提高药物治疗的连续性和依从性，促进抗菌药物合理使用。②形成临床用药的干预、制约和监督机制，有效监督医师不当使用用药决策权。③改变以往医师凭经验使用药品的方法，保证医师集中精力进行疾病的诊断和治疗。

三、国外临床药学服务现状

（一）美国临床药学服务发展

美国是世界上最早开展医院临床药学服务的国家，也是世界上临床药学发展最为完善的国家，因此也成为各国临床药学发展学习的榜样。目前，我国每年均会选送优秀的临床药师前往美国进行交流、学习，美国临床药学服务的发展得益于其科学高效的管理模式，目前已被美国联邦或州法律认可的临床药学服务的两种典型管理模式为合作药物治疗管理和药物治疗管理服务。

1. 合作药物治疗管理（collaborative drug therapy management，CDTM）　CDTM是美国临床药学服务的重要组成部分之一，它与传统的处方调配、药品分发等药学服务不同，CDTM 是指一个或一个以上的医师与经过资格认证的药师签订合作协议，药师在医师书面协议的授权下承担为患者进行药物治疗的职责，包括评估患者的病情、为患者开立或执行与药物治疗相关的医疗检验、评估患者对治疗的反应、提供药品给患者使用、为患者选择适当的药物治疗方案，或者启动、监测、继续和调整患者药物治疗方案的过程。其要求药师参与疾病诊断、治疗和康复的全过程，目的是最大程度地利用药师的药学专业技术优势对患者的药物治疗过程进行管理，加强医师与药师的合作，杜绝或防止药物相关问题的出现，促进合理用药。

（1）CDTM 模式：在各州法律允许的前提下，药师可通过与医师或医师所在的医疗团队签订书面的授权许可协议获得必要的医疗职权。CDTM 模式通常由医师负责为患者诊断并做出最初的治疗决策，由药师在特定情形下负责患者的药物治疗管理，医师与药师共同承担患者药物治疗的风险和责任。因此，药师在 CDTM 模式中提供临床药物治疗服务的医疗职权正是源于医师和药师之间签订的授权许可协议。该许可协议通常规定了药师行使医疗职权的情形、描述了药师所获医疗职权的范围、取得医疗职权的程序及管理药物治疗的决策标准。

（2）CDTM 的主要内容：包括①药师通过与患者面谈收集和回顾患者药物治疗史；②对患者实施日常的体格检查，进行与药物治疗相关的医学检验，并评估检验结果；③调整药物的剂量以提高药物治疗安全性和有效性；④经与医师协商后启动或终止药物治疗；⑤经医师授权执行任何与药物治疗相关的行动。例如，为了满足糖尿病患者的卫生服务需求，马里兰州的退伍军人卫生服务中心在 2005 年设置了药师糖尿病门诊，由临床药师在得到医师的授权许可协议后管理糖尿病患者的胰岛素使用情况。临床药师可自行启动胰岛素的治疗，根据患者状况及时调整药物剂量，教育患者学会自我血糖监测的方法、低血糖的治疗方法、胰岛素注射方法，并提供改变患者生活方式的健康教育等服务等。

（3）CDTM 在美国医院中的应用现状：美国学者 Thomas 等对美国医院实施 CDTM 状况的抽样调查表明，在 318 家样本医院中，有 158 家医院提供 CDTM 服务，其中大部分医院（86.7%）授权药师可以调整患者所使用药物的剂量，84.2% 的医院允许药师开立医学检查，81.6% 的医院允许药师改变给药的频率，约有 46% 的医院授权药师启动药物治疗，仅有 31.6% 的医院规定药师有权终止药物治疗。药师所提供的 CDTM 服务大部分与传染性疾病的治疗或者抗菌药物、抗凝血药和胃肠外营养制品的使用有关。研究发现，医院所在的城市人口规模越大，或医院的床位数越多，医院就越有可能提供 CDTM 服务。可以看出，通过实施 CDTM，由药师分担医师的工作量，有助于就诊量大的医院提高服务效率。

（4）CDTM 的实施效果：目前，已有多项研究证实了在美国医院实施的 CDTM 能促进药品的合理使用，保证患者用药的安全性和有效性，提高患者的生命质量，使患者的医疗费用大大降低，具有非常良好的经济性效果。其效果主要表现在以下几个方面：①CDTM 在抗菌药物合理使用方面的作用：由于氨基糖苷类抗菌药物和万古霉素的治疗窗窄，容易发生严重的不良反应，这两种药物的临床使用常常被纳入美国医院实施的 CDTM 项目中，其对于外科围手术期抗菌药物的合理使用也起到了巨大作用。②CDTM 在抗凝血药物合理使用方面的作用：华法林、肝素等抗凝血药物的治疗窗很窄，其抗凝血作用容易受到遗传因素、食物、药物和患者生活习惯的影响。美国医院药师通过 CDTM 向门诊或住院患者提供抗凝血药物的治疗管理，取得了很好的效果。③CDTM 在糖尿病药物治疗方面的作用：在面向门诊患者提供的糖尿病 CDTM 项目中，很多患者受益，提高了血糖的自我控制，及时地获得了必要的药物剂量调整，优化了药物治疗效果，提高了血糖控制率。

2. 药物治疗管理服务（medication therapy management services, MTMs） MTMs 是指具有药学专业技术优势的药师对患者提供用药教育、咨询指导等一系列专业化服务，以帮助患者树立对药物治疗的正确认识，提高用药的依从性，发现和预防药物不良事件，减少不合理用药现象的发生。经过十几年的发展，MTMs 目前已获得美国政府的认可。

（1）MTMs 模式：MTMs 是由社区药房或医院的药师在医师的协作下面向患者提供的专业化服务，它是一种综合性的、以患者为中心的、以满足患者药物治疗需要为核心的卫生服务模式。MTMs 的运作模式与疾病管理项目非常相似，社区药房和药师与雇用员工的企业或者其他组织、健康维护组织或医疗保险公司签订合同，对其雇员、参加健康保险计划的慢性病患者或被保险人的药物治疗进行管理，社区药房和药师因提供 MTMs 而获得的报酬则由雇用员工的企业或者其他组织、健康维护组织或医疗保险公司支付。MTMs 的提供地点包括社区药房、日间诊所和医院等卫生服务场所，药师可以面对面地与患者进行沟通，也可以通过电话、电子邮件等方式向患者提供 MTMs。

（2）MTMs 的主要内容：①药物治疗审核：是指药师收集患者信息，评估患者药物治疗状况，识别并确定优先解决的药物相关问题，制订解决方案的系统性活动。②个体药疗记录：是帮助患者对药物治疗进行自我管理的书面文件。其记录了患者目前正在使用的处方药、非处方药、植物药和营养补充剂等，它由患者在药师协助下填写或由药师自行填写。个体药疗记录的广泛使用，有利于各种医务人员得到统一的患者用药信息，即使患者频繁变更医疗场所后，也能获得持续的医疗服务。③药物治疗行动方案：为了便于患者对药物治疗进行自我管理，在药物治疗审核结束之后，药师将和患者共同制订一个药物治疗行动方案，其详细记录了在药物治疗审核中发现的用药问题，并阐述了解决这些问题的方法，即告诉患者在用药过程中需要做什么、怎么做、何时做等重点事项。

④干预和转诊：在提供 MTMs 的过程中，药师可以与医师开展协作，共同对患者已经存在的或潜在的药物相关问题进行干预。干预措施通常包括药师参与医师会诊以决定如何选择使用药品，药师向医师提供建议及推荐，对患者进行随访等。⑤文件和随访：良好的文件系统能确保患者的记录得到妥善保存，有利于促进药师和医师开展交流与协作，保证患者治疗的连续性，帮助药师防范职业风险。它将药师提供的服务记录在案，有助于评价患者在药物治疗自我管理方面的成效，证明药师的工作价值，使药师获得必要的报酬。

（3）MTMs 的实施效果：MTMs 既提高了患者药物治疗的安全性和有效性，也降低了患者的医药费用，具有良好的经济性。

尽管美国医疗卫生机构的临床药学服务管理模式不能给我国提供一个直接照搬或套用的模式，但是在推动我国医院临床药学服务持续发展方面，其借鉴作用仍是我们需要高度重视的。CDTM 和 MTMs 代表着美国医疗卫生机构实施临床药学服务项目的典型管理模式，它们均已被美国州或联邦法律所承认。在我国医院临床药学服务的发展过程中，缺少相关法律、法规的支持，药物治疗的职责和权力没有法律保障是最主要的阻力因素。如果我国通过立法将药师的权利、义务与职责确定下来，扫除了临床药学服务在发展过程中的主要障碍，临床药学服务的发展也必将进入一个全面、快速发展的阶段。

（二）英国临床药学服务发展

英国的临床药学服务的发展已有 40 多年的历史，英国临床药学服务发展初期是以美国为参考对象的。但是，由于英国临床药学服务自身的客观因素和环境水平，在其发展过程中出现了一些具有个体特点的特殊元素，如对英国临床药学服务发展具有较大推动作用的"教师/实践者"，以及英国临床药学协会等。

随着临床药师日益受到公众信任，同时药师也在减少药物费用、降低财政危机发生率中扮演了重要的角色。根据英国卫生部门的要求，英国临床药师主要提供以下类型的服务：①从治疗角度为医生及病患提供用药咨询；②报告药物不良反应；③进行治疗药物血药浓度检测；④进行药品管理与应用；⑤参与医务工作者的教育培训工作。目前，临床药师扮演的咨询角色已经通过社会药房和医院的工作深入人心。

目前英国临床药学的开展情况，也和它本身的社会体制有很大的联系。在英国，代表其国民医疗服务制度的是国家保健服务系统（National Health Service，NHS），NHS 管理全英国的公立医院。由于英国实行全民享受免费的医疗服务，所以，保证患者生命健康安全和充分合理使用 NHS 预算，是英国公立医院所不能忽视的重要方面。因此，临床药学服务在医院的作用越来越受到重视。

（三）日本临床药学服务发展

2004 年我国宫栾与廖申涵发表的一篇文献《日本临床药学教育的改革与发展》中，详细地描述了日本临床药学服务的发展过程。根据该文献描述，日本临床药学服务开始于 1962 年，在此之前，日本药师的主要工作是在传统药学方面，从不面对医师与患者。社会药房药师偶尔为患者提供一些非处方药方面的咨询。1962 年引入美国药物信息服务的理念以后，日本药师才开始意识到他们真正的角色和专业职责。1965 年日本药学界召开了药物信息服务研讨会，使药物信息服务的理念得到了进一步普及。

1. 日本临床药师的主要业务 ①随同医师进行查房，为医师提供药物信息，辅助医师合理用药。②向患者交代有关药物的不良反应、注意事项等信息，并对患者提出的关于药物的问题进行解答。③建立患者药历。④随时与患者沟通，了解患者最新药物使用情况，及时向医师反馈。其在工作中的重点为药剂管理指导业务。其通过检查患者的药历、实验室检查数据等了解患者的状态及药物治疗情况，确保患者使用药物的安全性，对于须特定管理的药物给予高度关注。如对于使用抗凝血药物并需要进行手术治疗的患者，一定要确认手术前是否使用抗凝血药；对于有服药间期的药物是否正确使用；另外对于肾功能状态及给药量是否正确也给予高度关注。

2. 日本临床药师（药剂师）的收费制度 日本的医院收费制度采用点数制，对于医院药学的每项工作均有由日本厚生省规定的相应点数。日本的药剂师的价值在经济上得到了很好的体现，具体收费情况详见表 1-1。例如，据日本药剂师会统计，日本某医院每名药剂师每月指导入院患者数为 50 名，月平均在院日为 21 日，全年按 365 日算，药剂师工作日为 242 日，药剂管理指导每月 4 次，月平均出院次数（每床）1.5 次，内服处方数（每患者）1.25 枚。那么药剂管理指导金：$350×10×50×4×12=8\,400\,000$ 日元；出院时服药指导金：$50×10×50×1.5×12=450\,000$ 日元；入院调剂金：$7×10×5×10×1.25×365=1\,596\,875$ 日元；年合计：$10\,446\,875$ 日元。即每名药剂师每年为医院创造收入约 70 万元人民币。

表 1-1　日本医院药剂师诊疗报酬

	项目	点数*
入院调剂金	1. 非住院患者	
	内服药及中药（每次）	9
	外用药（每次）	6
	2. 住院患者（每天）	7
	麻醉药加算（每次或每天）	1
调剂技术基本金	1. 入院患者	42
	2. 其他患者	8
	3. 院内制剂加算	10
药剂情报提供金	每月 1 次	10
药剂管理指导金	每次（1 个月最多 4 次）	350
	麻醉药管理指导加算	50
	出院时服药指导加算	50
在家患者访问指导	每月 2 次	550
	麻醉药管理指导加算	100
无菌处理指导加算	每次	40
外来化学疗法加算	小于 15 岁（每日）	500
	大于 15 岁（每日）	300

注：*每 1 点相当于 10 日元。

日本的临床药学服务经历了几十年的发展，从以门诊患者为中心到现在的以住院患者为中心，从以往的单纯地调剂、制剂到现在的医院药学的综合发展，发生了巨大的变化，具体情况见表 1-2。总体来讲，日本临床药学的发展水平及完善程度较我国先进一些，当然这与中、日两国文化背景、医疗体制、医院运营机制及药学教育等方面的差异有一定关系。

表 1-2　日本医院药剂师业务的变化特点

年代	经济	政治	医疗	业务特点
20 世纪 60 年代	经济快速增长	医疗服务范围扩大	医疗服务量的改变	①以门诊患者为中心。②主要从事调剂、制剂、药物管理工作。③为医疗从事者提供药物情报
20 世纪 70 年代	低经济增长时期	临时行政调查会设置报告	医疗服务质的改变	①以门诊患者为中心。②根据患者情况，把握处方内容进行服务指导。③增加新药开发的业务，主要为治验药管理
20 世纪 70～90 年代	泡沫经济和经济衰退	医疗保险审议会报告	高度先进医疗的实施	①以入院患者为对象。②导入药剂管理指导业务，进行综合的药学管理。③为患者及医疗从事者提供医药品情报
2011 年后	经济再次发展	21 世纪医疗保险制度	安全医疗，以患者为中心	①以入院患者为中心。②药剂指导管理业务进一步发展，实行出院时用药指导，"药药连携"。③药物疗法个体化

四、我国临床药学发展概述

如果说美国的临床药学兴起于 20 世纪 60 年代，我国临床药学的起源实际上并不晚于美国。据中国人民解放军总医院杨光承等 1980 年发表于《北京医学》的一篇文献，早在 1960 年，该院药学人员即开始深入临床，配合临床进行合理用药工作，加强药房与临床的联系，并提出，药师深入临床是药房工作的根本任务之一。

1963 年，在制定国家《十二年科技规划》有关药剂学方面的课题时，曾列入临床药剂学的内容；1964 年，汪国芬、张楠森、钱澍主任药师等在中国药学会药剂研究工作经验交流会上，提出开展临床药学工作的建议，会后汪国芬在上海第一医学院（现复旦大学上海医学院）附属华山医院建立药剂学应用实验室，开始从事临床药剂学研究。

1979 年，陈兰英主任药师等第一批医院药学工作者到美国访问，带回了临床药学的理念。1980 年 3 月，南京药学院（现中国药科大学）刘国杰教授在《药学通报》上发表了《国外临床药学的发展和临床药师的培养》，第一次明确提出了要在我国改革药学教育与培养临床药师的建议，在文中详细论述了国外临床药学的提出与发展、药学教育的改革和临床药师的培养，同时介绍了国外临床药师的培养计划和课程设置、临床药师研究生的培养计划和课程设置等。

1987 年，中华人民共和国卫生部批准湖北省人民医院、黑龙江省人民医院等 12 家重点医院作为全国临床药学工作的试点单位。1989 年，国家教育委员会在华西医科大学试办 5 年制临床药学专业，培养正规的临床药师；湖北医科大学在其第一附属医院药学部设立临床药师专业。1990 年，中华人民共和国卫生部与世界卫生组织联合在哈尔滨医科大学附属第二医院召开全国临床药学学习班及临床药学试点单位经验交流会，世界卫生组织官员、芝加哥大学教授分别介绍了美国临床药学的发展。1991 年，卫生部在医院分级管理中首次规定三级医院必须开展临床药学工作，并将其作为考核标准之一，北京协和医院、上海华山医院及广东省人民医院等 16 家医院被确定为全国临床药学试点机构。

2005 年，卫生部启动"临床药师培训试点基地建设"，遴选批准 19 家医院作为第一批"临床药师培训试点基地"。2006 年 7 月，成立全国高等学校临床药学专业（方向）教材评审委员会，并全面启动临床药学专业的教材建设；同年 12 月，又批准 32 家医院作为第二批"临床药师培训试点基地"。2007 年，遴选批准 44 家医院为试点单位。2010 年，再次新增 43 家医院为"临床药师培训基地"；截至 2015 年年底，我国共批准临床药师培训基地 215 家。2011 年 9 月中华医学会临床药学分会成立，其在推动临床药学学科建设、促进临床药学人才培养、提高临床药学服务质量、加强药物不良反应监测、加快新药临床研究和开发、促进药学信息交流和服务等方面起到了巨大作用。

我国的临床药学从无到有，在开展原有的药品采购与保管，药品的调剂、调配及制剂等工作基础上，逐步朝面向患者的临床药学、治疗药物监测及药学服务等方向拓展。未来临床药学的发展将会进入更加迅速的阶段，在保障患者安全、有效、经济适用方面将起到越来越重要的作用。

五、我国临床药师日常工作的基本内容

我国临床药师日常工作的基本内容包括以下几个方面。

（一）药物重整

根据卫生保健组织认证联合会的定义，药物重整（medication reconciliation，MR）是指获得每个患者当前完整准确的院外用药清单，比较目前正在应用的所有药物与入院前及转科前药物医嘱是否一致或合理的规范化过程，包括药品名称、剂量、频次及给药途径等；涵盖的药物不仅包括处方药，还包括非处方药、草药、疫苗、诊断和对比剂、替代治疗药物（如天然药物）、放射药物、血液制品、保健品等。国外研究显示，临床药师在 MR 工作中扮演着非常重要的角色，甚至超过了医师和护士，临床药师进行 MR 可更大程度地减少药疗偏差事件发生。这是因为临床药师采集获得的用药史比其他医务工作者更精准和全面，因此，要充分发挥临床药师在 MR 工作中的作用。

（二）药物治疗方案调整

李冬等参与 118 例连续肾脏替代疗法（CRRT）治疗患者的抗菌药物给药方案调整，分别从抗菌药物的种类、剂量、给药间隔时间及给药方式等四方面加以干预，共提出方案调整建议 126 条，其中 73.02% 被完全采纳，另有 26.98% 经商榷修改后予以采纳。干预后患者体温、白细胞计数、C 反应蛋白、降钙素原等指标显著下降（$P < 0.01$），患者

感染得到有效控制。临床药师为患者开展具有针对性的药学监护，协助医师合理用药，既有助于提高患者用药的安全性和有效性，也能提升临床药师的作用与价值。

（三）用药监护、咨询及指导

王香兰等对高血压患者进行用药指导，告知其药品最佳服用时间、正确用法用量、药品不良反应的处理及用药注意事项等内容，并与未进行用药指导组患者进行比较分析，结果表明干预组患者用药依从性、血压指标及总体达标率均好于未干预组。临床药师参与用药指导与用药监护，可弥补传统就医模式中临床医师负责治疗疾病、开具处方而缺乏后期疗效观察的弊端，同时还利于减少或者消除由患者对自身疾病认知不强、用药不规范、自我健康管理能力较差等因素带来的用药不当问题。

（四）疑难病例会诊

随着临床药师业务能力及医师对临床药师接受程度的逐步提高，临床药师参与复杂及疑难病例的治疗已经常态化，李希娜等通过临床药师对 1 例病毒性脑炎伴癫痫发作的患者实施全程化药学监护，通过血药浓度监测、基因检测等手段，实施"个体化给药"，在抗菌药物及抗病毒性药物的选择、抗癫痫药物的相互作用、药品不良反应的识别和处理等方面发挥了作用，为患者治疗的顺利进行保驾护航，并得到了医师的高度认可，体现了临床药师的价值，同时临床药师通过不断学习和总结，临床思维和利用药学专业知识处理实际问题的能力得到了进一步的提高。

（五）药学咨询门诊

药师门诊不同于以往的门诊药房咨询窗口，与医师门诊相同，设置有单独的诊室，需要患者挂号或缴费后方提供专业性的药物咨询服务。通过挂号缴费，既体现了药学服务的价值，又对行业和学科的健康发展起到了良性促进作用，能够让药师逐渐形成独立的专业形象，摆脱以往药师只能通过影响干预医师处方才能发挥职业作用的限制。目前，已有较多医院开设了专病专项临床药师咨询门诊，如针对一些常见病种，如高血压、哮喘及糖尿病等开设专病药物治疗咨询门诊；针对一些治疗窗较窄的药物，如抗凝血药物、抗排异药物开设门诊咨询；针对孕妇、过敏体质、腹透及血透患者等开设特殊患者用药咨询门诊等。通过药师综合门诊，能够最大限度地发挥各个专业临床药师在患者治疗过程中的作用，整合多学科、全方位的药学服务理念，对于提升医院药师品牌，优化医疗服务质量，降低患者医疗费用起到良好作用。

（六）药学讲座

临床药师在工作中可面向医师、护士、患者等人群进行药学讲座，解答药品不良反应、特殊人群用药、药品配制方法、药品配伍禁忌等相关问题，参与临床治疗工作，帮助临床安全合理用药，体现临床药师自身价值。

（七）治疗药物监测

郭冬杰等对 1 例急性蜂窝织炎应用万古霉素的患者，实施万古霉素血药浓度监测，临床药师分析患者、疾病和药物的特点，纠正万古霉素治疗药物监测的误区，为临床医师提供合理、有效的万古霉素治疗方案。医师采纳了临床药师的建议，患者的万古霉素治疗效果良好。

（八）临床用药安全监测与合理用药管理

1. 收集、填写和评价药品不良反应及不良事件，上报不良反应报告 丁水生对临床药师在药品不良反应监测中的重要作用进行了探讨。实验选取了 2013 年 1 月至 2015 年 6 月 800 份不良反应监测报告，其中监测前 400 份，监测后 400 份，对比药品不良反应监测前后的不良反应发生率。结果显示，监测后，新的及严重的药品不良反应的总发生率是 15%，监测前是 28.25%，差异显著（$P<0.05$）。监测前临床药师提交的监测报告占 10.5%，监测后占 28%，差异显著（$P<0.05$）。可以看出临床药师在药品不良反应监测中发挥的作用不可替代，药师能够全程监测药品不良反应，为药品的后续使用与改进提供可靠的数据资料。

2. 参与处方点评，开展合理用药评价 黄贤亮探讨了药师在门诊处方点评中的作用，抽取了 2015 年 10 个临床科室的 1000 张门诊处方，采用回顾性方法，按照规范点评处方，分析不合格处方类型及原因，完善药师在门诊处方中的点评作用，比较完善前后处方合格率。结果显示平均处方不合格率由 8.7%降至 2.7%，差异显著（$P<0.01$）。药师进行处方点评后，显著提高了处方合格率，促进了临床合理用药。

3. 开展抗菌药物合理使用监察工作 临床药师在抗菌药物的合理使用上发挥了重要作用。李希娜、李丹露等对某医院 2010 年 5 月～7 月 219 例（干预前）和 2010 年 9 月～11 月 229 例（干预后）眼科 I 类切口手术患者预防用抗菌药物时机、合理应用率、用药金额等进行统计、分析。结果显示，经临床药师干预，预防用抗菌药物时机的正确率从干预前的 1.83%增加到干预后的 95.6%（$P<0.01$）；术后抗菌药物应用时间由干预前的 3.3 日±1.9 日缩短到干预后的 1.9 日±1.1 日（$P<0.01$）；抗菌药物合理应用率从干预前的 0.4%增加至干预后的 82.9%。可以发现通过临床药师对眼科 I 类切口手术患者围手术期预防应用抗菌药物实施干预，可明显提高抗菌药物的合理应用率，对促进抗菌药物合理应用、提高医疗质量具有积极意义。

4. 在医院临床路径和单病种相关工作中提供药学专业技术服务 徐鹏等评价了临床药师参与椎-基底动脉供血不足临床路径的实施效果，随机抽取临床药师干预前和干预后的椎-基底动脉供血不足临床路径病例各 100 例，分别作为非干预组和干预组，比较两组辅助用药使用情况、平均住院时间、住院费用、疗效等指标。发现干预组辅助性药物费用和品种数及药品费用显著低于非干预组（$P<0.05$），临床药师参与椎-基底动脉供血不足临床路径的实施，可降低药品费用，促进辅助性药物的合理使用。

（九）医院药事管理

临床药师在医院药事管理方面发挥了越来越重要的作用。包括：①参与医院有关合理用药各项政策和规范的制定工作；②参与制定医院处方集和用药指南；③参与合理用药相关管理和持续改进工作；④协助建立药物治疗决策信息系统；⑤宏观监控药物使用的合理性。

（十）突发事件处理

在应对突发事件中，临床药师也起到重要作用，突发事件是指突然发生，造成或者可能造成重大人员伤亡、财产损失、生态环境破坏和严重社会危害，危及公共安全的紧急事件，包括自然灾害、事故灾难、公共卫生事件和社会安全事件等，需要采取快速应急处置措施予以应对。在突发事件的医疗救援中，药品是伤员救治的物质基础。为确保及时、有序、安全、合理地提供药品保障，临床药师必须做好全方位的药学服务，与医师、护士及其他相关专业技术人员组成强有力的团队，共同承担起保障患者安全用药的重任。临床药师充分发挥自身作用，为临床提供优质的药学技术服务。

第 3 节 多学科合作背景下医药协作模式的建立

多学科综合治疗协作（multi-disciplinary team，MDT）已开始广泛地应用于现代医疗体系中，其核心目标是为患者设计最佳治疗方案，确保疗效，提升学科诊疗能力和学术水平，推动医学科学进步。临床药学作为新兴的临床医学和药学的交叉学科，在实际的临床工作中发挥了越来越重要的作用。临床药学已成为 MDT 团队中不可或缺的重要成员，因此，在多学科合作背景下，临床医师、临床药师建立有效的协作模式，将会对临床工作提供重要的保障作用。

一、多学科合作在现代医疗体系中的应用

MDT 最早起源于英国，20 世纪 90 年代初全英开始推广肿瘤 MDT 模式。即指临床多学科工作团队（两名及以上专科人员）针对某一疾病进行临床讨论，有计划地为患者制订规范化、个体化的最佳治疗方案，继而由相关学科单独或多学科联合执行的一种诊疗措施。其核心理念是以患者为中心，针对特定疾病，依托多学科团队，制订规范化、个体化、连续性的综合治疗方案。

在现代医疗体系中，以循证医学证据为基础的精准医疗成为大势所趋，多学科协作通过专业交叉、整合、集中，实现疾病的个体化、精准化的诊疗模式。MDT 诊疗模式已成为国际医学领域的重要医学模式之一，并逐渐被广泛应用及认可。与以往传统医疗体系中的个体式、经验式医疗模式相比较，MDT 更加侧重于不同专业间的协作、决策模式，以患者为中心，针对特定疾病，整合医疗资源，依托多学科团队，为患者确定最佳诊疗方案，不断提高医院的专业水平并进一步推动多学科融合、交叉，最终促进共同发展。同时，在医学人文理念的引导下，MDT 以优良的医疗质量为患者提供着合理、有效、便

捷的医疗服务，在该模式下，患者得到的利益最大化。

MDT 注重的是根据每个患者的个人特征，制定规范、完善、个性化的治疗方案。MDT 实践过程中需要团队的合作精神，和谐的、有作为的多学科协作团队是给患者提供优质服务的重要保证。开展多学科协作是大型综合医院发展的必然趋势，是医院增强核心竞争力的重要举措。但是，国内公立医院对 MDT 诊疗模式的广泛推广还存在诸多争议，在具体实践过程中还存在很多困难。例如，如何形成 MDT 制度并切实履行，如何保证每次 MDT 参加人员的技术能力具有相同性，如何保持 MDT 团队间各专业技术能力能够齐头并进，没有短板制约等问题，因此很多医院实行的 MDT 只是形式上的合作，难以形成深入的相互融合，直接影响其深入合作和可持续发展。

如何开展行之有效的 MDT 诊疗模式，使这一模式真正服务于临床实践，并最终使患者获益，是临床工作中亟待开展和解决的问题，同时也是需要长期推广并实践的过程。这需要医院行政部门的大力支持，需要各专业科室间的通力协作，把 MDT 诊疗模式真正地作为一项重要临床工作进行开展并推广开来。

二、多学科合作在急性胰腺炎诊治中的必要性

在 AP 尤其是 SAP 的诊疗过程中，发病因素多元、并发症复杂决定了 MDT 在治疗中的重要作用。器官功能维护、液体复苏等环节需要重症医学科的支持；肠内营养环节需要营养科的支持；腹腔高压、胰腺脓肿等并发症需要外科医师的及时介入；胆源性胰腺炎有胆道梗阻或有化脓性胆管炎者需要行消化内镜治疗；胆囊切除需要腹腔镜外科的协助；胰腺假性囊肿需要消化内镜医师的干预或手术治疗；高钙性急性胰腺炎大多与甲状旁腺功能亢进有关，需要普通外科手术治疗；高血脂性胰腺炎需要血液透析科行血脂吸附和血浆置换治疗；血液透析的模式离不开肾内科专业医师的指导；高血糖和高血脂控制需要内分泌科医师的协助；脓毒血症需要抗感染专业医师的指导；妊娠期胰腺炎需要产科医师的指导等。对于病因不明者，仔细观察有无隐匿病因出现，并按病程分期选择对应专业治疗。

当 SAP 出现肾衰竭、呼吸衰竭、心力衰竭、出血等并发症时，则需要肾内科、呼吸科、心内科或介入科等发挥专科优势。值得提出的是，影像学专业为 SAP 治疗团队中极其重要的组成部分。CT 及 B 超的重要性不仅体现在诊断过程中，在 SAP 治疗、病情评估及治疗效果监测中也有重要的指导作用。在 SAP 多学科综合治疗模式下，胰腺专科医师应担负起积极协调各专业并主导治疗的作用。MDT 可在临床中针对患者具体发病原因，结合各专业的经验，从整体化、系统化视角参照循证医学证据开展病例讨论，为患者"量体裁衣"，制定最合适的治疗方案，以达到各学科之间"无缝衔接"。因此，从某种意义上说，AP 的治疗已经不能由单一学科来完成，需要体现 MDT 的理念，掌握多学科的知识，建立 MDT 的会诊制度，成立 MDT 救治团队，才能提高救治成功率，这也是国内外倡导的 MDT 模式。

2015 年，中国医师协会胰腺病学专业委员会组织相关领域专家，结合国内外最新的循证医学依据，制订首部《中国急性胰腺炎多学科诊治共识意见》，旨在对 AP 的救治开展多学科指导，充分体现 AP 救治的多学科协作理念，最终提高 AP 的救治成功率。作

为 MDT 共识，必须体现多学科之间紧密协作的特点，同时体现围绕 AP 患者开展诊治流程。例如，在 AP 分类的 MDT 建议中指出"首诊医师对于病情严重程度的判断，尤其是 SAP 的早期识别非常重要，建议尽快完成各项实验室检查和胰腺平扫 CT，建立多学科协调、会诊和转科机制"。因为首诊医师在各家医院可能来源于不同的科室，因此对于病情的判断至关重要，SAP 早期开展有效的治疗将极大程度地改善预后，对于已经诊断为 SAP 或可疑诊断 SAP 的患者，均建议立即转入 ICU 治疗，对于不具备 ICU 条件的单位，建议尽快完成转院治疗，这也对国内相当多的基层医疗机构提出了更高的要求，需要设立有效的 SAP 管理流程和通畅的 SAP 患者转运机制。在交通工具的选择上，需要选择有监护设备和呼吸支持的车辆，一般路程时间应在 3 小时以内，时间过长则会增加转运途中的风险。转移至医院后也应建立绿色通道，有效衔接，做到接诊后即迅速开始治疗。

第 4 节　医药协作模式在急性胰腺炎管理中的意义

我国医疗体系以临床医师为主，传统医疗模式为医师诊断、开具处方，药师只负责在药房调剂药品。随着我国医院临床药学服务工作的发展，医院药学工作已从传统的保证药品供应模式向以患者为中心的药学技术服务模式转变。药师深入到临床开展临床药学服务，2002 年卫生部和国家中医药管理局联合发布的《医疗机构药事管理暂行规定》中就明确提出了要建立临床药师制度并强调药师要参与到临床治疗中。

临床药师与医师协作相关领域中，国外学者的研究已经较为成熟，已经形成各类模型描述药师与医师间协作关系的发展过程及影响因素。国内张琼等采用文献归纳和专家访谈法得到了我国临床药师与医师协作关系模型，她们将临床药师在协作关系建立过程中认定为主动积极的一方，将药师与医师之间的协作采用 5 阶段划分方式，按照协作程度划分为 5 个等级，分别为需求萌芽期、价值认同期、关系磨合期、模式强化期和关系形成期，她们利用这 5 个等级描述了我国药师与医师从互不了解到产生认同与协作意愿，接着进行磨合与调整，并不断加强信任与交流直至形成稳固协作关系的全过程。药师深入病房，为医护人员及患者提供药学服务，药师应如何协调好与医师的关系，如何找到工作的切入点，是药师与医师共同关注的问题。

AP 往往起病急剧，病情进展迅速，特别是 SAP 病死率较高，通常伴有多器官功能衰竭，因此，在 AP 治疗过程中通常需要重症医学科、临床药学、消化内科、介入科、呼吸科、影像科等多个学科、专业通力协作。近年来随着临床药学专业的不断进步及大力发展，临床药学在临床实践中发挥了越来越重要的作用。临床医学与药学紧密结合，临床医师和临床药师同在一个医疗团队，临床医师也不能做到对药物使用达到百分之百的精准，临床药师更不能独自诊断病情，双方更好地协作，是对患者最大程度的负责，才能真正使得临床合理用药工作进一步优化。以临床医师为主导的医药协作模式开始逐渐在国内开展起来，并能很好地服务于临床诊疗过程，这种模式正在被越来越多的临床医师所接受。由于 AP 病程时间长，病情凶险，加之 SAP 的病因复杂，治疗过程用药较多，所以医药协作模式在 AP 的诊疗体系中更能发挥其优势。医药协作模式在急性胰腺炎管理中的意义主要体现在以下方面。

一、医药协作有利于提高患者管理效率及管理质量

目前，现代医疗体系中加速康复外科理念已经渗透到各个专业领域。AP 诊疗周期长，患者管理效率相对较低。医药协作模式在一定程度上能够使临床诊疗工作更具体化、细致化，从而提高患者管理效率。临床药师以患者为中心，深入病房陪同临床医师共同查房，通过采集患者病史和用药史，进行必要的体格检查，判读基本的辅助检查结果，参与具体诊疗方案的制订。临床药师了解用药情况并提出建议、积极参加危重患者的救治和疑难危重病例讨论。这种医药协作、共同查房、共同讨论、参与制订诊疗方案的模式，具有实时性、多学科性，并能够及时反馈诊疗效果，变更诊疗方案。因此，在 AP 的管理中，医药协作模式能够有效地提高患者管理效率及管理质量。

二、医药协作有利于监测临床用药安全性

患者的医疗安全已成为现代医院管理中越来越重要的内容，用药安全是患者医疗安全的重要组成部分。据多项国外资料统计，用药错误导致的医疗安全事件占全部不良事件的 10%～20%。AP 诊疗过程中涉及的药物种类多，临床医师对各种药物之间是否存在配伍禁忌及相互作用很难把握，因此，AP 诊疗过程是用药安全应该重点关注的部分。医药协作模式能够很好地解决这一问题，通过临床药师的监督、把控，与临床医师共同探讨用药方案，可在一定程度上减少用药错误和药物不良反应的发生，从而保证患者的医疗安全。

（一）医药协作指导临床用药更加专业、规范

对于临床用药专业性来说，临床药师比起临床医师可能更具备药物动力学及其他方面的药学知识，可以利用自身专业优势，给病患提供科学、合理的用药方案，减少患者用药不良事件的发生。AP 病情复杂，疾病进展迅速，诊疗程序繁杂，需要更加专业、规范的药物诊疗方案。例如，对于高脂血症性 AP，此类患者伴有严重的代谢障碍，血脂异常增高，仅能通过药物干预，临床药师发挥专业优势，根据患者的具体情况制订具体的诊疗方案，既能有效针对病因治疗，又能兼顾 AP 治疗的整体要求，更有利于 AP 患者的整体治疗。

此外，临床药师还可以为 AP 患者提供有效的用药教育，包括用药目的、用法用量、注意事项、可能出现的不良反应、如何预防不良反应的发生等合理用药相关内容。同时对于可诱发 AP 的药物，如赖诺普利、拉米夫定、氢氯噻嗪、他莫昔芬、华法林、辛伐他汀、糖皮质激素等提示患者应避免长期服用，提高患者用药安全性，进而提高疗效，减少不良反应发生。

（二）临床药师的监督、指导有利于减少不合理用药

临床药师通过深入病房，积极参与制订诊疗方案的同时，也能第一时间完成对临床

用药的监督、管控。对于临床医师的不合理用药能够及时发现，并指导其改进。当前，抗菌药物的使用作为重点监控内容，也是临床药师关注的事情。通过临床药师的监督、指导，可使预防性抗菌药物使用率逐渐下降，使门诊、住院抗菌药物使用率下降，抗菌药物临床应用进一步规范、合理，门诊处方和住院病历用药医嘱的合理率稳步提高，药占比稳步下降，临床合理用药各项监测指标明显改变。最终将为国家节省医疗资源，增加临床用药安全性，并最终使患者受益。

（三）指导复杂病情下的临床用药

AP 诊疗过程中需要大量的药物支持治疗，如抑酸、抑酶、营养支持、抗炎等多种药物。临床药师可以利用自己的专业知识，把握各种药物的特性、是否有配伍禁忌、各种药品之间是否有协同或拮抗作用等，以保证患者用药安全。SAP 起病急剧，往往伴有器官功能衰竭，此时要注意应用的药物是否会进一步加重器官功能障碍，需要临床药师更精准地把握用药指征。同时 SAP 患者经常需要进行血液滤过治疗，但是血液滤过可能会造成大分子的药物成分被滤除，从而降低血浆的血药浓度，进而降低药效。对于此类患者临床药师可以通过监测血药浓度来保证有效的药物作用浓度。

综上所述，临床药师参与 AP 临床治疗，可更加直接、全面了解患者病情，并结合治疗指南、药物的药效、药动学及药效学等药物特性，选择更加有效且药物不良反应最小的临床用药，以保障 AP 患者用药更加安全、经济、有效。通过近年来的探索与实践，笔者发现这种医药协作工作模式可以显著提高医师对 AP 患者的管理效率，有助于改善患者预后，值得在临床工作中进行实践和推广。

第 2 章

急性胰腺炎概论

急性胰腺炎是普外科最常见的急腹症之一，随着人们生活水平的提高，其发病率也呈显著升高的趋势。急性胰腺炎病因多样，病情复杂多变，在诊治过程中，给临床医师带来了巨大挑战。随着研究的日益深入、经验的积累及观念的革新，急性胰腺炎的诊治理念发生了巨大变化。纵观急性胰腺炎诊治发展史，其治疗观念的转变和疗效的提高呈现曲折式发展的态势。随着基础医学、临床研究、边缘学科的融入与交叉，使得急性胰腺炎的诊断及治疗效果有了显著提高。近年来，多项指导性纲领相继颁布，这对更好地认识疾病的发生与发展、选择合适的治疗方式、改善患者预后等具有至关重要的作用。

第 1 节　急性胰腺炎的流行病学

急性胰腺炎是各种病因引发的胰腺急性炎症反应，同时，也是消化系统最常见的急腹症之一，该病病因较多且复杂，其发病机制仍未完全阐明。目前，随着人们生活水平的提高及生活方式的改变，急性胰腺炎的发病率有增高趋势。尽管近年来对急性胰腺炎的诊治取得了较大进展，其并发症的发生率及病死率也有所下降，但其仍然对人们的生命健康构成了相当大的威胁。另外，急性胰腺炎的治疗需要耗费大量的医疗资源，给患者及其家属带来了沉重的经济负担。因此，急性胰腺炎仍是国内外医务工作者关注的热点与焦点。了解急性胰腺炎的流行病学特征，为急性胰腺炎的临床诊治提供了重要的指导作用，具有较高的卫生经济学意义。

一、急性胰腺炎的流行趋势

近年来，随着急性胰腺炎的治疗理念不断更新、医疗技术的进步及治疗策略的提高，该病的病死率呈显著性降低，有研究回顾了近 20 年的数据显示，国内外急性胰腺炎的发病率均呈显著升高的趋势，并且，不同地域、不同国家及不同地区之间存在较大的差异。Rcenson 等收集了 5019 例急性胰腺炎患者的临床资料，结果提示，急性胰腺炎发病原因与酒精相关者约占 55%，与胆道疾病相关者约占 27%。一项英国的研究发现，在 1963～1998 年，急性胰腺炎的发病率从 4.9/10 万人升高至 9.8/10 万人。在部分欧洲国家（如荷兰等），急性胰腺炎发病率则更高达(38.2～50)/10 万人。欧美学者总结相关研究结果，将急性胰腺炎发病率的上升归咎为大量酗酒，他们认为酒精消耗量能够有效地反映不同地区急性胰腺炎的发病率。Eland 等通过对 22 266 例急性胰腺炎患者的基本资料回顾性分析发现，荷兰的急性胰腺炎发病率从 1985 年的 12.4/10 万人上升至 1995 年的 15.9/10 万人，其中，男性发病率从 14.8/10 万人上升至 17.0/10 万人，女性从 9.9/10 万人上升至 14.8/10 万人。国内关于急性胰腺炎发病率的研究主要来源于上海，根据上海住院患者资料得出，急性胰腺炎的年发病率约为 18.6/10 万人。上海市第一人民医院的相关研究报道，上海地区急性胰腺炎占同期住院总人数的比例为 0.38%，成都地区该比例则高达 0.96%，这些也间接反映了不同地区的急性胰腺炎的发病率存在较大差异。在急性胰腺炎患者中，多以男性为主，并随着年龄增加，其发病率也逐渐增高。尽管发病率随年龄上升，但其年病死率却基本持平，这也表明，随着治疗理念的革新及治疗手段的进步，急性胰腺炎患者的预后得到了显著的改善。但有研究报道，对于年龄大于 75 岁的患者病死率仍较高，高达 30%，这可能与老年人常伴有其他基础疾病（如心脏、肺脏、脑相关疾病等），影响急性胰腺炎患者的预后有关。

国内学者尹相源和高普均回顾了 1988～1995 年和 1992～2001 年的急性胰腺炎病例，结果表明，国内急性胰腺炎的主要病因以胆道系统疾病为主；然而，由于早些年对于急性胰腺炎病因的认识不足，并未将高脂血症作为独立的病因进行统计。此外，我国急性胰腺炎协作组统计了 1995 年 9 月至 2005 年 9 月期间国内 12 所三级甲等医院收治的急性胰腺炎患者的临床资料，研究结果提示，胆道疾病仍为我国急性胰腺炎最主要的病因，其比例约为 54.4%，而高脂血症性胰腺炎约占总数的 12.6%，酒精性胰腺炎约占总数的 8%。随着人们的生活水平不断提高、饮食结构及习惯发生改变、饮酒量增加、高脂饮食的增加，高脂血症性胰腺炎的发病率呈显著上升的趋势。有研究显示，与 80 年代初相比，90 年代末北京市的男性三酰甘油的水平升高了约 0.47 μmol/L，女性三酰甘油的水平升高了约 0.21 μmol/L。一项研究统计了 2003 年 1 月至 2006 年 12 月收治的 98 例急性胰腺炎患者的临床信息，病因学分析提示，胆源性急性胰腺炎患者占 43.9%，高脂血症性急性胰腺炎患者占 24.4%，酒精性急性胰腺炎患者占 19.4%，其他类型患者占 14.3%。另一项研究收集了广东省人民医院 10 年内收治的急性胰腺炎患者信息，发现急性胰腺炎约占同期住院总人数的 0.27%。进一步研究提示，近 10 年急性胰腺炎患者占所有患者的比例并无显著改变，但重症急性胰腺炎（SAP）患者比例有上升的趋势，这也提示人们需要寻找有效的方法降低并预防 SAP 的发生。肥胖和胆道系统结石是导致急性胰腺炎发生率显著升高的主要原因。此外，何韵贤等研究报道显示，吸烟可能增加非胆源性胰腺炎发生的风险，但其机制仍有待阐明，推测为吸烟可能会增加酒精对胰腺的相关损伤。

二、性别与年龄特点

急性胰腺炎患者性别与年龄变化具有很强的地域性，这与急性胰腺炎的病因密切相关。生活在西方国家的男性主要以酒精性胰腺炎为主，但也有研究证实，在酒精消费量相似的前提下，男女的发病率并无统计学差异。女性主要以胆源性、医源性和自身免疫性胰腺炎为主。Shen 等统计了 2000～2009 年中国台湾地区相关健康保险基地的 107 349 例首次发生急性胰腺炎的患者临床资料，研究结果提示，急性胰腺炎患者平均年龄提高了 6 岁，其中男性比例从最初的 66.8% 下降至 62.3%，亚组分析数据结果显示，年龄低于 15 岁的儿童和大于 65 岁的老人发生率有所升高。此外，该研究还总结了不同性别中急性胰腺炎发病的年龄特点，男性以 35～44 岁为发病高峰期，而女性随年龄增加，其发病率逐渐上升。在性别和年龄分布上，该研究显示急性胰腺炎患者的男女比例为 1.29∶1，与国外文献先前报道的急性胰腺炎男女发病率之比[1∶（1.34～2）]略有差异。何韵贤等比较了不同类型胰腺炎中男女比例的差异，发现胆源性急性胰腺炎患者中男女比例无显著性差异；但在酒精性急性胰腺炎患者中，男性的比例显著高于女性。并且，急性胰腺炎的平均发病年龄是(53.7±20.3)岁，发病最高的年龄段是 61～70 岁，年龄分布主要集中在 31～70 岁。究其原因，可能是因为该年龄段的人群社会活动较多、压力较大、精神紧张、运动不足、营养过剩、吸烟和酗酒等，造成超重和肥胖的发生率上升，最终导致急性胰腺炎发病率升高。在病因方面，胆源性急性胰腺炎的平均发病年龄明显高于酒精性和高脂血症性急性胰腺炎患者，而且随着年龄增长，胆源性急性胰腺炎的发病例数占同期住院患者的比例显著升高，这可能与老年人胆道疾病高发有关。因此通过改善生活习惯、合理膳食、戒烟限酒、适当运动、保持心态平衡等措施，能有效预防急性胰腺炎的发生。

三、严重程度与病死率

急性胰腺炎的严重程度评估对于初始治疗和预后具有重要的临床价值。2013 年发表的《亚特兰大分类标准（修订版）》总结了 SAP 最主要的特点：合并器官功能衰竭且持续 48 小时以上。预测早期胰腺炎是否严重的指标包括持续 48 小时以上的全身炎症反应综合征和经初始治疗后全身炎症反应未改善。目前相关指南推荐应用改良 Marshall 评分来评估各器官功能。2005～2007 年相关数据显示，在急性胰腺炎中，约有 47.4%的患者需要重症监护病房的监护治疗，虽然急性胰腺炎的总体病死率较低，约为 2.7%，但 SAP 的病死率显著升高，约为 18.9%，高龄是急性胰腺炎患者死亡的独立危险因素，除此之外，多器官功能衰竭和胰腺坏死感染也是影响患者预后的独立危险因素。Frey 等回顾性分析了美国加州地区 1994～2001 年急性胰腺炎患者的流行病学资料，发现患者总体的 14 天或 90 天病死率并无明显降低，其病死率约为 6%。此外，DiMagno 等研究证实，近年来急性胰腺炎的病死率有所下降，其原因可能与诊治的及时及干预方式提升有关，然而，为了进一步降低该病的病死率，可能需治疗手段与理念的持续改进，如选择合适的时机处理 SAP 所致的感染和坏死等并发症，借助经皮穿刺引流、内镜下穿刺引流及外科手术等手段，解决急性胰腺炎后期的感染坏死，提高急性炎症反应期的重症监护等。我国一项 1990～2005 年关于 SAP 的病因和病死率的研究中，共收集了 1976 例急性胰腺炎患者的临床资料，男性 1028 例，女性 948 例，病因学分析显示，其中胆源性急性胰腺炎占 58.7%，酒精性急性胰腺炎占 9.1%，特发性急性胰腺炎占 25.2%；在该组人群中，总体病死率为 11.8%，其中发病 1 周内患者的病死率约为 67%，1～2 周内的病死率为 12%，超过 2 周的病死率为 21%。我国酒精消费增长量远小于欧洲，这也提示，酒精性因素并不是我国急性胰腺炎最主要的诱因。目前，并无证据显示该病的病死率与年龄呈正相关，然而该结果有待更多的前瞻性研究证实。影响我国 SAP 病死率的原因包括以下两个方面：一方面由于 SAP 的诊断和治疗的进展使急性胰腺炎的病死率明显下降；另一方面由于治疗和诊断的延迟，小部分暴发性胰腺炎确诊较晚，且有些重症患者由于经济等原因放弃治疗，使我国急性胰腺炎的真正的病死率难以评估。另外，也有研究显示，在去除地域和生活习惯的差异后，肥胖能够显著增加发生急性胰腺炎的风险；腰围＞105 cm 的患者罹患急性胰腺炎的风险是腰围正常者的 2 倍；同时，肥胖也是影响急性胰腺炎严重程度的重要危险因素。体重指数＞30 kg/m² 的患者的局部和全身并发症发生率及病死率均明显高于非肥胖患者；中心性肥胖可加重急性胰腺炎所致的急性炎症反应综合征，其机制可能与体内不饱和脂肪酸加重炎症反应有关。急性胰腺炎所致的死亡主要因前两周的全身炎症反应综合征和器官功能衰竭导致，而两周后通常是因全身感染及其所致的并发症导致。

四、影响急性胰腺炎进展的因素

（一）肥胖、体重和高三酰甘油血症的影响

肥胖本身是急性胰腺炎，尤其是重症胆源性急性胰腺炎和重症酒精性急性胰腺炎的独立危险因素。此外，肥胖与急性胰腺炎患者住院时间显著相关，其能够显著增加患者的住院时间。肥胖同样是影响急性胰腺炎局部并发症发生的独立危险因素，但是，肥胖不增加器官功能衰竭的比例及病死率，尤其是对于内镜逆行胰胆管造影术后胰腺炎，肥胖并不增加其危险性。对于早期急性胰腺炎的患者，体重指数可作为评估其严重程度的重要指标，高三酰甘油血症（hypertriglyceridemia，HTG）可增加急性胰腺炎相关并发症的发生。金国花等研究显示，严重 HTG 患者中患有急性胰腺炎的概率为 20%，在年轻胰腺炎患者中，约有 85% 的患者血清三酰甘油水平明显增高，并与疾病严重性相关。因此，降低人群肥胖率可以显著降低急性胰腺炎的发病率。

（二）年龄、性别的影响

对于 SAP 患者，年龄≥70 岁是增加其病死率的独立危险因素。当急性胰腺炎患者年龄超过 80 岁时，其病死率较 61～79 岁年龄组显著升高。同时，在患有坏死性胰腺炎（NP）患者中年龄＞70 岁组比年龄＜70 岁组病死率显著升高。一项来源于瑞典的临床研究收集了 43 415 例急性胰腺炎患者的临床资料，其比较了在 1988～2003 年首次发生急性胰腺炎患者的临床资料后发现，随年龄的增长其发病率增加，其中，19.7% 男性和 35.4% 的女性确诊为胆源性急性胰腺炎，7.1% 的男性和 2.1% 的女性诊断为酒精性急性胰腺炎。关于性别的影响，男性和女性增加情况并不相同，一项研究统计了丹麦 1981～2000 年急性胰腺炎的发病情况，结果显示，女性发病增加比例高于男性。另有研究统计了在德国 Lüneburg County 地区急性胰腺炎的发病情况，其发病率约为 19.7/10 万人，其中以男性为主；并且，急性胰腺炎发病率的峰值年龄为 35～44 岁。英格兰的发病率约为 22.4/10 万人，年增长率为 3.1%，女性在 35 岁以下发病率增幅最大，年增长率约为 11%，男性则以 35～45 岁多见，发病率每年增长 5.6%。对于老年患者，最常见的原因是胆源性因素。然而，年龄并不是影响急性胰腺炎并发症发生及发展的独立危险因素。

（三）病因的影响

不同国家急性胰腺炎的病因各不相同。酒精性急性胰腺炎多见于男性，胆源性急性胰腺炎多见于女性，特别是老年女性。西班牙的一项研究显示，在男性中酒精性急性胰腺炎占总数的 96.8%，而在女性中，胆源性急性胰腺炎占总数的 63.5%。瑞典一项研究报道，急性胰腺炎总的发病率为 38.2/10 万人，酒精是急性胰腺炎的最主要病因，其中，急性胰腺炎首次发病率约为 23.4/10 万人，胆源性是其主要病因。因此，首次发病还是复发对于评估患者预后具有重要意义。此外，随着药物的广泛应用，药物相关因素成为诱发急性胰腺炎的一个不可忽视的因素，其发生率为 0.1%～2%。药物相关胰腺炎多以轻型胰腺炎为主，Floyd 等研究发现，硫唑嘌呤显著增加急性胰腺炎发生的概率。其他药物，如双脱氧腺苷、丙戊酸钠、氨基水杨酸盐、雌激素、胆碱酯酶抑制剂等也可诱发急性胰腺炎的发生。然而，药物诱导的胰腺炎一般并不随群体发病率的增加而变化。在药物诱导的急性胰腺炎中，C 反应蛋白峰值的平均值明显低于其他原因所导致的急性胰腺炎，因此，在出现不明原因的 C 反应蛋白峰值水平降低时，应仔细寻找是否应用了相关药物。

急性胰腺炎病死率在各种病因组中几乎一致，且各种病因与病死率无明显的相关性。并且，酒精性、急性胆源性和其他原因所导致的感染坏死性胰腺炎的发病率和病死率并无明显差异。由此可见，由于各种发病机制诱发引起的急性胰腺炎，其进程和预后并不受原有病因的影响。

（四）不同国家和民族的影响

在我国，胆道系统结石是诱发急性胰腺炎的最常见的原因，胆源性急性胰腺炎在老年女性中尤为常见；在马来西亚，胆源性急性胰腺炎最为常见，酒精性急性胰腺炎发生率在男性中明显增加；在印度，酒精是急性胰腺炎的最主要因素。以人种来看，重症胰腺炎的发生率没有明显差异，总的病死率约为 7.5%。在英国，北方地区急性胰腺炎发病率高于南方地区，酒精性急性胰腺炎发病率高于胆源性急性胰腺炎；在德国，胆源性急性胰腺炎和酒精性急性胰腺炎的发病率相近；在匈牙利，酒精性急性胰腺炎发病率高于胆源性急性胰腺炎；在法国，酒精性急性胰腺炎发病率略高于胆源性急性胰腺炎；而在希腊和意大利，胆源性急性胰腺炎发病率则明显高于酒精性急性胰腺炎。在美国，急性胰腺炎最主要的诱因为胆源性或酒精性因素。

第 2 节　急性胰腺炎的病因及发病机制

急性胰腺炎是胰腺的炎症性疾病，其临床特征为腹痛和血液中的胰酶水平升高。急性胰腺炎的发病机制尚不完全清楚，然而，已知多种疾病都可诱发该病，且对于这种关联的确定程度各不相同。据 Go 等报道，美国急性胰腺炎的年发病率为（4.9～35）/10 万人，2/3 或以上的病例都是由于胆结石和长期酗酒引起的。由于肥胖和胆结石的发病率增加，全世界急性胰腺炎的发病率正在上升。吸烟可能通过不明确的机制增加非胆结石相关性胰腺炎发生的风险，并可能加剧酒精引起的胰腺损伤。随着对该病的进一步了解，胰腺炎的病因也被逐渐探明，诊断为"特发性"胰腺炎的病例数则会逐渐降低。

一、胆源性急性胰腺炎

（一）胆道系统结石

胆管结石（包括微石症）是急性胰腺炎的最常见原因，占病例的 40%～70%。然而，只有 3%～7% 的胆结石患者会发生急性胰腺炎。胆结石导致急性胰腺炎的机制尚不清楚，两个主要因素被认为是胆源性急性胰腺炎可能的始动事件，首先，由于胆结石通过壶腹时的短暂阻塞，胆汁逆流至胰管；其次，由于结石通过导致的炎症或水肿而继发的壶腹部阻塞。胆囊切除术和胆总管取石术可以防止急性胰腺炎复发，从而证实了胆结石与胰腺炎风险增加有关。一项研究发现，直径小于 5 mm 的结石比直径较大的结石更可能通过胆囊管并导致壶腹部阻塞。一项研究总结分析了 1950～1970 年 2583 例诊断为胆结石患者的完整医疗记录，研究发现，急性胰腺炎（胆囊切除术前）的相对风险在男性中增加了 14～35 倍，在女性中增加了 12～25 倍。对未患胰腺炎的 1560 例患者进行胆囊切除术，男性和女性的相对风险分别降至 1.9% 和 2.0%。58 例急性胰腺炎发作后进行胆囊切除术并术后中位随访 15 年的患者中，胰腺炎复发的原因与胆结石无关。总之，患有胆囊结石的患者急性胰腺炎的发病风险显著升高，并且，无论之前是否发生过胰腺炎，胆囊切除术都将这种风险降低到与一般人群几乎相同的水平。然而，由于急性胰腺炎的总体发病率较低，只有在已经发生急性胰腺炎时，才能表现出胆囊切除在预防急性胰腺炎中的作用。

（二）胆汁淤积

胆汁淤积是由于胆汁流通不畅引起的一系列综合征。对于胆汁淤积患者，胆汁的镜检分析通常可以见到胆固醇水合物晶体或胆红素钙颗粒。泥沙样结石通常存在于功能性或机械性胆汁淤积的患者中，如经历长时间禁食、远端胆管阻塞或全胃肠外营养的患者。大多数伴有泥沙样结石患者无症状，然而，20%～40% 的急性胰腺炎患者中发现胆汁淤积并无明显原因。在无任何其他病因的情况下，应怀疑胆汁淤积是急性胰腺炎患者的病因。对于这部分患者，肝功能检查中可有胆红素的短暂性升高。一项研究比较了餐后胆囊运动及在胆囊切除术后胆囊结石的数量、大小、类型及胆汁成分，结果发现，急性胰腺炎患者的胆囊运动性强于无并发症状的胆囊结石患者；与症状性胆结石患者相比，急性胰腺炎患者的胆汁淤积更多，胆结石更小、更多；此外，急性胰腺炎患者的胆结石发生得更快，可能是因为黏蛋白浓度较高；胆结石类型、相对胆汁脂质含量、胆固醇饱和指数、胆盐种类组成、磷脂类别、总蛋白或免疫球蛋白、触珠蛋白和 α_1 酸性糖蛋白浓度无显著性差异。患有小胆囊结石和（或）保留胆囊的患者患急性胰腺炎的风险增加。

（三）胆道梗阻

与胰腺炎相关的胆道阻塞性疾病包括胆道蛔虫病、壶腹周围憩室、胰腺癌和壶腹周围肿瘤等。在极少数情况下,十二指肠炎和乳头状狭窄也可引起急性胰腺炎的反复发作。

二、酒精性急性胰腺炎

在美国有 25%~35% 的急性胰腺炎是由酒精引起的,约 10% 的慢性酗酒者发展为急性胰腺炎,酒精性急性胰腺炎与其他病因所致的急性胰腺炎难以鉴别。酒精可能是通过促进胰腺腺泡细胞合成酶释放进而增加消化酶和溶酶体酶的合成,这些酶被认为是导致急性胰腺炎对胆囊收缩素过度敏感的原因。然而,胰腺损伤的确切机制、影响酒精性急性胰腺炎发生发展的遗传和环境因素等原因尚不清楚。对于酒精性急性胰腺炎患者是否存在潜在的慢性胰腺炎尚有争议。最初认为酒精会导致慢性胰腺炎,而临床表现为急性胰腺炎的酗酒者有潜在的慢性胰腺炎。对酒精性急性胰腺炎患者的长期随访研究表明,即使继续酗酒,并不是所有患者都会进展为慢性胰腺炎,这表明一些酗酒者可能患有非进行性酒精性急性胰腺炎。酒精消耗对胰腺消化酶和溶酶体酶的影响可能与酒精性急性胰腺炎的发病机制有关,因为胰酶在胰腺损伤的发展中起重要作用。有研究证实,酒精显著增加了胰腺中脂肪酶的含量,胰蛋白酶原和胰凝乳蛋白酶原水平有增加的趋势;酒精使得脂肪酶、胰蛋白酶原和胰凝乳蛋白酶原的 mRNA 水平升高,同时,也能增加溶酶体酶组织蛋白酶 B 的 mRNA 水平。这些结果表明,酒精增加了胰腺腺泡细胞合成消化酶和溶酶体酶的能力,从而增加了腺体对胰酶相关损伤的易感性。

目前,尚不清楚为何酒精引起的胰腺炎只是在酒精长期摄入很多年以后发生,而不是出现在单次暴饮之后,可能的几种机制主要包括:①腺泡细胞对胆囊收缩素的敏感性,诱导酶原的过早活化。②增强胆囊收缩素对转录因子、核因子 κB 和活化蛋白-1 活化的影响。③产生有毒代谢物,如乙醛和脂肪酸乙酯。④胰腺对柯萨奇病毒 B3 毒性作用的敏感性。⑤通过乙醛和氧化应激激活胰腺星状细胞,增加胶原蛋白和其他基质蛋白的合成。

三、高脂血症性急性胰腺炎

HTG 定义为空腹血清三酰甘油水平 >1.7 mmol/L。HTG 根据空腹血清三酰甘油水平升高程度分类如下。①轻度:1.7~2.2 mmol/L;②中度:2.3~11.2 mmol/L;③重度:11.3~22.5 mmol/L;④极重度:≥ 22.6 mmol/L。尽管较低的血清三酰甘油水平也可能导致 SAP 的发生,但当血清三酰甘油水平 >11.3 mmol/L 时,HTG 被认为是急性胰腺炎的极高危因素。根据中华医学会外科学分会胰腺外科学组制定的《急性胰腺炎诊治指南(2014)》,符合急性胰腺炎的诊断标准,同时伴有静脉乳糜血或血清三酰甘油水平 >11.3 mmol/L,可诊断为高脂血症性急性胰腺炎。脂蛋白代谢的原发性(遗传性)和继发性(获得性)疾病都与 HTG 引起的胰腺炎有关。HTG 的原因包括肥胖、糖尿病、甲状腺功能减退、妊娠和药物(如雌激素或他莫昔芬治疗、β 受体阻滞剂等)。早期临床识别 HTG 诱导的胰腺炎对于提供适当的治疗和预防复发非常重要。高脂血症性急性胰腺炎(hyperlipidemic acute pancreatitis,HLAP)在所有急性胰腺炎的病例中占 1%~14%,而在妊娠期胰腺炎中占 56%。轻度 HTG 与急性胰腺炎的低风险相关,随着血清三酰甘油水平超过

5.6 mmol/L，风险逐渐增加，超过 11.3 mmol/L 时，发生急性胰腺炎的风险约为 5%。事实上，三酰甘油本身无毒性，HTG 时三酰甘油经胰脂肪酶分解为有毒的游离脂肪酸（free fatty acids，FFA），胰腺及胰周产生的大量 FFA 直接损伤胰腺的腺泡和血管内皮细胞，导致胰腺局部缺血和酸性环境的同时引发大量细胞因子入血，毛细血管内皮细胞受损，诱导大量血小板聚集及血管收缩；同时，血液黏度增加，血液呈高凝状态，微血栓形成，高浓度的乳糜颗粒阻塞毛细血管，加之诱发酸中毒，进一步加重腺泡细胞的炎症、水肿和坏死。HTG 患者急性胰腺炎的严重程度取决于胰腺炎本身引起的炎症反应，以及三酰甘油水解产物导致的损伤。在大多数情况下，HTG 是一过性的，并在 2～3 天恢复至接近正常水平。

　　HTG 引起的胰腺炎的初始表现类似于急性胰腺炎。大多数患有 HLAP 的成年人在生命的第五个十年中出现症状。然而，具有一些遗传性 HTG 疾病（如 I 型高脂血症）的患者可在儿童早期或青春期发展为急性胰腺炎。HLAP 患者可能存在提示潜在 HTG 的体格检查结果，包括由于持续性高胆固醇血症和肝脏的脂肪浸润引起的腿、臀部和背部伸肌表面的暴发性黄色瘤。三酰甘油浓度超过 45 mmol/L 的患者可见视网膜脂血症。在这种情况下，视网膜小动脉和小静脉，由于大乳糜微粒的光散射而产生淡粉红色，一般对视力不产生影响，随着三酰甘油水平降低，视网膜脂血症可逆转。与患有其他原因胰腺炎的患者相比，HLAP 患者倾向于患有重症急性胰腺炎。在一项队列研究中，210 例急性胰腺炎患者在发生 72 小时内测量三酰甘油，86 例患有 HTG；与三酰甘油正常的患者相比，HTG 患者更容易出现持续性器官功能衰竭（40% vs 17%）。三酰甘油水平升高程度与急性胰腺炎的严重程度有关，然而，其他因素如胰脂肪酶活性，从血清中清除 FFA 的效率，以及潜在的胰腺损伤的严重程度，也可能影响急性胰腺炎的严重程度。在一项对 1539 例急性胰腺炎患者的回顾性研究中，其中 461 例（30%）出现三酰甘油水平升高，SAP 的发病率随着三酰甘油水平的升高而增加；在 112 例严重或非常严重的 HTG 患者中，急性坏死性液体积聚和胰腺坏死分别有 32 例（29%）和 39 例（35%）。此外，持续性器官功能衰竭，多器官功能衰竭和持续性全身炎症反应综合征患者的比例随着 HTG 的程度增加而增加。

　　在高三酰甘油水平时，血清变成乳白色，升高的三酰甘油水平可影响钠、淀粉酶和低密度脂蛋白的检测，血清样品中过量的三酰甘油可取代含钠水并导致假性低钠血症。血清三酰甘油水平高于 5.6 mmol/L 时会干扰淀粉酶读数，可能导致异常的"正常淀粉酶"水平出现。HTG 的危险因素包括控制不佳的糖尿病、酗酒、肥胖、妊娠、既往胰腺炎及 HTG 的个人或家族史。

四、内镜逆行胰胆管造影术后急性胰腺炎

　　内镜逆行胰胆管造影术（endoscopic retrograde cholangiopancreatography，ERCP）广泛应用于胰腺与胆道疾病的诊治，其主要并发症包括急性胰腺炎、胆管炎、脓血症、出血和穿孔等，以术后急性胰腺炎最为常见。根据共识定义，ERCP 后胰腺炎（post-ERCP pancreatitis，PEP）可分为轻度、中度和重度。①轻度：血清淀粉酶在手术后 24 小时内至少 3 次均正常，需要入院或延长计划入院时间至 2～3 天。②中度：需住院 4～10 天。

③重度：需住院 10 天以上，出血性胰腺炎或假性囊肿，或需要干预（经皮引流或手术）。

尽早建立 PEP 诊断非常重要，尽管一般急性胰腺炎的诊断主要通过 CT 来确定，但是 ERCP 后急性胰腺炎通常在患者出现胰腺炎症状和体征（如腹痛、压痛和腹胀），以及胰腺酶（血淀粉酶和脂肪酶）水平升高时被确诊。ERCP 后高淀粉酶血症患者并不都伴有疼痛，PEP 的诊断较为复杂，因为 ERCP 后胰腺酶水平升高很常见，但通常与临床胰腺炎无直接联系。因此，只有在 ERCP 后患者出现症状和体征时，才会检查血淀粉酶和脂肪酶水平。在一项分析了 231 例患者 ERCP 后血清淀粉酶和脂肪酶水平的研究中，血清淀粉酶和脂肪酶的水平分别低于 276 U/L 和 1000 U/L，PEP 患者的血清淀粉酶水平通常超过正常上限的 5 倍。两项前瞻性研究显示，ERCP 后 4 小时血清淀粉酶水平可用于预测 PEP。血清和尿胰蛋白酶原水平也被提出作为提示早期胰腺炎的标志物，ERCP后 6 小时血清胰蛋白酶原浓度超过正常上限 3 倍是提示胰腺炎的重要指标（敏感度为 93%，特异度为 91%）。一项包含 84 例患者的研究发现，在 12～24 小时和 36～48 小时连续测定血清 C 反应蛋白和白细胞介素 6 是预测 PEP 严重程度的早期标志物。

然而，并非所有 ERCP 后出现腹痛的患者均为 PEP 患者。ERCP 后腹痛的其他原因包括空气吸入和穿孔引起的不适。在由于空气吸入引起不适的患者中，疼痛通常不像 PEP 那样严重，并且胰酶水平可能正常或升高。血清脂肪酶水平若低于正常上限的 1/3，则不易发生胰腺炎（特异度为 85%～98%），但是应当警惕，胰淀粉酶和脂肪酶在急性胰腺炎发病后数小时开始逐渐上升，而 ERCP 后可能出现一过性血淀粉酶和脂肪酶水平升高，如果临床高度怀疑胰腺炎，应在术后 4 小时重复检查。ERCP 后穿孔患者可出现弥漫性腹痛、腹胀、腹部压痛、心动过速、发热和白细胞增多症等，这些症状可能会立即出现或者 ERCP 后几个小时出现，然而，穿孔的许多症状与急性胰腺炎的症状类似，因此，如果高度怀疑穿孔，建议采用立位腹部平片或 CT 等，以判断是否存在腹膜内或腹膜后游离气体。大多数 PEP 严重程度较低，仅需要短暂的肠道休息和静脉补液即可好转。当合并严重的 PEP 时，患者可能需要转入 ICU，采用相应的支持治疗。PEP 患者的治疗与其他原因引起的胰腺炎治疗策略相同，如果 ERCP 没有成功降低胆道压力，则可能需要对患有胆源性急性胰腺炎的患者再次行内镜下鼻胆管置入术。

一般来讲，对于单纯行 ERCP 进行诊断的患者，急性胰腺炎发生率约占 3%，约有 5% 接受 ERCP 治疗的患者易诱发急性胰腺炎，而约 25% 接受 Oddi 括约肌测压的患者可有急性胰腺炎发生的风险。此外，其他手术相关因素也会增加 PEP 发生风险，最主要的风险因素包括：①医师缺乏 ERCP 经验；②Oddi 括约肌功能障碍；③ERCP 插管困难；④治疗性（而非诊断性）ERCP 等。ERCP 后约有 75% 的患者可能出现短暂的血清淀粉酶浓度升高；而临床确诊的急性胰腺炎（定义为需要住院治疗的腹痛和高淀粉酶血症的临床综合征）则非常少见。但是，急性胰腺炎仍为 ERCP 后最常见的并发症，也是 ERCP 相关医疗事故索赔的最主要原因。回顾性分析几项大型的临床试验结果发现，ERCP 后胰腺炎的发病率为 1.6%～15%。总体上讲，PEP 发生率为 3%～5%，在对可能存在 Oddi 括约肌功能障碍患者进行 ERCP 后，PEP 发生率会显著增加。在所有 PEP 中，有 0.3%～0.5% 的病例出现 SAP。一项荟萃分析回顾了 2000 例高危患者 PEP 发生率，约为 14.7%，其中轻度、中度和重度分别为 8.6%、3.9% 和 0.8%，总体病死率为 0.2%。

多项关键因素可以影响或者加重 PEP 的发生：①当胆管插管困难时，长时间反复操作、刺激胰管和多次胰管内注射是导致胰管、胆管或壶腹部机械性损伤的主要原因；电灼术带来的热损伤可能会引起胰管水肿，出现胰管阻塞，导致胰液排出障碍。②过度的胰管内注射引起的静水压损伤是诊断性 ERCP 和 Oddi 括约肌测压后胰腺炎最常见原因。如果在胰管造影时，见到大量的胰管侧支，提示可能发生过度注射。③造影剂还能够引起化学或过敏性损伤导致 PEP。目前，离子型造影剂及非离子型低渗透压造影剂在 ERCP 中的安全性均存在争议。然而，对随机试验的分析提示，使用不同类型的造影剂的 PEP 发生率并无显著性差异。④蛋白水解酶的腔内激活与急性胰腺炎发生密切相关，内镜和附件的污染极易带来细菌损伤。以上因素中最重要的两项为胰管的机械性损伤和造影剂注射的静水压损伤。

PEP 的危险因素存在叠加性，当患者伴有以下因素，如女性、Oddi 括约肌功能障碍、胆红素升高、插管困难及胆管结石等，这些因素能够相互叠加，其 PEP 发生率超过 40%。此外，影响 PEP 发生的危险因素还包括与医院相关的因素，如培训不足、缺乏经验；与患者相关的因素，如低龄、女性、胆红素水平、复发性胰腺炎、既往 PEP 病史、Oddi 括约肌功能障碍等。在一项包括超过 10 000 例患者的 13 项研究的荟萃分析中，研究人员发现，Oddi 括约肌功能障碍患者的 PEP 发生率约为 10%，而无 Oddi 括约肌功能障碍的患者 PEP 发生率约为 4%；与程序相关的因素，如插管困难、胰管注射、Oddi 括约肌测压、胰管括约肌切开术、乳头括约肌切开术、胆囊球囊括约肌成形术、括约肌预切开术等。Yaghoobi 等开展的多中心研究表明，胰管括约肌切开术是影响 PEP 发生的独立危险因素。然而，另有多项多中心研究得出了不同的结论，他们认为在切开前多次插管造成的乳头损伤是真正影响 PEP 发生的独立危险因素。

其他可能影响 PEP 的因素包括：①胰腺毒性药物。一项包含 173 例患者的回顾性研究提示，使用对胰腺具有潜在毒性的药物（如雌激素、硫唑嘌呤、丙戊酸、美沙拉嗪、吗啡衍生物、泼尼松等）能够增加 PEP 的风险（OR 3.7，95%CI 1.1～12.4）；在另一项研究中，使用血管紧张素受体阻滞剂显著增加 PEP 的风险（OR 4.1，95%CI 1.6～10.9）。②胆道支架。对于曾接受胆道支架治疗良性或恶性梗阻的患者，其 PEP 发生的风险显著增加。③内镜下乳头球囊扩张术。采用小口径球囊（直径＜10 mm）进行内镜下乳头球囊扩张是影响 PEP 发生的独立危险因素；在比较内镜下乳头球囊扩张术与内镜下括约肌切开术的研究中，共计纳入 13 项研究，10 项研究支持上述结论。④吸烟。吸烟是否会增加 PEP 的发生风险目前尚不清楚。在对 506 例患者的回顾性研究中发现，吸烟是影响 PEP 发生的独立危险因素；在一项包含 5254 例患者的病例对照研究中，结果提示，吸烟与慢性肝病能够降低 PEP 风险相关。⑤内镜中心的容量。一项纳入 3600 例患者的大型前瞻性多中心研究中，PEP 的发生率在高容量（＞500 例 ERCP/年）和低容量（＜100 例 ERCP/年）中心之间并无显著性差异；但是，在高容量内镜中心中，他们收治了更多 PEP 高风险的患者。目前，已有多项研究探讨如何降低 PEP 的发生率，我们认为，良好的 ERCP 技术是降低 PEP 发生的根本。虽然很多内镜中心不常规使用预防性药物，但一些指南仍建议 ERCP 前后常规经直肠使用非甾体抗炎药。推荐采用以下方法来预防 PEP：当能够选择其他侵入性较小的方法时[如磁共振胰胆管造影术（magnetic resonance cholangio- pancreatography，MRCP）或内镜超声]，尽量避免行诊断性 ERCP；适当培训和提高内镜医师和助理的专业技术水平，内镜检查中心和内镜医师需要通过操作足够的病例数量，以获得充足的经验并保持熟练的操作程度；尽量减少插管次数，如不需要评估胰管，可避免行胰管插管；最大限度地减少注入胰管的造影剂量；使用二氧化碳进行腔内吹气，尽量减少术后可能与胰腺炎相混淆的腹痛；使用导线技术进行深部胆管的插管；在接受胰管导管辅助胆道插管的患者中，预防性放置胰腺支架；对发生 PEP 高风险的患者进行预防性胰腺支架置入术；行标准或者预切割的括约肌切开术应由插管技术水平较高的内镜医师进行；在括约肌切开术（标准或预切割）期间小心使用电灼术；对于接受 Oddi 括约肌测压的患者，使用改良的、具有抽吸或微传导功能的三腔灌注导管；主张尽量采取非侵入性检测，如利用分泌素刺激的磁共振胰胆管造影评估 Oddi 括约肌功能，而避免采用 Oddi 括约肌测压；将高风险患者转诊至专业的 ERCP 中心进行诊治。

五、药源性急性胰腺炎

20 世纪 50 年代开始，国外常有药源性胰腺炎（drug-induced pancreatitis，DIP）的报道，近年来更有研究提出，"药物是急性胰腺炎的少见病因"可能是对 DIP 认识不足，忽视了 DIP 的诊断，结果导致"特发性胰腺炎"发病率上升，而患者因病因不明确，未停用引起胰腺炎的药物，而致胰腺炎反复发生，给患者带来痛苦。DIP 的诊断标准：①满足急性胰腺炎的诊断标准；②急性胰腺炎发生在药物使用期间；③排除其他可能导致急性胰腺炎的病因。④服药时间与发病的时间是否与多数文献报道的潜伏期一致；⑤停药后胰腺炎症状缓解及胰酶下降情况；⑥再次使用质疑的药物后症状复发（激发试验阳性）。

1. 引起 DIP 的药物证据等级分类　迄今已发现 260 余种药物与急性胰腺炎有关，以潜伏期、病例数、激发试验及排除其他急性胰腺炎病因为依据，Badalov 等将引发 DIP 的药物分为 4 类（Ⅰ～Ⅳ），其中Ⅰ类又分为Ⅰa 和Ⅰb 亚组。①Ⅰa 类药物：至少有 1 个病例报道激发试验阳性，且排除了其他原因如乙醇、HTG、胆结石等所致。②Ⅰb 类药物：至少有 1 个病例报道激发试验阳性，但不能排除其他原因。③Ⅱ类药物：文献中至少报道了 4 例，这些病例的发病潜伏期一致（≥75%的病例一致）。④Ⅲ类药物：文献中至少有 2 个病例，病例之间没有一致的潜伏期，也没有激发试验。⑤Ⅳ类药物：既往未报道过的药物，单个病例报道且无激发试验。

2. DIP 相关药物的作用机制　目前,研究表明 DIP 的发病机制可能与下述因素有关。①药物的直接毒性作用：多数 DIP 是因应用细胞毒性药物所致，其可直接抑制蛋白质的合成，并且其细胞毒性作用也能导致胰腺实质发生凝固性坏死、溶血，胰腺分化功能障碍及脂肪组织坏死等。②特异体质反应：少数特异体质患者对某些药物比较敏感，也可引发 DIP。③变态反应：硫唑嘌呤等药物可导致胰腺充血、水肿，从而释放激活胰酶的组胺等炎性介质而引发 DIP。④Oddi 括约肌收缩或胆道梗阻：奥曲肽等药物可引起胆道内压力增高并超过胰管内压，致使胆汁反流至胰管，从而激活胰酶引起 DIP。⑤其他：药物继发的胰腺微循环障碍、胆道系统疾病和毒性代谢产物蓄积等也可能引发 DIP。但是,目前其具体致病机制尚不完全清楚，而且同一药物在不同个体中引发 DIP 的机制也可能并不一致。因此，临床医师还应注意遗传、年龄、性别、合并症等个体因素对 DIP 发病的影响。

3. DIP 相关药物　依据发病机制和作用环节的不同，可将 DIP 致病药物归为下述几类。

（1）抗肿瘤药：①L-门冬酰胺酶最为常见，起病迅速。L-门冬酰胺酶可通过直接毒性作用引发胰腺实质凝固性坏死和溶血，一般在用药后 1 周内发病，轻者无明显临床表现，仅实验室检查异常，4.7% 的患者临床表现典型而血酶和尿酶未见明显升高，预后差。②应用硫唑嘌呤可使约 6.2% 的患者发生 DIP，其潜伏期相对较短，一般为 2～3 周，也可短至数小时，每天 25～30 mg 即可发病，且发病通常与用药剂量无关，且其衍生物如 6-巯嘌呤可引起出血坏死性胰腺炎，既往研究发现，其发生率约为 3.3%，可能机制亦为药物的直接毒性作用。③研究表明，紫杉醇、顺铂、异环磷酰胺、阿糖胞苷、长春瑞滨等细胞毒类化疗药物与急性胰腺炎的发病相关，但这些多为案例报道，患者数量较少，因此其具体发病机制尚不完全明确，但需要引起重视的是在肺癌和卵巢癌等治疗中，紫杉醇常与铂类药物联合使用，这可能进一步增大了发生 DIP 的风险。Hanan Raiss 发现一例 54 岁女性患者，该患者在用紫杉醇（175 mg/m^2）和卡铂治疗卵巢腺癌新辅助化疗的第 1 周期后出现 DIP。保守治疗后，胰腺炎得到了解决，此后，患者再接受 5 次卡铂化疗，无并发症。由于紫杉醇用于许多化疗方案，因此临床医师必须意识到紫杉醇可以诱发急性胰腺炎。④Kawakubo 等于 2015 年报道了 1 例帕唑帕尼治疗皮肤血管瘤引发 SAP 的案例，患者诊断为皮肤血管瘤，在应用帕唑帕尼 3 个月后，腹部 CT 示胰腺炎表现。继续应用帕唑帕尼 2 个月后，患者自觉恶心、食欲减退。复查胰腺 CT 示胰腺炎加重，因此诊断为 DIP。临床医师认为该患者的 SAP 可能是由帕唑帕尼治疗所引起，这说明分子靶向药物也可能引起急性胰腺炎。

（2）抗菌药物：①有报道显示，大环内酯类抗菌药物可引发急性胰腺炎，其中已经发现红霉素通过其促动力作用和诱发 Oddi 括约肌痉挛的作用可导致主胰管内压力升高，致使胆汁反流至胰管，从而激活胰酶引起 DIP。②异烟肼是引起急性胰腺炎的 Ⅰa 类药物，有报道显示，异烟肼可导致急性胰腺炎的反复发作。③头孢曲松也可引发急性胰腺炎，其诱发胰腺炎的机制可能为其可促进胆汁淤积、胆结石形成从而诱发胆源性急性胰腺炎的发生。④长期大量使用四环素类药物（如替加环素和米诺环素）可引发胰腺炎，通常在用药 3 周内发病，原因可能与其干扰肝细胞内蛋白质合成有关。⑤磺胺类药物如磺胺甲噁唑、柳氮磺吡啶等均可引起胰腺炎，其机制可能与变态反应有关，也有学者认为与其所含的磺胺基团有关。⑥此外，还有甲硝唑、氨苄西林、利福平、替卡西林等均可引起急性胰腺炎，但目前研究尚未明确其致病机制。

（3）糖皮质激素类：糖皮质激素诱发急性胰腺炎早在 1979 年就被动物实验所证实，之后一项包括 590 例患者的研究分析发现，6 例急性胰腺炎患者的病因与用此类药物有关，患者发病不受年龄限制，多数为高淀粉酶血症，部分患者以腹痛为主诉，可伴有消化道出血、糖尿病、高血脂等，易被误认为是应激性溃疡等疾病。其中以促肾上腺皮质激素诱发急性胰腺炎为多见，大剂量可的松、地塞米松次之。糖皮质激素引起的 DIP 的发病机制目前尚不完全清楚，根据现有文献报道，其可能的机制为：①糖皮质激素使胰腺分泌物的黏性增高，在胰管系统形成干结的胰腺分泌物，使胰管堵塞并导致局部炎症反应，引起急性胰腺炎。②引起明显高脂血症，使血中脂肪微粒凝集栓塞胰管，导致胰脂肪酶作用于乳糜微粒，释放出大量脂肪酸，使局部毛细血管和腺泡损害。这类急性胰腺炎常表现为剧烈腹痛、恶心、呕吐，重者休克。因此在患者使用糖皮质激素的过程中，如出现急腹症伴血清淀粉酶升高，应警惕急性胰腺炎的发生。

（4）他汀类药物：既往研究表明，羟甲基戊二酰辅酶 A 还原酶抑制剂（通常称为他汀类药物）会诱发急性胰腺炎，他汀类药物引起的 DIP 可在服药数小时至治疗数年之间发病，其机制可能与对胰腺的直接毒性作用和毒性代谢产物蓄积有关，还可能包括药物引起的横纹肌溶解症和（或）通过 CYP3A4 代谢的药物相互作用。而普伐他汀不通过 CYP3A4 代谢，故一般认为其不会引发 DIP。但他汀类药物与急性胰腺炎发病的关系目前尚不十分确定，Thisted 等研究显示，他汀类药物和急性胰腺炎发病之间没有很明确的相关性，因而其与急性胰腺炎发病的关系尚无法明确。

（5）利尿剂：目前研究表明，利尿剂引起急性胰腺炎的发病率为 7%～14%，其中女性患者发病率较男性高 3 倍。可诱发 DIP 的利尿剂：①根据 Badalov 分类，呋塞米属于Ⅰa 类，其引起急性胰腺炎的机制包括对胰腺的直接毒性作用，利尿剂刺激胰腺分泌和诱导缺血。②噻嗪类诱发 DIP 十分常见，如氯噻嗪和氢氯噻嗪，根据 Badalov 分类，应属于Ⅱ类和Ⅲ类，DIP 的发病机制可能与氢氯噻嗪可引起高钙血症和高脂血症有关；此外，氢氯噻嗪可引起甲状旁腺功能亢进症，这也是 DIP 的可能发病原因。③一般认为保钾利尿剂并不增加急性胰腺炎的风险。利尿剂诱发 DIP 临床常发生于其对妊娠、心肌梗死、高血压及肾炎等治疗过程中，与药物品种、剂量、疗程、用法等因素有关。其他利尿剂如氯噻酮、依他尼酸等也可引起。

综上所述，目前研究认为利尿剂诱发 DIP 的机制主要包括：①噻嗪类药物增加钙的重吸收，血钙增高可引起胰腺炎；②噻嗪类可引起血清胆固醇和三酰甘油水平增高，而高脂血症可引起急性胰腺炎；③胰腺上皮细胞对钠离子重吸收受抑制，导致胰腺外分泌增加；④可能与药物变态反应有关。

（6）血管紧张素转换酶抑制剂：引起 DIP 的血管紧张素转换酶抑制剂主要包括贝那普利、卡托普利、依那普利、赖诺普利、喹那普利、雷米普利等。根据 Badalov 的分类方法，这类药物可归属为Ⅰa 类、Ⅲ类和Ⅳ类。欧洲一项多中心病例对照研究评估了血管紧张素转换酶抑制剂引起急性胰腺炎的风险，最终结果表明，血管紧张素转换酶抑制剂使用后发生急性胰腺炎的风险增加。血管紧张素转换酶抑制剂引发 DIP 的可能机制为局限性胰管水肿，这与其抑制缓激肽的降解与血管性水肿密切相关。研究表明，急性胰腺炎发病时常伴随缓激肽释放，从而导致胰腺组织的血管渗透性增加。缓激肽的释放引起胰腺水肿，从而使消化酶和其他有毒物质在胰腺组织中大量聚集，最终导致胰腺组织损伤及急性胰腺炎的发生。

（7）抗逆转录病毒药物：主要包括蛋白酶抑制剂和核苷逆转录酶抑制剂。根据 Badalov 分类，拉米夫定和奈非那韦属于Ⅰb 类，去羟肌苷为Ⅱ类，利托纳韦为Ⅳ类。2005 年一项回顾性队列研究显示，4972 例接受抗逆转录病毒治疗的艾滋病患者中，有 3.2% 的患者发生了急性胰腺炎。与此相似，拉米夫定在治疗慢性乙肝患者时也有证据证实其可诱发急性胰腺炎。抗逆转录病毒药物引起急性胰腺炎的机制可能与其对胰腺直接的毒性作用有关，也可能是病毒感染本身引起的胰腺损伤；同时，蛋白酶抑制剂类药物可引起代谢紊乱，包括胰岛素抵抗、高血糖和 HTG，进而引发 DIP。

（8）非甾体抗炎药：与急性胰腺炎发病相关。阿司匹林可促进胰腺分泌，使胰腺管渗透性增加，过量服用时可引起胰腺炎。除此之外这类药物还主要包括布洛芬、塞来昔布、舒林酸、吲哚美辛、对乙酰氨基酚、吡罗昔康、甲氯酚那酸等，这些均有引起急性胰腺炎的报道。其引起急性胰腺炎的机制是由于毛细胆管损伤、壶腹部乳头水肿、胆汁排泄受阻和继发胆管压力增加的结果。

（9）氨基水杨酸类药物：美沙拉嗪（5-氨基水杨酸）、柳氮磺胺吡啶等目前是治疗儿童肠道炎症类疾病的传统经典一线治疗药物。目前研究发现，该类药物引发急性胰腺炎的概率很高。其机制可能与美沙拉嗪中的水杨酸成分引发的少见并发症有关，水杨酸成分与机体内分子结合成免疫复合物而发生变态反应，造成胰腺组织损伤，也可能是美沙拉嗪直接产生胰腺毒性导致，若用药过程中儿童出现中上腹痛、恶心、呕吐时应给予充分重视，并警惕是否有发生 DIP 的风险。

（10）口服避孕药及雌激素：口服避孕药（包括孕激素及雌激素）与急性胰腺炎的发生有十分密切的关系。雌激素引起急性胰腺炎的机制可能为，其使患者发生 HTG，或使现有的 HTG 恶化，此外长期大量使用雌激素还会引起血液高凝状态，这可能导致进一步的胰腺坏死。但是，2007 年一项大样本病例对照研究了 1054 例绝经后长期联合使用雌激素和孕激素作为激素替代治疗的人群，其结果最终显示激素替代疗法并未增加急性胰腺炎的风险，因此雌激素及孕激素导致急性胰腺炎的危险性及确切机制仍需要进一步研究证实。

（11）抑酸药：包括质子泵抑制剂（奥美拉唑、泮托拉唑、兰索拉唑、艾司奥美拉唑）及组胺 H_2 受体拮抗剂（西咪替丁、法莫替丁、雷尼替丁）等。最早在 1978 年《柳叶刀》上首次报道了西咪替丁可能引起急性胰腺炎，随后有多个病例报道证明，西咪替丁和雷尼替丁有诱发急性胰腺炎的风险。其中西咪替丁会诱发 DIP 已经被明确写入说明书，故在临床治疗时应充分给予重视，对于急性胰腺炎患者进行抑酸治疗时，切不可选用西咪替丁。质子泵抑制剂的不良反应相对 H_2 受体拮抗剂要小，与其他药物的相互作用也比 H_2 受体拮抗剂小，但质子泵抑制剂也有引起胰腺炎的报道，应充分予以重视。虽然抗酸药很早就被发现可以诱发 DIP，但目前 H_2 受体拮抗剂和质子泵抑制剂诱发 DIP 的机制仍未阐明。

（12）抗癫痫药物：丙戊酸钠是常用的治疗癫痫药物，丙戊酸钠诱导的胰腺炎不依赖血清丙戊酸钠水平，并且可能在治疗后的任何时间发生，急性胰腺炎通常发生在大剂量使用丙戊酸钠后。丙戊酸钠引起急性胰腺炎的可能机制为丙戊酸钠通过直接毒性作用引起胰腺细胞损伤。2000 年，美国食品和药品监督管理局在丙戊酸钠的使用说明书中添加了胰腺炎的黑框警告，尤其在儿童患者中应提高警惕。

（13）维生素 D 及钙制剂：可诱发 DIP，其机制可能为维生素 D 及钙制剂引起高钙血症，钙盐沉积堵塞胰管，胰液流出受阻导致 DIP。

（14）中草药：中医采用辨证论治的思维进行治疗，常利用多组方同时给药治疗，因此逐一查出是哪一味药导致了急性胰腺炎非常困难，但也有文献报道，过量使用活血化瘀（如地龙、水蛭等）易导致内脏多处出血，而这其中，胰腺是主要的受损器官。

（15）其他药物：阿片类药物、甲基多巴、苯乙双胍、氯丙嗪、华法林等也有诱发DIP的个别报道，但证据级别不高，也无法确定其具体机制。

4. DIP 的防治　近年来 DIP 的发生率呈逐年上升的趋势，这可能与新药上市比例增加、医护人员对 DIP 的认知度和重视程度提高及报道率增加有关。但目前国内关于 DIP 的报道仍较少，我国医药工作者应越来越重视药物的合理应用及用药的安全性，在临床用药过程中医师及药师应密切关注患者的临床症状及谨慎使用易引发急性胰腺炎的药物，以减少 DIP 的发生。DIP 治疗的关键是停止使用相关药物，防止胰腺继续损伤，其他处理措施参照《急性胰腺炎诊治指南（2014）》。对于 DIP 的预防，首先要清晰地了解引起 DIP 的相关药物，特别是警惕证据水平高的 I 类和 II 类药物；其次识别危险人群，主要是儿童、妇女、老年人、艾滋病进展期人群及接受化疗的肿瘤患者；最后要了解 DIP 的发病机制，有助于减少不良反应的发生。对于 DIP 的防治，甚至是诊断，应该充分发挥医药协作的工作模式，以保证患者得到最为安全有效的治疗。

六、遗传风险

伴有胰腺炎遗传风险的患者可能表现为复发性急性胰腺炎，或者未知病因的儿童胰腺炎，并最终发展为慢性胰腺炎。编码阳离子胰蛋白酶原的丝氨酸蛋白酶 1 基因（*PRSS1*）的功能获得性突变极易导致遗传性胰腺炎；*CFTR* 基因的突变与常染色体隐性遗传性胰腺炎有关；胰腺炎也与 *SPINK1* 中的低外显率突变有关，其可作为调节因素并降低从其他遗传或环境因素发展胰腺炎的风险；此外，*CTRC* 基因的突变可引起胰腺炎，患者常伴有或不伴有囊性纤维化的相关表现。大多数"特发性"的病例，尤其对于年轻患者（年龄<35 岁），似乎均有遗传相关风险。

慢性胰腺炎至少有三种不同的遗传模式，此外，没有家族史的胰腺炎病例可能具有遗传基础。①常染色体显性遗传性胰腺炎：通常与染色体 7q35 上的 *PRSS1* 突变有关，该基因编码胰蛋白酶-1（阳离子胰蛋白酶原）。常染色体显性遗传性胰腺炎最初在一个无可识别的 *PRSS1* 突变的患者亲属中鉴定出来。②常染色体隐性胰腺炎：与囊性纤维化相关的慢性胰腺炎最常见，丝氨酸蛋白酶抑制剂 Kazal 1 型基因（*SPINK1*，也称为胰腺分泌胰蛋白酶抑制剂基因）中的突变也可以常染色体隐性遗传的形式存在，*CFTR* 相关病症包括慢性胰腺炎，并且这种性状可能发生在多个家庭成员中。③复杂的遗传学：多个家庭成员可能患有与遗传和环境因素相结合的复发性急性或慢性胰腺炎，具有杂合 *SPINK1* 突变的患者就属于这种情况，其中 *SPINK1* 突变可能作为疾病调节剂，从其他遗传（如 *CFTR* 突变）或环境因素中降低发生胰腺炎的风险，此外，一些明显散发的胰腺炎病例具有复杂的遗传风险。

（一）*PRSS1* 基因

编码胰蛋白酶-1（阳离子胰蛋白酶原）的 *PRSS1* 的突变存在于高达 80% 的常染色体

显性遗传性胰腺炎患者中，在明确特发性急性复发性或慢性胰腺炎的病例中偶尔也会发现 *PRSS1* 突变。阳离子胰蛋白酶是由胰腺产生的最丰富的胰蛋白酶形式，并且是胰腺酶原分泌到十二指肠后将胰腺酶原转化为胰腺消化酶的主要催化剂，胰腺中消化酶的过早激活是胰腺损伤和免疫系统激活的主要原因，导致急性胰腺炎甚至进一步发展为慢性胰腺炎。其对胰腺炎的抑制作用主要是通过防止胰蛋白酶原过早激活为胰蛋白酶，或通过破坏抑制或消除胰腺中的胰蛋白酶来控制胰蛋白酶活性而实现的。这些防御机制主要抑制 *PRSS1* 突变或编码保护胰腺免受活性胰蛋白酶影响的基因（如 *SPINK1*、*CTRC*、*CFTR*）。胰蛋白酶具有两个调节区域，其由相应的钙结合位点控制，一个调节激活位点，将胰蛋白酶原变为胰蛋白酶，释放胰蛋白酶原激活肽；另一个调节自溶位点，进而导致胰蛋白酶破坏。几乎所有与遗传性胰腺炎相关的致病性遗传变异都聚集在这两个区域。*PRSS1* 中最常见的胰腺炎相关突变是 *p.R122H*（在自溶部位）和 *p.N291* 突变。例如，一项来自法国 78 个遗传性胰腺炎家族的 200 例患者的系列研究发现，*PRSS1* 突变的检出率为 68%；在这些患者中，*p.R122H* 和 *p.N291* 分别占 78% 和 12%。以该研究估算遗传性胰腺炎患病率至少为 0.3/10 万人。*p.R122H* 和 *p.N291* 突变具有较高外显率（80% 和 93%）。一些有这些突变的家庭成员不会患慢性胰腺炎的原因目前尚不清楚。

（二）*SPINK1* 基因

丝氨酸蛋白酶抑制剂 Kazal 1 型基因（*SPINK1*）编码胰腺分泌胰蛋白酶抑制剂，在炎症过程中，*SPINK1* 在胰腺腺泡细胞中高表达，其通常作为胰蛋白酶的关键性抑制剂，*SPINK1* 的突变会干扰这种保护作用，导致急性胰腺炎的发生。*SPINK1* 突变可以常染色体隐性模式，存在于父母双方都有突变的家庭中，并可导致家族性胰腺炎，然而，*SPINK1* 突变和慢性胰腺炎的大多数患者是杂合的，导致遗传模式的复杂性。*SPINK1* 突变在一般人群中相当常见（2% 的健康个体具有"高风险"突变），但是低于 1% 的携带者发生胰腺炎。尽管如此，*SPINK1* 中的突变使慢性胰腺炎的风险比一般人群增加约 12 倍。在三组患有明显特发性慢性胰腺炎的患者中，*SPINK1* 的突变检出率为 16%～23%。在一项研究中，*SPINK1* 突变在特发性慢性胰腺炎或复发性急性胰腺炎患者中比对照组更常见（19.5% vs 2.6%）。包含 N34S 的 *SPINK1* 高风险单倍型是美国和欧洲人群最常见的突变情况，而 *SPINK1* 突变在日本、中国和韩国人群较为常见。*SPINK1* 突变与特发性胰腺炎、酒精性胰腺炎、家族性胰腺炎和热带性胰腺炎密切相关。因此，具有杂合 *SPINK1* 突变和胰腺炎的患者通常具有复杂的遗传学背景。此外，*SPINK1* 突变可能充当疾病调节剂，从其他遗传或环境因素方面降低发展胰腺炎的概率，*SPINK1* 最常见的遗传变异即为 *CFTR* 突变。

（三）*CFTR* 基因

囊性纤维化跨膜传导调节基因（*CFTR*）的突变可引起胰腺炎，伴有或不伴有囊性纤维化的相关表现，已经鉴定了超过 2000 种 *CFTR* 中的不同遗传变异体，并且疾病表现取决于突变和接合性的严重程度，*CFTR* 突变与胰腺炎之间的关联属于以下四种模式之一。

1. 典型的囊性纤维化　由两个"严重"*CFTR* 突变的纯合或复合杂合突变引起，存在两种严重的 *CFTR* 突变，如 F508 缺失，该种突变导致在导管细胞顶膜上缺乏功能性 CFTR 蛋白，与典型的囊性纤维化相关，受影响的患者具有囊性纤维化的典型表现，包括异常的汗液氯化物水平，并且，存在该种突变的患者通常在生命早期发展为慢性胰腺炎和胰腺功能不全，这些患者具有患急性胰腺炎和进展为慢性胰腺炎的风险。

2. 非典型囊性纤维化　由纯合或复合杂合基因型引起，其中至少一个 *CFTR* 拷贝是功能性"轻度"突变，该基因型导致一些保留的 *CFTR* 功能和较轻的囊性纤维化。受影响的患者汗液具有正常或临界的氯化物水平，但可能有复发性急性或慢性胰腺炎、先天性输精管缺失和（或）慢性鼻窦炎。与一般人群相比，存在该种突变的患者罹患慢性胰腺炎的风险增加了 40~80 倍。最主要的突变为 *CFTR R75Q* 突变，它导致碳酸氢盐分泌的选择性缺陷，但不会干扰氯离子分泌。

3. *CFTR* 相关疾病　已经确定了一类新的 *CFTR* 变异体，可导致碳酸氢盐电导的选择性缺陷（*CFTR-BD*）。存在至少一种 *CFTR-BD* 变体的患者，其复发性急性胰腺炎、慢性胰腺炎、男性不育和慢性鼻窦炎的风险显著增加，这部分患者汗液氯化物水平正常或略有异常。其主要的九种突变类型被分为可变突变（*R117H*）和良性突变（*R74Q*、*R75Q*、*R170H*、*L967S*、*L997F*、*D1152H*、*S1235R* 和 *D1270N*）两大类。

4. *CFTR* 相关性胰腺炎　与杂合 *CFTR* 突变（即囊性纤维化携带者）密切相关。与普通人群相比，尽管 99%的携带者是健康的，但该组慢性胰腺炎的风险增加了 3~4 倍。对于患有慢性胰腺炎的患者，他们共同的特点为具有非常高的共存 *SPINK1* 或胰凝乳蛋白酶 C（*CTRC*）突变率，这也表明基因和复杂遗传之间的上位性，杂合 *CFTR* 突变体也可能在胰腺分裂的存在下导致胰腺炎。此外，一些研究表明，*CFTR* 的突变包括罕见和轻度突变，在特发性慢性胰腺炎患者中比对照组更加常见。然而，在已知为囊性纤维化携带者（如囊性纤维化患者的父母）的人群研究中，慢性胰腺炎的患病率略有增加。这些研究结果表明，在存在其他遗传或环境疾病调控因素的情况下，*CFTR* 突变携带者更易发生胰腺炎。因此，相关基因突变的检测在确定胰腺炎病因方面具有一定的预测价值。

（四）其他基因

1. *CTRC* 基因　其突变为慢性胰腺炎发生的中度危险因素，*CTRC* 通常与其他胰腺炎易感性基因（如 *CFTR* 或 *SPINK1*）联合发挥作用。CTRC 是一种消化酶，在较低钙浓度的溶液中与活性胰蛋白酶协同作用降解胰蛋白酶，因此，它是一种补充 *SPINK1* 的胰腺内抗胰蛋白酶保护剂。*CTRC* 中的几种罕见突变与儿童慢性胰腺炎有关，而常见的 *G60G* 变异与成人慢性胰腺炎相关，特别是对于长期吸烟者。

2. *CLDN2* 基因　Claudin-2（*CLDN2*）基因座的高风险位点突变与慢性胰腺炎密切相关，尤其是酒精因素。高风险位点位于 X 染色体上。该风险男性几乎占主导地位，而女性则将其作为隐性特征遗传。

3. *CPA1* 基因　羧肽酶 A1（CPA1）是一种胰腺消化酶，在胰蛋白酶原中含量较为丰富。*CPA1* 基因突变与非酒精性慢性胰腺炎有关，尤其是在发病早期。慢性胰腺炎的风险与胰蛋白酶活化或抑制无关，在一项涉及德国患者的队列研究中，研究人员对 10 个 *CPA1* 外显子进行了标准的 DNA 测序，并鉴定了 35 个新的或罕见的基因突变。功能研究表明，许多突变体的活性低于 20%，并且不是从实验细胞中分泌出来的，这表明上述突变的肽是因为错误折叠导致，进而加速内质网内应激。在 3.1% 的病例中发现低活性突变体，而对照组仅为 0.1%，并且该突变在患有特发性慢性胰腺炎的儿童中尤为普遍。有两种遗传变异被认为是胰腺炎保护性遗传变异，可以保护人们免受胰腺炎的侵害。最重要的是 *PRSS2 G191R* 突变。这种突变能够将胰蛋白酶切割位点引入胰蛋白酶中，从而降低总体活性，该突变存在于 3% 的人群中；其次，研究还发现 *PRSS1-PRSS2* 位点的突变存在于约 42% 的正常人群中，提示该突变也能够对急性胰腺炎的发生起到一定的保护作用。

七、其他罕见的原因

（一）感染和毒素

胰腺炎与以下感染有关：①病毒，如腮腺炎病毒、柯萨奇病毒、乙型肝炎病毒、巨细胞病毒、水痘-带状疱疹病毒、单纯疱疹病毒、人类免疫缺陷病毒（HIV）；②细菌，如支原体、军团菌、钩端螺旋体、沙门氏菌；③真菌，如曲霉菌；④寄生虫，如弓形虫、隐孢子虫、蛔虫。关于这些感染导致胰腺炎发生概率的研究数据较少。在一项研究中，急性胰腺炎发生在 939 例 HIV 血清反应阳性的住院患者中，因此，我们认为急性胰腺炎可能是原发性 HIV 感染的一部分，但更常见的是作为抗病毒药物或机会性感染药物治疗的并发症，或由于机会性感染本身（如卡氏肺孢子虫、鸟分枝杆菌、胞内分枝杆菌等）所引起。此外，治疗感染因素在逆转胰腺炎中的价值仍不清楚。

（二）高钙血症

当消除所有其他原因后，平均血浆钙水平被认为是急性胰腺炎进展的唯一预测因素。钙离子导致结石沉积在胰管内，伴有阻塞和炎症，而且钙离子可以通过促进胰蛋白酶原转化为胰蛋白酶来触发急性胰腺炎级联反应。任何原因的高钙血症都可导致急性胰腺炎，但发病率较低。目前研究提出的机制包括胰管中钙的沉积和胰腺实质内胰蛋白酶原的钙活化。急性胰腺炎与甲状旁腺功能之间的相互关系可以总结如下：①急性胰腺炎导致低钙血症和继发性甲状旁腺功能亢进；②因为外源性甲状旁腺素给药使钙水平正常，严重和（或）复杂的急性胰腺炎可通过影响甲状旁腺素分泌导致明显的低钙血症；③在严重的急性胰腺炎中，由于液体积聚，可能会影响肾脏和有效的动脉血容量；④一旦诊断是由甲状旁腺功能异常而引起的急性胰腺炎，则采取甲状旁腺切除术可防止其复发。

（三）血管疾病

胰腺缺血是胰腺炎的罕见病因。据报道，引起急性胰腺炎的缺血性疾病主要包括血管炎（系统性红斑狼疮和结节性多动脉炎）、动脉粥样硬化、术中低血压和失血性休克等。在由心脏压塞引起的心源性休克猪模型中发现，胰腺血管痉挛是导致胰腺缺血的主要原因，能够显著增加急性胰腺炎的发病率。血管性因素较少引起致命的出血坏死性胰腺炎，但常引起轻型胰腺炎。在 Svensson 等的研究中，接受心脏手术的 300 例患者中有81 例（27%）发生了高淀粉酶血症，3 例患者发生了坏死性胰腺炎。术前肾功能不全、术后低血压和围手术期应用氯化钙是导致胰腺炎发生的重要危险因素。Orvar 的研究中发现，通过对经历了腹部血管造影术的 21 680 例患者进行分析，发现 39 例在住院期间出现胰腺炎，其中，只有 9 例患者除了血管造影术外，无其他引起急性胰腺炎的危险因素，患者在原始血管造影术后 48 小时内达到了 Ranson 评分标准中的 3 个以上指标，这9 例患者中有 3 例死于胰腺炎引起的并发症。对死亡的 3 例患者进行的尸检显示，这些患者主要是出现了内脏器官广泛的胆固醇栓塞，胰腺也存在广泛的坏死。因此得出结论，经腹部血管造影术后急性胰腺炎是一种罕见但可能致命的因素。与肾脏类似，胰腺极易发生缺血性坏死，这种形式的胰腺损伤可以表现为长时间的高淀粉酶血症，只有极少的患者出现急性胰腺炎的体征或症状，或者可能产生 SAP，甚至是坏死和死亡。对于低血糖休克后死亡的患者进行尸检显示，对于不伴有急性肾小管坏死的患者，胰腺损伤的发生率为 9%，而伴有肾小管坏死的患者急性胰腺炎发生率约为 50%。另外，在非低血糖休克后死亡的患者中，12%的不合并急性肾小管坏死的患者有严重的胰腺损伤，但 35%的急性肾小管坏死患者也有胰腺缺血性损伤。在一项纳入 13 例休克的患者的前瞻性研究中，胰腺损伤患者表现为高淀粉酶血症、高脂血症、淀粉酶/肌酐清除率升高，以及循环血淀粉酶升高。13 例患者中有 4 例伴有胰腺炎的临床表现。这种胰腺炎病因是由于胰腺灌注不足引起的胰腺缺血，此外，缺血也可能是导致其他形式胰腺炎（包括与酒精和胆道疾病相关的胰腺炎）从水肿向坏死发展的关键因素。

（四）解剖或生理性胰腺异常

胆管囊肿（如一些特殊类型的先天性胆总管囊肿）可能增加急性胰腺炎的风险，其可能的原因是由于共同通道的异常（胰、胆管畸形）导致胰管的压力和阻塞。其他解剖结构异常，如胰或胆管畸形、较大的近端壶腹憩室和环状胰腺也与急性胰腺炎密切相关，其可能的机制与其所致的壶腹部机械性梗阻有关。然而，Oddi 括约肌功能障碍或胰腺分裂是否能够引起急性胰腺炎仍有待于进一步阐明。

（五）特发性

在 25%～30%的急性胰腺炎患者中，病史、实验室检查和影像学检查等未发现明显的病因。在对复发性胰腺炎进行了广泛的筛查（包括磁共振成像/磁共振胰胆管造影术、内镜超声检查、内镜逆行胰胆管造影术、微胆结石胆汁分析和 Oddi 括约肌测压分析等）后发现 15%～25%的急性胰腺炎患者属于特发性。

（六）胰腺肿瘤

胰腺癌可以导致急性胰腺炎，但发生率较低，约低于 3%。在临床中，我们发现其实际发生率比该数字略高，胰腺肿瘤诱发急性胰腺炎的主要病因为：①胰管阻塞导致胰液排出受阻；②肿瘤生长引起局部胰腺坏死；③合并高脂血症及胆囊结石和饮酒等。我们将胰腺癌及其他导致急性胰腺炎的肿瘤病因汇总，结合患者的临床表现、实验室检查、影像学检查、治疗手段及预后等进行综合性分析，发现部分患者同时合并有胆囊结石，另有部分患者同时存在饮酒因素，Tummala 等将此类胰腺炎称为合并胰腺肿物的胆源性及酒精性的胰腺炎。存在慢性胰腺炎而同时考虑可能存在胰腺癌的患者中，实施胰十二指肠切除术后，有近一半患者病理诊断不支持为胰腺癌，这也从侧面证明胰腺癌合并胰腺炎在临床诊治的不易。最新研究表明，炎症及细胞自噬等是急、慢性胰腺炎和胰腺癌的共同诱发因素。胰腺炎-糖尿病-胰腺癌则被 Andersen 等定义为互为作用的相互因素。胰腺癌与慢性胰腺炎、与 ERCP 相关的胰腺炎、反复发作的胰腺炎均有密切关系。

（七）甲状旁腺功能亢进

胰腺炎是原发性甲状旁腺功能亢进（甲旁亢）的重要并发症。Cope（1957）和 Mixter（1962）曾报道原发性甲旁亢时，有 7%～10% 的患者合并胰腺炎。原发性甲旁亢分肾型、骨型和化学型。20 世纪 70 年代后无骨骼病变和尿路结石的"无症状"型甲旁亢逐渐增多。测定血钙水平做筛选试验，每年可发现 10 例以上的原发性甲旁亢患者。甲旁亢临床类型有很大不同，甲旁亢时胰腺炎的发生率已逐渐降低，现在不足 1%。"无症状"的甲旁亢患者甲状旁腺功能亢进程度轻，其胰腺病变是否也轻尚不明确。有研究汇集文献中报道的 11 例甲旁亢并发胰腺炎患者的临床信息，将其分为急性胰腺炎、急性术后性胰腺炎、复发性胰腺炎和无痛性慢性胰腺炎 4 种类型。因胰腺炎而病死的患者较多，尸检、手术或腹部 X 线摄片发现，胰腺钙化高达 81%。甲旁亢并发胰腺炎的机制主要包括：①由于高钙血症，胰管内形成胰石阻塞胰管；②高钙血症在胰腺激活蛋白酶，进而引起胰腺自身消化；③功能亢进的甲状旁腺分泌甲状旁腺素等物质对胰腺有一定的毒性作用。饮酒是急性胰腺炎的重要病因，在原发性甲旁亢并发胰腺炎的患者中也有大量饮酒者，因此，甲旁亢并发胰腺炎可能是多个因素的复合作用。SAP 两天后血清钙水平开始降低，可能与胰腺坏死程度相关，血钙水平降低得越显著，患者的预后越差。对于 SAP 的患者，如伴有休克、消化道出血和精神障碍，以及血淀粉酶、血细胞比容、尿素氮、血糖增高等，而血清钙水平正常乃至增高均应考虑并发了原发性甲旁亢。

（八）妊娠期脂肪肝

妊娠期并发急性胰腺炎已被广泛报道，其发病率为 1/3000～1/1000，其主要诱因与非妊娠期急性胰腺炎极为相似。相比之下，妊娠期急性脂肪肝与急性胰腺炎的关系罕有报道。妊娠期急性脂肪肝常发生在妊娠晚期，发病率为 1/16 000～1/7000，孕妇病死率为 7%～18%，胎儿病死率为 9%～23%。长链-3-羟酰基辅酶 A 脱氢酶及其相关编码基因突变可导致胎儿线粒体脂肪酸 β 氧化缺陷，进而增加妊娠期急性脂肪肝发病风险。此病常在并发症出现时才得以诊断。主要的并发症包括肝性脑病、低血糖、肾衰竭、弥散性血管内凝血、先兆子痫等。目前，也有学者报道了妊娠期急性脂肪肝诱发急性胰腺炎的案例。其可能的发病机制包括：①妊娠期雌激素增加，继而导致高脂血症；②孕激素增加，继而导致脂肪酶及胰蛋白酶分泌增加，同时可导致 Oddi 括约肌痉挛和胰管压力过低；③免疫因素。有研究对 15 例妊娠期急性脂肪肝诱发急性胰腺炎患者分析显示，孕妇平均年龄为 26.3 岁（21～37 岁）；以持续性恶心和呕吐为主要临床表现；11 例患者伴有淀粉酶升高，另外 1 例患者伴有脂肪酶升高；8 例行影像学检查的患者中，7 例患者存在胰腺炎的影像学表现；主要合并疾病包括脑病、急性呼吸窘迫综合征、肾衰竭，孕妇病死率为 17%。

（九）产后胰腺炎

产后急性胰腺炎的病因及发病机制尚未阐明，可能与以下因素有关。①饮食：一般认为高蛋白及高脂肪饮食及暴饮暴食等均可诱发。部分患者产后立即进食大量鸡蛋、鸡肉等食物，引起胰液分泌增加，当胰管内压力达到一定程度时，使胰管及腺泡破裂，胰液外溢而导致胰腺炎。②疼痛：分娩时宫缩引起的剧烈疼痛导致自主神经功能紊乱，使 Oddi 括约肌痉挛，影响胰液的分泌而导致胰腺炎。③免疫反应：分娩时胎盘血液中的某种因子作为抗原进入母体，形成抗原抗体复合物，作用于胰腺血管及组织引起免疫反应进而导致胰腺炎。上述各种因素通过不同的机制导致胰腺发生自体消化，或直接引起胰腺充血、水肿、血液循环障碍，或造成胰腺分泌增加及引流不畅，胆汁逆流入胰腺，破坏了黏膜屏障作用，累及腺泡细胞，最终导致急性胰腺炎。

第 3 节　急性胰腺炎的临床表现及辅助检查

急性胰腺炎临床表现多样，主要临床症状包括腹痛、恶心、呕吐、低血压及休克等；其主要的临床体征包括压痛、反跳痛及肌紧张，部分患者可能出现罕见的特征，如格雷·特纳征（Grey Turner 征）或卡伦征（Cullen 征）等。对于急性胰腺炎的诊断主要依赖于实验室辅助检查和影像学手段，其中，淀粉酶水平和 CT 对于明确该病至关重要。此外，我们仍要借助多种诊断方式，探寻急性胰腺炎的潜在病因，寻找最佳治疗方案。

一、急性胰腺炎的临床表现

（一）症状

1. 腹痛　大多数急性胰腺炎患者急性发作时，会出现持续性上腹部疼痛，常涉及整个上腹部，上腹正中或左上腹多见。在一些患者中，疼痛可能在右上腹，或者局限于左侧。胆源性急性胰腺炎的患者，疼痛可较好地定位且疼痛的发作很快，在 10～20 分钟达到最大强度。相反，在由于遗传、代谢或酒精原因导致的胰腺炎患者中，疼痛可能不是突然发作并且疼痛可能很难局部化。50%的患者有向腰背部放射的束带状痛，弯腰抱膝或前倾坐位时可能会轻微减轻疼痛。胰腺分泌物扩散后可引起腹膜炎，发生下腹及全腹痛。5%～10%的患者可能无腹痛，突然休克或昏迷，甚至猝死，常是 SAP 患者终末期表现，多在老年、体弱患者中发生，还见于腹膜透析、腹部手术、肾移植、军团病、脂膜炎等伴发的胰腺炎。

2. 恶心、呕吐　90%的患者起病即有恶心、呕吐，呕吐可频繁发作，或持续数小时，呕吐物可为胃内容物、胆汁或咖啡渣样液体，呕吐后腹痛多无缓解。呕吐可能为炎症累及胃后壁所致，也可由肠道胀气、麻痹性肠梗阻或腹膜炎引起。

3. 发热　一般源于急性炎症、胰腺坏死组织继发细菌或真菌感染。发热伴黄疸者多为胆源性急性胰腺炎。发热与病情有一定关系，轻度急性胰腺炎仅有轻度发热，一般持续 3～5 天，SAP 患者发热较高，且持续不退，特别在胰腺或腹腔有继发感染时，呈弛张高热。

4. 低血压及休克　SAP 常发生低血压或休克，患者烦躁不安、皮肤苍白、湿冷、脉搏细弱。休克主要是有效循环血量不足，常见于：①血液和血浆大量渗出；②频繁呕吐丢失体液和电解质；③血中缓激肽增多，引起血管扩张和血管通透性增加；④并发消化道出血。

（二）体征

体征与病情的严重程度相关。轻症急性胰腺炎（MAP）腹部体征较轻，常与腹痛主诉程度相称，仅有上腹轻压痛，多无腹肌紧张、反跳痛，可有腹胀和肠鸣音减少。几乎所有 SAP 患者均有腹部压痛、肌紧张，可有明显的腹胀、肠鸣音减弱或消失。腹膜炎时出现全腹压痛、反跳痛，而胰腺与胰周大片坏死渗出时出现移动性浊音。并发假性囊肿或脓肿时，上腹可扪及肿块。血液、胰酶及坏死组织液穿过筋膜与肌层进入腹壁时，可见两侧肋腹皮肤呈灰紫色斑，称为 Grey Turner 征，而脐周皮肤青紫斑称为 Cullen 征，多提示预后较差。SAP 患者常有全身表现，以血容量不足和中毒症状为多见，包括脉搏＞100 次/分、血压下降、呼吸困难。

肿大的胰头压迫胆总管可造成暂时性阻塞性黄疸，如黄疸持续不退且逐渐加深，多为胆总管或壶腹部嵌顿性结石引起，少数患者可因并发肝细胞损害而引起肝细胞性黄疸。其他少见体征还有皮下脂肪坏死小结、下肢血栓性静脉炎、多发性关节炎等。

体格检查的阳性体征因急性胰腺炎的严重程度而异，在中度至重度急性胰腺炎中，腹部压痛很常见；出现弥漫性腹膜炎时，常合并有腹肌紧张、肠鸣音减弱或消失。严重急性胰腺炎导致液体积聚在第三间隙，导致血容量相对不足，可造成心动过速（心率高达 150 次/分），甚至低血压。另外，由于严重的腹膜后炎症，患者常会伴有体温升高、呼吸困难、呼吸急促和浅呼吸导致的低氧血症。Cullen 征和 Grey Turner 征在正常人群中比较少见（2%），但是对于孕妇来说相对较多。胆源性急性胰腺炎可能伴有黄疸，蜘蛛痣可能提示为酒精性急性胰腺炎，黄色瘤和高脂血症视网膜炎常伴有高脂血症性胰腺炎。高三酰甘油能够导致乳糜微粒血症综合征，表现在手臂、腿、臀部和背部的伸肌表面上有黄色瘤，视网膜脂肪变和脂肪浸润导致肝大，这也可以间接提示血清三酰甘油水平较高。在 3%的急性胰腺炎患者中，会出现 Cullen 征或 Grey Turner 征。这些指征虽然具有非特异性，但多表明在胰腺坏死的情况下存在腹膜后出血。在极少数情况下，患者可能有皮下结节性脂肪坏死或脂膜炎，也可能提示潜在的病因。

（三）并发症

1. 局部并发症

（1）胰腺假性囊肿：多发生于 SAP 胰腺坏死的基础上，胰腺外伤及慢性胰腺炎也可出现。假性囊肿实际上是胰腺周围的包裹性积液，囊壁由纤维组织和肉芽组织构成，囊液内含有组织碎片和大量胰酶。假性囊肿多在急性胰腺炎起病 2 周后发生，4～6 周成熟，80%为单发，多位于胰体尾，常与胰管相连。大的囊肿可产生压迫症状，并有压痛。囊壁破裂或有裂隙时，囊内液流入腹腔，造成胰源性腹水。病程早期可见胰腺内、胰周或胰腺远隔间隙液体积聚，但无完整包膜，称为急性液体积聚。

（2）胰腺脓肿：多发生在急性胰腺炎 4 周后。脓肿多在胰腺液化、坏死或假性囊肿基础上发生，较胰腺坏死感染发生迟。脓肿边界不清，低密度影，内可见气泡。临床高热不退、白细胞持续升高、腹痛加重和高淀粉酶血症时应考虑脓肿形成。

（3）胰腺坏死感染：20%～50%的胰腺坏死发生感染，多出现在急性胰腺炎 2 周后，诊断为 SAP 患者应在起病后密切观察有无胰腺坏死存在。

2. 全身并发症

（1）急性呼吸窘迫综合征：是由肺内原因和（或）肺外原因引起的，以顽固性低氧血症为显著特征的临床综合征。其由肺灌注不足、肺表面活性物质卵磷脂减少、游离脂肪酸损伤肺泡毛细血管壁、缓激肽扩张血管和增加血管通透性、肺微循环栓塞、胸腔积液和腹水等因素综合所致。

（2）急性肾衰竭：SAP 患者并发急性肾衰竭的病死率高达 80%。早期表现为少尿、蛋白尿、血尿或管型尿、血尿素氮水平进行性增高，并迅速进展为急性肾衰竭。其发生原因主要为低血容量性休克、微循环障碍导致的肾脏缺血缺氧。

（3）心律失常和心力衰竭：SAP 常见心包积液、心律失常和心力衰竭。

（4）消化道出血：上消化道出血多是由应激性溃疡和糜烂所致，少数为脾静脉或门静脉栓塞造成门静脉高压，引起曲张静脉破裂。下消化道出血可由胰腺坏死穿透横结肠所致，预后甚差。

（5）败血症：胰腺局部感染灶扩散至全身，则形成败血症。

（6）凝血异常：SAP 患者血液常处于高凝状态，导致血栓形成，循环障碍，进而发展为弥散性血管内凝血。

（7）中枢神经系统异常：可见定向障碍、躁狂伴有幻觉和妄想、昏迷。早期（10 天内）出现意识障碍为胰性脑病，在胰腺炎后期甚至恢复期出现的迟发性意识障碍是由于长时间禁食造成维生素 B 族缺乏，导致丙酮酸脱氢酶活性下降而影响大脑功能障碍。

（8）高血糖：由于胰腺的破坏和胰高血糖素的释放，SAP 患者可出现暂时性高血糖，偶可发生糖尿病酮症酸中毒或高渗性昏迷。

（9）水、电解质紊乱及酸碱平衡失调：患者多有轻重不等的脱水，频繁呕吐者可有代谢性碱中毒，SAP 多有明显脱水和代谢性酸中毒。30%～50%的 SAP 患者有低钙血症（<2 mmol/L），是大量脂肪坏死分解出的脂肪酸与钙结合成脂肪酸钙，以及甲状旁腺分泌降钙素所致。

二、急性胰腺炎的辅助检查

（一）急性胰腺炎的实验室检查

1. 淀粉酶　是诊断急性胰腺炎最常用的指标。因为血清淀粉酶的 55%～60% 来源于唾液腺，所以检测胰淀粉酶可以提高诊断率，其准确性达 92%，特异度为 92%，由于检测方便、价格低廉，所以采用总淀粉酶检查仍十分普遍。约 75% 的患者在起病 24 小时内淀粉酶水平超过正常值上限的 3 倍，并持续 3～5 天或更长时间，一般认为血清淀粉酶在起病 6～12 小时开始升高，48 小时达高峰，而后逐渐下降，此时尿淀粉酶开始升高。血清淀粉酶检测准确性高，影响因素少，建议以血清淀粉酶为主，尿淀粉酶仅作参考。

并非所有的急性胰腺炎淀粉酶水平均升高，不升高的情况有：①极重症急性胰腺炎；②极轻胰腺炎；③慢性胰腺炎基础上急性发作；④急性胰腺炎恢复期；⑤高脂血症相关性胰腺炎，三酰甘油水平升高可能使淀粉酶抑制物水平升高。血清淀粉酶活性高低与病情不呈相关性。患者是否开放饮食或病情程度的判断不能单纯依赖于血清淀粉酶水平是否降至正常，应综合判断。胰源性腹水和胸腔积液患者的淀粉酶水平显著增高，可作为急性胰腺炎的诊断依据，血清淀粉酶动态观察有助于早期提示并发症。

2. 血清脂肪酶　通常血清脂肪酶于起病后 24 小时内升高，持续时间较长（7～10 天），超过正常上限 3 倍有诊断意义，其敏感度、特异度与淀粉酶基本相同，但在血清淀粉酶活性已经下降至正常，或其他原因引起血清淀粉酶活性增高时，脂肪酶测定有互补作用。

3. 其他标志物　血清胰腺非酶分泌物可以在急性胰腺炎时增高，如胰腺相关蛋白（PAP）、胰腺特异蛋白（PSP）和尿胰蛋白酶原活性肽（TAP）。有些血清非特异性标志物对胰腺炎的病情判断有帮助。目前，48 小时内的血清 C 反应蛋白水平是评估急性胰腺炎严重程度的最佳实验室标志物。在发病 12～24 小时内的 TAP 水平也可用于预测疾病严重程度，但目前暂未广泛使用。

4. 血生化检查　白细胞增多，中性粒细胞核左移；体液丢失可致血细胞比容增高；血糖升高，急性胰腺炎患者在发病 48～72 小时内伴有空腹高血糖、高血糖血症和相对低胰岛素血症。随着急性发作的恢复，这些变化逐渐逆转，恢复正常大约需要 15 天；5%～10% 的急性胰腺炎患者有三酰甘油水平增高，这可能是急性胰腺炎的病因，也可能继发于胰腺炎。10% 的急性胰腺炎患者有高胆红素血症；血清转氨酶、乳酸脱氢酶和碱性磷酸酶水平升高。严重患者常出现血清白蛋白水平降低、血尿素氮水平升高、血清钙浓度降低。

1930 年，Marcus 首次借助淀粉酶实现了对妊娠期胰腺炎的诊断，然而，妊娠相关的血液学和生化改变干扰了对急性胰腺炎的诊断和严重程度评估。在正常的妊娠妇女中，低血淀粉酶水平最常见在妊娠第 8 周至第 16 周，在晚些时候开始稳步上升，最终达到正常范围。淀粉酶的浓度在非妊娠期和妊娠期是相同的，任何指标的上升都提示妊娠期急性胰腺炎。对于非妊娠人群中的胆源性胰腺炎，血清谷丙转氨酶水平高于 3 倍正常值上限常被认为是较为敏感的特征。淀粉酶水平升高和降低的动态变化取决于胰腺损伤的严重程度和范围，但尚不清楚急性胰腺炎的病因是否会引起淀粉酶上升和下降。而且，当三酰甘油水平升高时，淀粉酶水平和其他一些实验室检查的参数是不可靠的。如果使用过吗啡类药物，应该排除血清淀粉酶和尿淀粉酶的浓度受药物的影响，因为吗啡能够引起 Oddi 括约肌痉挛，阻塞胰和胆管的引流。另外，有研究推荐对于所有女性高脂血症性急性胰腺炎及她们的孩子应该对长链羟酰基辅酶 A 脱氢酶进行分子检测，至少应评估最常见的突变，即 G1528C。

（二）急性胰腺炎的影像学检查

1. 腹部平片　可排除胃肠穿孔、肠梗阻等急腹症，同时提供支持急性胰腺炎的间接证据。

2. 胸片　可发现胸腔积液、膈抬高、肺不张、肺间质炎、心力衰竭等。

3. 超声检查　腹部 B 超作为常规初筛检查，可在入院 24 小时内进行。可发现：①胰腺肿大，弥漫性胰腺低回声，但难以发现灶状回声异常；②胰腺钙化、胰管扩张；③胆囊结石、胆管扩张；④腹腔积液；⑤假性囊肿。B 超检查受肠胀气影响大，诊断价值有限。超声对于长径大于 2～3 cm 的胰腺局灶性假性囊肿诊断率较高。超声内镜在诊断结石的敏感度和准确率方面高于常规 B 超及 CT，对不明原因的胰腺炎，超声内镜常可发现胆管微小结石。

4. CT 扫描　是急性胰腺炎诊断、鉴别诊断、病情严重程度评估的最重要检查。CT 下可见胰腺增大、边缘不规则，胰腺内低密度区炎症改变，以及胰内、胰周液体积聚，甚至有气体出现，坏死灶在造影剂增强动脉期无增强显影，与周围无坏死胰腺形成鲜明对比，可发现胰腺脓肿、假性囊肿。CT 检查不会被肠道脂肪和气体所影响，并且分辨率较好。多层螺旋 CT 可以使胰腺和周边的组织器官清晰地显示，对病灶扩散区域及累及的具体位置进行全面的评估，可以实现较高的急性胰腺炎诊断效能，但扫描过程中需使用对比剂进行增强扫描，导致医疗费用大幅度增加，且存在对比剂不良反应、X 线辐射等缺陷。疑有坏死合并感染可在 CT 引导下进行穿刺检查。妊娠妇女应该避免应用 CT，尤其是在妊娠的前 3 个月，必须在收益大于风险的情况下执行。

5. MRI 及 MRCP　MRI 拥有成熟性较强的扫描技术，可以有效分辨出高软组织，虽然无法对钙结石进行直接显示，但是在胰腺周围渗液、胰腺形态改变等方面均具有良好的准确性、敏感度和特异度，且不会对患者造成较大的不良影响。MRCP 能够评估整个胰腺和腹部的急性胰腺炎的流体聚集，并且可以确定胰腺假性囊肿的对比度。

第 4 节　急性胰腺炎的诊断与严重程度分级

　　1992 年，在美国亚特兰大召开的国际急性胰腺炎讨论会上制定了《急性胰腺炎亚特兰大分类标准》，被誉为急性胰腺炎发展史上的一场革命。20 余年来，该标准被广泛应用于急性胰腺炎的诊治中，并在定义、分级及治疗等方面显示出其明显的优越性。时至今日，随着影像学技术的发展，临床医师对于急性胰腺炎病理生理及器官功能衰竭等理论认识的逐步深入，液体复苏与 ICU 辅助治疗等多学科综合治疗理念的发展，使得医师对于急性胰腺炎，尤其是 SAP 的诊治及预后的把握越来越精确。但同时也逐步认识到，亚特兰大分类标准在急性胰腺炎分级、器官功能衰竭及对于疾病预后的评估，尤其对于胰腺和胰周液体积聚的评估等方面，尚存在较多不完善之处。2007 年，国际胰腺工作组完成了一项针对全球胰腺病专家的网络调查，依据调查结果，制订了急性胰腺炎的诊治草案，经过 11 个国家及国际胰腺协会的三轮修订，亚特兰大分类标准（修订版）应运而生。修订版在延续亚特兰大分类标准精髓的同时，也在以下几个方面予以革新：①将急性胰腺炎分为间质水肿性和坏死性；②按严重程度分为三类，并制订相应的评估指标；③根据病程，分为早期和晚期；④重新定义了急性胰腺炎的局部并发症与系统并发症；⑤强调了全身炎症反应综合征（SIRS）和器官功能衰竭对于评估急性胰腺炎严重程度及预后的临床意义。修订版的意义在于，纵向阐释了急性胰腺炎全新的诊治理念，提高了对其严重程度评估及治疗方式选择等方面的优势，同时也为胰腺外科、消化科、影像学及病理学等多学科间的交流搭建了一个共同的平台。

一、急性胰腺炎的诊断

确诊急性胰腺炎应满足以下标准中的 2 条或以上。①腹痛：急性胰腺炎多以急性起病，80%～85%的患者可出现腹痛症状，疼痛以上腹部为著，常伴有背部放散痛。②血清淀粉酶或脂肪酶活性升高：通常情况，高于 3 倍参考值上限才具有参考意义。③CT或增强 CT：也有建议依靠 MRI 或彩色多普勒超声辅助该病的诊断。但无论从诊断的准确性，还是操作的实用性和简便性，CT 均表现出其无可替代的优势。

二、急性胰腺炎的分类

基于急性胰腺炎的影像学表现，主要将其分为两大类，即间质水肿性胰腺炎和坏死性胰腺炎。

（一）间质水肿性胰腺炎

间质水肿性胰腺炎多出现在发病 1 周以内，主要病理学改变为胰腺实质和胰周组织的急性炎症，伴有弥漫性肿胀，但无组织坏死。在增强 CT 上，表现为胰腺间质的均匀强化，当炎症累及胰周脂肪组织时，则呈现胰腺边缘毛糙或模糊，甚至出现胰周积液。在间质水肿性胰腺炎中，有 5%～10%的患者伴有胰腺间质或胰周组织坏死，继而发展成坏死性胰腺炎。

（二）坏死性胰腺炎

坏死性胰腺炎多表现为胰腺实质或胰周组织坏死，单纯胰腺或胰周组织坏死者较少见，坏死组织可呈液性或含固体成分。坏死性胰腺炎分为无菌性和感染性，无菌性坏死多出现在起病初期，而感染性坏死多出现在发病 1 周后。胰腺灌注损伤通常持续在发病 4 天内，因此，早期行胰腺增强 CT 扫描对于判断坏死部位具有提示意义。

三、急性胰腺炎的分期

急性胰腺炎的病情变化具有动态性，根据两个常见的病死率高峰将其分为早期和后期。

（一）早期

一般指发病 1 周内。急性胰腺炎早期的病理学变化主要表现为大量细胞因子呈瀑布式释放，胰腺或胰周炎性水肿、出血，形成液化或坏死，甚至出现 SIRS。早期阶段，评估急性胰腺炎严重程度主要依靠器官功能衰竭的持续时间，如器官功能衰竭持续时间小于 48 小时，称为短暂性器官功能衰竭；如持续时间大于 48 小时，则称为持续性器官功能衰竭。当多个器官同时或序贯性出现功能衰竭时，称为多器官功能衰竭。

（二）后期

后期可从发病 1 周持续到数周甚至数月，一般指存在 SIRS 症状或局部并发症，常见于中度重症急性胰腺炎或 SAP 患者。局部并发症的评估主要依赖影像学检查，但是，形态学变化与器官功能衰竭程度及急性胰腺炎严重程度不成正比。有学者认为，早期的 SIRS 是可以逆转的，应避免疾病进入后期，但抗炎反应综合征（compensatory anti-inflammatory response syndrome，CARS）可能加重感染风险，该机制尚有待于进一步研究。

四、急性胰腺炎严重程度的定义

确定急性胰腺炎严重程度的意义：①对于潜在急性胰腺炎患者尽早行确定性治疗；②对于重症患者给予特殊的监护措施及治疗方案，必要时向上级医院转诊；③对于专科医师而言，依据患者器官功能衰竭和局部并发症情况进行分层处理，做到有的放矢。亚特兰大分类标准（修订版）指出评估急性胰腺炎严重程度的主要因素包括短暂性器官功能衰竭、持续性器官功能衰竭及局部或全身并发症。因此，将急性胰腺炎严重程度分为三级，即轻型急性胰腺炎、中度重症急性胰腺炎和 SAP。

（一）轻型急性胰腺炎

轻型急性胰腺炎表现为既无器官衰竭，也无局部并发症或全身并发症，此类患者一般早期即可痊愈，病死率低。

（二）中度 SAP

中度 SAP 可有短暂性器官功能衰竭、局部并发症或全身并发症，患者可有腹痛、腹胀、发热等症状，白细胞及淀粉酶水平升高，病死率远低于 SAP。

（三）SAP

SAP 通常表现为持续性器官功能衰竭，早期由于炎症因子大量释放产生 SIRS，继而引发全身器官功能衰竭。持续性器官功能衰竭常累及一个或多个器官，并伴有局部并发症，病死率为 36%～50%，当合并感染性坏死时，病死率则更高（表 2-1）。

表 2-1 急性胰腺炎严重程度的评估

表现	轻型	中度	重度
器官功能衰竭	无	短暂性	持续性（单个或多个）
局部或全身并发症*	无	和（或）有	有/无

*全身并发症特指与急性胰腺炎有关的基础共存疾病（冠状动脉疾病或慢性肺部疾病）加重。

轻型急性胰腺炎一般无器官功能衰竭，当入院 24 小时内即出现器官功能衰竭时，由于无法证实其为短暂性还是持续性，因此，很难通过该标准评估病情的严重程度。若起病 48 小时内，器官功能衰竭得以纠正，则被认为是中度 SAP，否则属于 SAP 的范畴。另外，评估急性胰腺炎的严重程度，可依据患者在 24 小时、48 小时和 7 天三个时间点的病情，辅以影像学变化，进行综合判断。

在发病初期，依赖影像学检查评估局部并发症的意义较小。其原因在于：①发病初期，影像学检查很难清楚地确定胰腺和胰周组织是否存在坏死及其程度，根据临床需要，可在发病后 5～7 天行 CT 等影像学检查；②坏死组织的形态学变化与器官功能衰竭的严重程度并不成正比；③即使影像学提示胰周液体积聚甚至胰腺坏死，在此阶段，也无需外科处理。

此外，2011 年国际胰腺病协会汇总了来自 49 个国家的 240 份问卷，最终形成基于临床重要影响因素的新的急性胰腺炎分类标准，该标准依据胰腺坏死和器官功能衰竭的组合，将急性胰腺炎按照病情的轻重分为四级：轻度（mild），中度（moderate）、重度（severe）和危重（critical）。此分级系统的特点是依据临床现实的危险因素确定急性胰腺炎的严重程度，具有较强的操作性，但因该标准参照回顾性分析制订，其实用性及准确性仍有待于评估。

五、急性胰腺炎的并发症

急性胰腺炎的并发症主要包括局部并发症和全身并发症，其中以全身并发症对于预后影响最大。

1. 全身并发症 主要包括器官功能衰竭、SIRS、全身感染、腹腔内高压或腹腔间隔室综合征、胰性脑病，尤以器官功能衰竭最为突出。

急性胰腺炎的严重程度主要取决于器官功能衰竭的出现及持续时间（是否超过 48 小时）。器官功能衰竭主要以呼吸系统、循环系统的器官和肾脏为主。依据 Marshall 评分系统，三个系统中任何一个评分≥2 分则可认为存在器官功能衰竭。修订版的 Marshall 标准对急性胰腺炎严重程度的评估更加简便和客观，且优于 SOFA 评分，具有较高的重复性和实用性（表 2-2）。

表 2-2 Marshall 标准修订版

器官	评分（分）				
	0	1	2	3	4
呼吸（PaO_2/FiO_2）	>400	301~400	201~300	101~200	≤101
肾脏					
血清肌酐（μmol/L）	≤134	134~169	170~310	311~439	>439
血清肌酐（mg/dl）	≤1.4	1.4~1.8	1.9~3.6	3.6~4.9	>4.9
心血管[血压（mmHg）]	>90	<90	<90	<90	<90
		补液后可纠正	补液不能纠正	pH<7.3	pH<7.2

2. 局部并发症　随着急性胰腺炎病理生理学研究的深入，人们开始逐步认识到胰周液体积聚与胰腺感染坏死形成的固体或液性成分积聚在胰周是截然不同的两种病理形态。因此，根据亚特兰大分类标准（修订版）制订的局部并发症的定义，主要将其分为急性胰周液体积聚、胰腺假性囊肿、急性坏死性液体积聚和包裹性坏死，见表 2-3。

表 2-3　修订版关于局部并发症的分类及定义

	积聚类型	发生时间	坏死	位置	影像学表现	感染	外科引流
间质水肿性胰腺炎	急性胰周液体积聚	≤4周	无	胰周或胰腺远处	均质、稀薄液体，包裹及固体成分	极罕见	无须引流
	胰腺假性囊肿	>4周	无	胰周或胰腺远处	均质、稀薄液体，无包裹及固体成分	罕见	较少对感染或有症状者引流
坏死性胰腺炎	无菌性急性坏死性液体积聚	≤4周	有	间质和（或）胰腺远处	混杂密度，非液性，无包裹，有分隔	无	依临床需要，经皮穿刺置管，较少需要外科引流
	感染性急性坏死性液体积聚	≤4周	有	间质和（或）胰腺远处	同上	有	经皮穿刺置管引流，依需要，再行外科引流
	无菌性包裹性坏死	>4周	有	间质和（或）胰腺远处	混杂密度，非液性，无包裹，有分隔	无	经皮穿刺置管引流，必要时外科干预
	感染性包裹性坏死	>4周	有	间质和（或）胰腺远处	同上	有	经皮穿刺置管引流，依需要外科干预

（1）急性胰周液体积聚：在间质水肿性胰腺炎中多见，常出现在急性胰腺炎早期，无胰周组织坏死。急性胰腺炎液体积聚影像学特点是均质、无囊壁、局限、可多发，大部分为无菌性，且可自行消退。当急性胰腺炎液体积聚持续超过 4 周后，可发展为胰腺假性囊肿。急性胰腺炎液体积聚临床症状较其他局部并发症轻，临床多见，可见于 30%~50% 的患者。由于积液多为胰管破裂的分泌物渗出积聚形成，因此多为无菌性，且其内液体含有较高浓度的胰酶。由于液体积聚存在于胰腺周围，组织形状多不规则，因此，

CT 表现为胰周液性暗区，胰腺本身可呈正常状态或呈水肿状态，而胰腺的状态与病情严重程度密切相关。急性胰周液体积聚多位于急性胰腺炎局部并发症早期，多数可自行吸收，但少数仍可合并胰腺假性囊肿。当形成假性囊肿时，则需对患者情况重新整合评估，选择合适的治疗方式。有研究文献报道对 17 例急性胰腺炎液体积聚患者行超声引导下穿刺引流术，治疗效果良好。

（2）胰腺假性囊肿：属于一种特殊形式的液体积聚，其由一层炎性囊壁包裹而成，影像学检查可见其为圆形或椭圆形、均质、无固体成分，一般认为假性囊肿是由主胰管或分支胰管破裂所致，而无任何胰腺实质坏死，通过影像学检查，结合病史，可明确诊断。假性囊肿的内容物多为无菌性液体，含有纤维组织、胰腺分泌物等。假性囊肿的病因与急性胰腺炎均复杂多样，多种病因中却以酒精性胰腺炎转归而成的假性囊肿更为多见。考虑与酒精性胰腺炎的发病机制有关，酒精可通过刺激缩胆囊素释放，进而促进胰腺分泌，但由于胰管相对胆管较狭窄，大量胰液进入胰管会引起胰管内高压。由于患者长期大量的饮酒，使得大量胰酶在腺泡细胞中提前活化，在氧化过程中产生大量活性氧，进一步激活炎性介质，大量产生的炎性介质阻碍了积液的吸收，为形成假性囊肿创造了良好的条件。此外，少数代谢性和特发性急性胰腺炎也可以形成假性囊肿。由于假性囊肿的病程较长，因此，其治疗等需要动态观察。一般来讲，假性囊肿的患者的临床表现包括：①病情平稳后又再次发生持续性腹痛，有恶心呕吐表现，上腹部可扪及包块；患者的血常规表现和持续性发热等感染体征依靠抗菌药物难以逆转或者平稳后反复；②血淀粉酶持续高于正常水平；③当胰腺假性囊肿和胰腺囊性肿瘤在影像学上难以鉴别时，除了进行针吸穿刺活检、测量淀粉酶浓度，还可以借鉴实验室检查中癌胚抗原的指标高低，该肿瘤标志物在胰腺囊性肿瘤中明显增高，有助于提示肿瘤的类型，避免漏诊误诊，为患者选择恰当的治疗方式。超声对于假性囊肿的诊断率较高，且为无创检查，利用超声可对假性囊肿治疗吸收做动态评估，且操作方便，目前是假性囊肿的首要诊断方法。由于假性囊肿是积液形成的包裹，所以在 CT 中主要表现为卵圆形边界清晰的区域。ERCP 不仅可进行治疗操作，也可对假性囊肿进行诊断，可表现为胆总管受压移位等表现，但 ERCP 可使炎症扩散或导致感染，且花费较为昂贵，故不列为常规检查。

（3）急性坏死性液体积聚：仅发生于坏死性胰腺炎，常见于发病 4 周内。影像学可见大量液性或实性坏死组织，可多发或分隔，这也是急性胰腺炎液体积聚与急性坏死性液体积聚最本质的区别。一般认为急性坏死性液体积聚可能与胰实质坏死区域的主胰管断裂有关。起病 1 周内，在 CT 上，急性胰腺炎液体积聚与急性坏死性液体积聚均可表现为液性密度影，因此二者很难区分。1 周后，可通过 CT、MRI、彩色多普勒超声或内镜超声等，结合病原学检查，予以明确诊断。坏死性胰腺炎发病 4 周后，可进展成为包裹性坏死。

（4）包裹性坏死：其为由反应性组织形成的囊壁包裹坏死的胰腺或胰周组织，病灶可多发，也可远离胰腺组织，以往被称为程序性胰腺坏死、坏死瘤、胰腺隔离、假性囊肿合并坏死、亚急性胰腺坏死等。MRI、内镜穿刺或内镜超声等对于鉴别胰腺假性囊肿和包裹性坏死具有重要价值，囊腔是否与胰管相同对于区别两者并无意义，仅为治疗提供参考。胰腺感染性坏死是 SAP 患者在度过器官衰竭后的又一重要死亡原因。国内胰腺病专家认为胰腺组织感染细菌早期多来自肠道，以大肠埃希菌最为常见。晚期感染细菌菌种多样，为抗菌药物治疗带来了难度，抗菌药物治疗超过半个月后，易发生继发性真菌感染，真菌感染也是并发症进一步恶化的标志。一般来说，提示胰腺合并感染的临床表现主要包括：①体温＞38.5 ℃，白细胞＞16×10⁹/L；②明显的腹膜刺激征；③CT 表现为胰周出现气液平面；④无证据时进行诊断性穿刺，涂片阳性即可诊断感染。当抗菌药物起到的作用不足以弥补其不良反应，而患者感染症状显著时，需采取其他措施，如 PCD 或者外科手术。

此外，急性胰腺炎其他局部并发症还包括消化道功能紊乱、脾静脉或门静脉血栓、结肠坏死等。当患者出现持续性或复发性腹痛、血清淀粉酶急剧升高、器官功能紊乱及脓毒血症时高度警惕局部并发症的发生。

六、急性胰腺炎严重程度预测

（一）临床预测

1. 年龄   在一项研究中，年龄超过 75 岁的患者在 2 周内的病死率与年龄＜75 岁组相比高出 15 倍，并且在 91 天内死亡的概率比 35 岁或更小的患者高出 22 倍。

2. 性别   在大多数研究中，患者的性别并未成为影响预后的独立危险因素。

3. 酒精   在一些报道中，酒精引起的胰腺炎与胰腺坏死风险增加和插管需求有关。

4. 症状发作的短时间间隔   一项研究显示，症状发作和入院时间不到 24 小时的时间间隔，以及反弹压痛和（或）防护与胰腺炎严重程度增加有关。

5. 肥胖   许多研究发现肥胖（BMI＞30 kg/m²）是 SAP 的危险因素。

6. 器官衰竭   早期和持续性器官衰竭是长期住院和病死率增加的可靠指标。在一项研究中，入院后 72 小时内器官衰竭与胰腺坏死程度存在相关。随后的几项研究发现，器官衰竭的演变和临床过程是不良结果的更准确预测因子。在另一研究中，暂时性器官衰竭的病死率为 1.4%，而持续性器官衰竭的病死率为 35%。持续性器官衰竭被广泛认为是 SAP 诊断的可靠标准，也是系统评价感染性胰腺坏死的预测因子。此外，血尿素氮水平可用于预测入院 48 小时后持续性器官衰竭，降钙素原可用于预测感染性胰腺坏死。然而，我们发现入院后 48 小时内尚无持续性器官衰竭的预测因子。

（二）实验室和影像学预测

1. 血细胞比容   急性胰腺炎导致毛细血管通透性增加，从而导致血液浓缩和高血细胞比容。评估血细胞比容作为急性胰腺炎严重程度预测因子的研究结论不一。尽管存在差异，但有迹象表明，入院时和最初 24 小时内的正常或低血细胞比容通常与较好的临床预后相关。

2. C 反应蛋白（CRP）   是肝脏响应白细胞介素 1 和白细胞介素 6 产生的急性期反应产物之一。48 小时 CRP 水平高于 150 mg/L 可评估疾病严重与否。48 小时 CRP 高于 150 mg/L 对 SAP 的敏感度、特异度、阳性预测值和阴性预测值分别为 80%、76%、67% 和 86%。CRP 与胰腺炎的严重程度相关且检测成本低廉、操作简单。因此，建议将其用于帮助预测胰腺炎的严重程度。

3. 血尿素氮　在一项大型队列研究中，连续血尿素氮水平检测是预测急性胰腺炎病死率最可靠的常规实验室指标。患者发病最初 24 小时内血尿素氮水平每增加 1.785 μmol/L，病死率上调 2.2 个百分点。包括 1043 例患者在内的同一组的前后研究发现，入院时血尿素氮水平为 7.14 μmol/L 或更高，与血尿素氮水平低于 7.14 μmol/L 相比，死亡风险增加。此外，24 小时血尿素氮水平的增加也与死亡风险增加有关。

4. 血清肌酐　最初 48 小时内血清肌酐水平升高可预测胰腺坏死的发生。在一项 129 例患者的研究中，患者发病最初 48 小时内血清肌酐水平峰值大于 159 μmol/L 对胰腺坏死的发展具有 93% 的阳性预测值。然而，德国一项相关研究并未发现这种关联，尽管它确实表明正常的肌酐对胰腺坏死的发展有较高的阴性预测价值。作者提出，在没有并发症的情况下，正常的肌酐可以避免行腹部 CT 检查，这两项研究之间的差异可能是由德国的研究中胰腺坏死的发生率较低所致。

5. 其他血清标志物　已经研究了多种其他血清标志物用于预测胰腺炎的严重程度，包括尿胰蛋白酶原激活肽、降钙素原、多形核弹性蛋白酶、胰腺相关蛋白、淀粉酶、脂肪酶、血清葡萄糖、血清钙、羧肽酶原 B、羧肽酶 B 活化肽、血清胰蛋白酶原 2、磷脂酶 A2、血清淀粉样蛋白 A、P 物质、抗凝血酶Ⅲ、血小板活化因子、白细胞介素 1、白细胞介素 6、白细胞介素 8、肿瘤坏死因子（TNF）-α 或可溶性 TNF 受体、血管生成素-2 和遗传多态性。这些标志物大多数测定并不广泛，对它们的预测特征尚未完全了解。但降钙素原是最快速的一般急性期反应物，在验证研究中，降钙素原条带试验的准确率为 86%，可用于预测 SAP 的严重程度。

6. CT 扫描　对于疑似可能是质疑 SAP 时最常用的放射学检查。它可用于寻找胰腺坏死和胰腺外炎症。静脉造影增强 CT 可区分水肿性和坏死性胰腺炎，因为坏死区域和渗出物区域不会增强。有研究回顾性地分析了几种 CT 评分系统对急性胰腺炎严重程度的影响，发现在急性胰腺炎评分系统中，尚无其优于急性胰腺炎 APACHE Ⅱ 评分的预测指标。

7. MRI 和 MRCP　越来越多地用于诊断急性胰腺炎并评估其严重程度。在提供有关疾病严重程度的准确信息时，MRI 似乎与 CT 相当。MRI 在证明胰腺坏死和液体积聚的存在和程度方面与 CT 效果一致。一项研究发现对于急性胰腺炎的严重程度和预测预后，MRI 可靠性比 CT 更低。

七、急性胰腺炎严重程度评分系统

对于急性胰腺炎，目前已经报道了许多评分系统，但没有一个被证明是完美的。虽然它们可以用于组织患者以进行机构间的比较和报告，但尚无任何指标能够准确预测患者的急性胰腺炎严重程度。许多评分系统（如 Ranson 评分、Glasgow 评分）需要 48 小时才能完成，只能使用一次，并且没有高度的敏感度和特异度。此外，一些评分系统的实用性有限，因为它们专注于特定的并发症或评分系统是侵入性的（例如诊断性腹膜灌洗），故这些系统并不常规使用。

1. Ranson 评分 基于 Ranson 标准的评分是急性胰腺炎中最早的严重程度评分系统之一。Ranson 的标准包括 11 项参数，其中 5 项因素在入院时进行评估，6 项在接下来的 48 小时内进行评估。后来对胆源性胰腺炎的改良仅包括 10 分。病死率随着分数的增加而增加。使用 11 分量评分，当评分＜3 分时，病死率为 0%～3%，当评分在 3～6 分时，病死率为 11%～15%，当评分≥6 分时，病死率为 40%。虽然该系统继续使用，但在 110 项研究的荟萃分析发现，Ranson 评分是预测严重程度较差的预测因子，见表 2-4。

2. 急性生理与慢性健康评分（acute physiology and chronic health evaluation Ⅱ，APACHE Ⅱ） APACHE Ⅱ 评分最初是为重症监护病房（ICU）的危重患者开发的。根据年龄和慢性病的情况，它包含 12 项生理指标，是急性胰腺炎中研究最广泛的严重程度评分系统。它具有良好的阴性预测值和适度的阳性预测值，可用于预测严重的急性胰腺炎，并且可以每天进行。研究表明，得分＜8 分时，病死率低于 4%，得分＞8 分时病死率为 11%～18%。APACHE Ⅱ 评分的局限性是其比较复杂，使用起来较麻烦，不能区分间质性和坏死性胰腺炎，也不能区分无菌和感染坏死。另外，其在 24 小时内的预测值很差。在一项研究中，与常规 APACHE Ⅱ 评分相比，APACHE-O 评分是在 APACHE Ⅱ 评分中增加体重指数（BMI）评分，BMI＞25～30 kg/m² 时加 1 分，BMI＞30 kg/m² 时加 2 分，其提高了重症胰腺炎的预测。然而，APACHE-O 评分的优势未能在第二项研究中得到验证。APACHE Ⅲ 评分及 APACHE Ⅳ 评分是在 APACHE Ⅱ 评分基础上改进形成的评分标准，分别于 1991 年、2005 年发布，同样由急性生理分、年龄分和既往健康分等三部分组成，改进了急性生理分的评分项目数目。APACHE Ⅲ 评分应用不广泛，在胰腺炎诊断方面与 APACHE Ⅱ 评分无显著性差异。APACHE Ⅳ 评分诊断急性胰腺炎报道尚少，现有研究未见明显优势，见表 2-4。

表 2-4 Ranson 评分、APACHE Ⅱ 评分标准

评分指标	Ranson 评分 （入院时至入院 48 小时）	APACHE Ⅱ （入院时及后续每日）
年龄（岁）	＞55	＋
WBC（×10⁹/L）	＞16	＋
血糖（mmol/L）	＞11.1	
AST（U/L）	＞250	
LDH（U/L）	＞350	
尿素氮（mmol/L）	升高＞1.8	达肾衰竭标准
血钙（mmol/L）	＜2	
血清白蛋白		
PaO₂（mmHg）	＜60	≤60
碱剩余	＞4	动脉血 pH
估计失液量（ml）	＞6000	
血细胞比容	下降＞0.1	＋
血钠		＋

续表

评分指标	Ranson 评分 （入院时至入院 48 小时）	APACHE Ⅱ （入院时及后续每日）
血钾		+
体温		+
平均动脉压（mmHg）		<90（休克）
心率		+
呼吸频率		+
Glasgow 休克评分		+
指标数目	11	14
SAP 诊断界限	≥3	≥8

注：AST.谷草转氨酶；LDH.乳酸脱氢酶；+（0 至 4，正常至异常）；APACHE Ⅱ评分满分为 71 分。

3. SIRS 评分　如前所述，SIRS 的存在与病死率增加有关。目前已经开发出基于 SIRS 的评分。初步研究表明，其可以可靠地预测胰腺炎的严重程度，并且具有额外的优势，即可以每天在床边轻松应用。在一项验证研究中，入院时持续性 SIRS 组，入院时 SIRS 但不持续组，无 SIRS 组的病死率分别为 25%、8%和 0%。

4. 床旁急性胰腺炎严重度评分（bedside index for severity in acute pancreatitis，BISAP）　可以用来评估急性胰腺炎的严重程度，其发展基于 2000～2001 年的 17 922 例急性胰腺炎病例。根据住院死亡风险的不同，确定了 5 个预测住院病死率的变量：血尿素氮、精神神经状态异常、SIRS、年龄、胸腔积液，由这 5 个变量首字母的缩写命名为 BISAP 评分，并规定 BISAP 评分≥3 分为 SAP，见表 2-5。2004～2005 年纳入另外 18 256 例胰腺炎患者数据来验证这一新评分系统，于入院 24 小时内对急性胰腺炎患者进行 BISAP 评分，发现当 BISAP 评分<2 分时，病死率<1%，当 BISAP 评分为 2、3、4、5 分时，病死率分别为 1.6%、3.6%、7.4%、9.5%。BISAP 评分诊断 SAP 的敏感度为 38%，特异度为 92%，阳性预测值为 58%，阴性预测值为 84%。此外，Georgios 等对 BISAP 评分、Ranson 评分、APACHE Ⅱ评分等进行对比，发现 BISAP 评分对预后的预测同其他评分相似。BISAP 评分最突出的优点是简便易行，仅由易获取的 5 项指标构成，且不需要额外计算，5 项指标中唯一的主观性指标为 Glasgow 休克指数，BISAP 将其简化为只要出现定向力下降或其他精神行为异常即为阳性。其次，可以在病程中多次进行 BISAP 评分，动态监测病情变化。

表 2-5　床旁急性胰腺炎严重度评分表

指标	标准
尿素氮（1 分）	尿素氮水平>25 mg/dl
意识障碍（1 分）	Glasgow 休克指数<15
	体温<36 ℃或体温>38 ℃

续表

指标	标准
SIRS（1分）	呼吸频率＞20次/分或 PaCO$_2$＜32 mmHg
	脉搏＞90次/分
	WBC 计数＜4×10^9/L 或 WBC＞12×10^9/L 或杆状核＞10%
年龄（1分）	年龄＞60岁
胸腔积液（1分）	影像学检查可见胸腔积液

5. 指南推荐　①国际胰腺病学会/美国胰腺协会指南推荐 SIRS 作为预测入院时急性胰腺炎的严重程度的可靠指标，若 SIRS 持续48小时则提示 SAP。入院时，建议采用三维方法预测急性胰腺炎的严重程度，即结合宿主危险因素（如年龄、合并症、体重指数）、临床危险分层和初始治疗反应的结果（如血尿素氮、肌酐等）。②美国胃肠病学会指南推荐用于评估急性胰腺炎严重程度的临床指标包括年龄＞55岁、BMI＞30 kg/m^2、心理状态、其他合并症及存在全身炎症反应综合征。当存在以下特征中的两个即可诊断为 SAP：脉搏＞90次/分、呼吸频率＞20次/分或 PaCO$_2$＜32 mmHg、体温＞38℃或体温＜36℃、WBC 计数＞12×10^9/L 或 WBC 计数＜4×10^9/L 或未成熟中性粒细胞比例＞10%；实验室检查发现：血尿素氮水平＞20 mg/dl、血细胞比容＞44%、肌酐水平升高；影像学表现：胸腔积液、肺部炎症浸润、胰周液体积聚、器官功能衰竭和（或）胰腺坏死。

目前，已开发出多种预测模型，均可根据临床，实验室和放射学危险因素，各种严重程度评分系统和血清标志物预测急性胰腺炎的严重程度，且效率不同。然而，这些预测模型具有低特异性（即高假阳性率），当与 SAP 的低特异性相结合时，导致低阳性预测值。我们推荐 SIRS 评分，因为它简单、便宜且随时可用，并且与任何其他复杂评分系统一样准确，特别是持久性 SIRS。因此，建议根据临床标准或可能的急性胰腺炎 APACHE Ⅱ评分，对被认为患有严重急性胰腺炎的患者进行对比增强 CT，以确定是否存在坏死性胰腺炎。除非考虑其他诊断，否则第一天不需要进行 CT 扫描。胰腺坏死发展需要时间，因此在最初的48～72小时内 CT 可能是正常的。虽然有一些实验数据表明，离子对比可能会加重胰腺炎，但这种关联性并不强，而从 CT 扫描中获得的信息证明了潜在的风险。MRI 正在成为诊断急性胰腺炎最有用的成像工具之一，特别是用于识别胆管中的结石，可视化胰管，并区分 CT 上观察到的液体聚集物的内容。临床症状和实验室检查在预测急性胰腺炎的严重程度方面具有辅助作用。我们采用美国胃肠病学会和国际胰腺病学会/美国胰腺协会发布的指南，指南提示高龄、合并症、体重指数＞30 kg/m^2、胸腔积液或肺浸润、血细胞比容＞44%、血尿素氮水平＞20 mmol/L、血尿素氮水平上升、肌酐高、初始 SIRS 评分≥2分、持续性 SIRS 和持续性器官衰竭作为严重疾病的预测因子。

亚特兰大分类标准的修订与更新，对临床医师认识急性胰腺炎的病程演进、病情变化的多样性及严重程度的评估具有重要意义，尤其在液体积聚方面，显示出其巨大的优越性。在发病早期，SIRS 和器官功能衰竭被认为是判断其严重程度、评估其预后的风向标。明确诊断其并发症，进行专科化的诊治，融合多学科理念的综合治疗，有望进一步提高急性胰腺炎的疗效。

第 5 节　急性胰腺炎的外科管理

急性胰腺炎迄今仍是一种并发症多、病死率高和治疗棘手的外科急症。外科手术治疗 SAP 已有百余年的历史，发展至今，外科干预的必要性已无可非议，近年来，对于 SAP 的治疗已经达成一定的共识，形成了以"个体化治疗方案"为基础，按不同病因及不同病期进行处理的"综合治疗方案"。特别是对 SAP 感染性并发症的处理，外科治疗仍是最重要的手段和方式。因此，应充分重视外科干预在治疗 SAP 中的作用，正确掌握 SAP 的外科干预时机、指征及方式选择。

一、外科管理在急性胰腺炎治疗中的历史变迁

急性胰腺炎作为一种特殊类型的急腹症，自从确立外科在其治疗中的主导地位的近半个多世纪以来，大致经历了从"早期手术引流、针对胰腺坏死感染手术到针对特殊病例早期手术"等 3 个主要的历史阶段。急性胰腺炎早期手术观念的正式提出始于 20 世纪80 年代，1984 年在马赛召开的第二届国际胰腺炎研讨会上提出，将急性胰腺炎分为水肿型和出血坏死型，前者通常不需要手术，而后者则提倡早期手术，按此方案实施的总体病死率在 30%～40%。1992 年亚特兰大第四届国际胰腺炎专题讨论会提出了具有划时代意义的《以临床为基础的关于急性胰腺炎的分类法》，制订了 SAP 的诊断标准。这一分类的目的在于指导临床治疗，使 SAP 手术指征更为明确，治疗效果得到进一步提高。

国内关于 SAP 治疗方案的真正讨论始于 1984 年，1992 年第四届全国胰腺外科学术会议上提出了《重症急性胰腺炎临床诊断及分级标准（试行稿）》。但直至 1996 年贵阳会议，国内关于急性胰腺炎的分类与治疗才达成基本一致的观点，会议在参考亚特兰大分类标准的基础上提出了对 SAP 采用以坏死感染为主要外科手术指征的综合治疗原则。1998 年成都第七届全国胰腺外科学术会议讨论后，人们逐渐认识到 SAP 发展的多阶段性和不同阶段有着不同的病理生理及代谢变化特点，不能一成不变地采用手术或保守治疗去处理处于不同病程的患者，因而提出采用"个体化治疗"的模式。

随着认识的进一步深入，学者们明确指出 SAP 早期的 SIRS 导致的全身性毛细血管渗漏综合征（systemic capillary leaks syndrome，SCLS）和多器官功能障碍综合征（multiple organ dysfunction syndrome，MODS）是其早期死亡的主要原因，此时不适当的外科手术可能加剧 SIRS 及代谢、循环功能紊乱等病理改变，增加感染和病死率。在 SAP 的后期（感染期和残余感染期），腹腔脓肿、消化道瘘和腹腔出血等感染性并发症导致了 SAP 的第 2 个死亡高峰。因此，2000 年杭州会议制订了《重症急性胰腺炎诊疗草案》，在治疗上达成了一致，即胆源性 SAP 有胆道梗阻者急诊手术解除梗阻，无梗阻者可行保守治疗，炎症消退后住院期内手术解决病因性疾病；非胆源性 SAP 坏死未感染时行保守治疗，病情加重则手术；另外，SAP 的治疗应该是在个体化区别的基础上，强调系统的综合治

疗，不同病期做不同处理，如在 SIRS 期主要针对血流动力学变化和 MODS 进行治疗，尽量避免手术，而在感染期除加强抗感染和支持治疗外，一旦发生感染应积极手术引流等。

草案的提出和推广实施，有效地提高了我国 SAP 的治疗水平，以胰腺坏死感染为主要手术指征的综合治疗实施以后，全国有 60%～75% 的 SAP 患者行非手术治疗，病死率下降至 20% 左右。至此，经过近 20 年的艰苦探索，对 SAP 的治疗由 20 世纪 90 年代具有我国特色的"个体化方案"逐步转变到目前的较为完善的"外科综合治疗体系"。

二、外科干预在治疗急性胰腺炎中的地位

由于 20 世纪 90 年代后治疗观念的改变，早期器官功能保护技术的发展，SAP 的病死率显著下降，同时有不少 SAP 患者单纯经非手术治疗成功，相比之下部分较重的 SAP 患者在中转手术治疗后，常因病情复杂、病程较长、费用昂贵，使许多医师和患者及家属产生"手术治疗效果不好"的误判，过度依赖非手术治疗。因此，在目前治疗 SAP 过程中，的确有过分强调非手术治疗，忽视外科治疗作用的倾向，以致一些有手术指征的患者一拖再拖或心存侥幸，直到出现器官功能损害，甚至出现感染性休克或 MODS，错失了最佳的手术时机，同时，不及时手术引流也会增加消化道瘘和出血等局部并发症的发生，这些均严重影响 SAP 的预后。因此，以减轻腹腔及腹膜后压力、引流渗液、腹腔灌洗、清除坏死组织、减少毒性产物吸收为主要目的的外科干预在治疗 SAP 中仍然占有重要地位，是非手术治疗无法替代的。

一般说来，SAP 病程分两个时期：一个时期为疾病早期，以 SIRS 为特征，SIRS 引起多器官功能衰竭是 SAP 导致死亡的重要原因，目前认为细胞因子、炎性介质的释放与 SIRS 发生发展密切相关，紊乱的炎症反应促进组织损伤和器官功能衰竭（如心、肺、肾功能不全）的发生。另一个时期为发病中后期，器官功能障碍进一步恶化，多为胰腺继发感染或胰周坏死所致。40%～70% 的坏死性胰腺炎患者出现胰腺坏死并发感染，感染的风险与胰腺组织的坏死程度密切相关。即使治疗及时，急性胰腺炎坏死感染的病死率仍有 15%～50%。近年来，随着影像技术、放射介入治疗和其他微创介入手段的发展，SAP 的治疗已从早期外科手术转变为多种方式。在疾病早期主张保守治疗，晚期必须考虑手术治疗。

三、急性胰腺炎的治疗原则

根据病情轻重选择治疗方法。一般认为，水肿性胰腺炎可采用非手术疗法；出血性坏死性胰腺炎，尤其合并感染者则采用手术疗法；胆源性胰腺炎大多需要手术治疗，以解除病因。

（一）非手术疗法

非手术疗法适用于急性胰腺炎初期、轻型胰腺炎及尚无感染者。①严密观察和监测：监测神志、血压、脉搏、呼吸、尿量、体温等生命体征。定期测定血、尿淀粉酶，血电

解质，血清钙，血糖，血白细胞计数，血气分析等。必要时动态行 B 超和 CT 检查。密切观察有无全身并发症的发生，如休克，心、肺、肾功能的改变。②减少胰腺的分泌：禁食水和胃肠减压，以减少胃酸分泌，吸出胃内容物，防止进入十二指肠刺激胰液分泌，并可减轻腹胀。使用抗胆碱药物和抑制胃酸分泌药物，以减少胰腺外分泌，注意不可使用西咪替丁进行抗酸治疗，以免加重急性胰腺炎。应用生长抑素，如奥曲肽等，能有效地抑制胰腺的分泌功能。③抗休克、补充液体、加强营养支持：维持水与电解质平衡和补充热量。④抗菌药物应用：早期给予抗菌药物治疗，如头孢他啶、头孢噻肟、甲硝唑等。目的是预防性用药和防止肠道细菌移位造成的细菌和真菌感染。⑤抑制胰酶合成：重症患者早期应用胰酶抑制剂，抑制胰酶的合成。⑥解痉镇痛：在诊断明确后，可给予哌替啶镇痛，但应同时给予解痉剂（山莨菪碱、阿托品）。禁用吗啡，以免 Oddi 括约肌痉挛收缩加重病情。⑦腹腔灌洗：用于重症胰腺炎腹胀明显、腹腔渗液较多者。方法：在脐上 2 指穿刺置入腹透管达胰腺水平，于脐下插入流出管达腹腔最低位，在 15 分钟内经管灌入 1000ml，夹闭管 30 分钟后，开放流出管 1 小时，反复如此至腹腔灌洗液无混浊，淀粉酶测定正常为止。

（二）手术疗法

1. 急性胰腺炎手术指征　①诊断不明确；②继发性胰腺感染；③合并胆道疾病；④经非手术疗法治疗后，临床症状继续恶化。手术目的是将含有胰酶、毒性物质的坏死组织清除。

2. 手术方式　①剖腹清除胰腺及其周围坏死组织：根据胰腺及其周围组织的病变，切开胰腺包膜及周围的后腹膜，尽量清除坏死组织。有的可行规则性胰腺切除，但要慎重，以免将正常组织切除过多。②充分引流：由于胰腺炎的坏死过程是动态的变化，手术时尚未坏死的组织，手术后仍可继发坏死，因此，清除坏死组织后需放置多条引流管，或者用盐水纱布开放伤口引流。以后又可在麻醉下再次清除坏死组织，也可用双套管引流，术后进行灌洗以继续引流坏死组织和渗液。

3. 其他处理　如胆道病变，术中应注意取出胆石、胆道内蛔虫等，置 T 形管做胆汁引流。必要时，行胃造口以便做胃肠减压；行空肠造口，以便输入营养素。

四、外科干预的指征及时机

从本质上讲，外科干预与非手术治疗对 SAP 均有重要意义。问题的关键是患者是否适合于外科干预，能否把握外科干预的时机与指征，能否选择正确的外科干预方式，能否切实做好围手术期处理等，而不在于片面地强调哪种疗法的优越性。SAP 是局部病变导致全身性病理生理紊乱的疾病，同时还存在许多局部并发症及诱发 SAP 发生的局部病变。外科干预是解决 SAP 局部并发症至关重要的措施。因此，应正确掌握 SAP 的外科干预时机、指征与方式。手术在 SAP 治疗中的地位已逐步确立。

SAP 虽尚未发生感染，但也应相对尽早进行手术，早期手术宜在出现 MODS 之前不失时机地进行。因为 SAP 在发病后 72 小时就处于危重状态，常伴有严重的腹内高压、腹膜刺激征或严重腹膜后侵犯和难以纠正的休克，并很快发生 ARDS 或 ARF 甚至 MODS，采用常规非手术治疗病死率极高。此时的手术不是针对坏死或感染，其关键在于腹腔内、小网膜囊内和腹膜后间隙的减压和灌洗引流管的放置。术后腹腔持续灌洗可减少毒素吸收，缓解腹内高压，结合 ICU 监护和血液滤过，有望使很多器官功能逐步恢复。

急性重症胰腺炎可分为早期的生理紊乱期及后期的坏死感染期。低血容量、ARDS、心功能及肾功能不全是早期死亡的原因，继发胰腺感染是后期致死的根源。SAP 患者中有 34%～70%会合并感染。因此下列情况应考虑手术：①腹腔渗出液多，腹腔高压不缓解并有严重临床症状；②CT 示胰腺病变严重，疑有感染。CT 检查若有"气泡"征即可诊断感染，如无气泡但临床上疑有胰腺继发感染者，行 CT 引导下细针穿刺可早期诊断胰腺脓肿，此法是早期诊断胰腺感染最可靠的方法。

胆源性胰腺炎的病因去除需要外科干预。胆源性胰腺炎的治疗效果较非胆源性胰腺炎相对好，但是仍有一定的病死率，而且多发生于病程早期，其原因多为合并化脓性胆管炎时非手术治疗导致病情演进加重，而死于感染、休克、MODS。因此，对于胆源性胰腺炎有胆道梗阻者或有化脓性胆管炎者应当急诊行胆道引流，去除导致病情迅速发展的病因。有条件者可以尝试内镜治疗，如果失败仍需转为手术治疗。胆道感染《东京指南（2018）》中明确指出，对于急性胆管炎如果需要胆管引流应首选 ERCP 行支架内引流或鼻胆管外引流，废弃了急诊开放手术行胆管引流的方式。因此，对于胆源性胰腺炎需行胆管引流时亦推荐首选 ERCP。

坏死感染采用手术治疗正是"个体化治疗方案"的核心。感染的诊断需结合临床和增强 CT 扫描作出判断。CT 扫描中如出现"气泡"征，则确诊感染存在，但是无"气泡"征并不能排除感染的存在，因此，CT 诊断一定要结合临床。如何判别还有困难，可在 CT 或 B 超引导下做细针抽吸，标本做涂片染色和细菌培养。此外，对于非手术治疗病灶不能局限、感染征象明显的病例（尽管没有感染的确切依据）也应果断作出外科干预治疗的选择。对无菌性坏死或胰腺假性囊肿的处理，要根据具体情况加以判断，不能一律进行非手术治疗。无菌性坏死只要出现感染症状或消化道压迫症状，无论病灶大小均需手术治疗，而对于没有症状者要密切随访。对于 CT 或 B 超诊断的胰腺假性囊肿应区别对待，从影像学角度很难与无菌性坏死及胰周脓肿相区分，故是否手术必须结合临床。只要出现感染、病灶体积渐进性增大或出现消化道压迫症状，胰腺假性囊肿即应行手术引流，而不必一律在 3～6 个月后再做手术。

五、外科干预的方式

目前外科干预在 SAP 的综合治疗中不再是最主要的治疗手段，特别是在疾病的早期阶段，但其价值是不容忽视的，尤其在急性胰腺炎的病因治疗、SAP 继发感染及出现局部并发症而其他治疗手段无效时，外科干预仍是治疗 SAP 的重要手段，其干预方式具体如下。

（一）SAP 早期以减压为目的的外科干预

SAP 早期，胰外器官损害及全身并发症是主要的临床表现，SIRS 可引发胰腺及胰周器官水肿，液体积聚，甚至腹腔间隔室综合征（abdominal compartment syndrome，ACS），继而影响多器官血液灌注而导致多器官功能衰竭。虽然手术干预是治疗 ACS 最确切有效的手段，但考虑到 SAP 早期外科干预的相关风险，目前国内外指南均不建议 SAP 早期行外科手术，治疗上应先采取积极的非手术治疗，2013 版世界腹腔间隔室综合征学会相关指南中推荐以 B 超或 CT 引导下的经皮穿刺置管引流（percutaneous catheter drainage，PCD）为首选有创干预手段。当积极非手术治疗或多次微创干预不能有效逆转腹内压持续升高出现 ACS 或 MOF 时，外科医师应果断出手，为患者争取良好的预后。手术的目的在于引流、冲洗、减压及改善重要器官供血，主要限于筋膜切开术，而不包括清创。

目前仍有介入治疗在急性胰腺炎的临床应用。在局部麻醉下股动脉插管，选择性或超选择性置管于腹腔动脉、胰十二指肠上动脉、胰背动脉或胰大动脉进行区域性灌注，其目的是使药物局部作用于胰腺，进而通过改善局部循环障碍、抑制胰腺分泌、增加局部抗菌药物浓度等措施减轻胰腺坏死、减少炎症反应、预防感染发生。据报道，区域性动脉灌注广谱且易通过血胰屏障的抗菌药物、氟尿嘧啶、复方丹参液、地塞米松"四联给药"治疗 SAP 已达百例，其疗效显著。

ACS 时剖腹手术减压效果肯定，但应充分敞开腹腔，腹腔高压缓解时及时关闭腹腔，但不应超过 7 天。CT 或 B 超引导下经皮穿刺置管引流，在胰周脓肿及其相关局部并发症的治疗中，因其创伤小、较安全，已发挥了重要作用，在部分特定的病例中可替代传统手术治疗。

（二）SAP 继发感染的外科干预

外科医师最重要的价值在于对 SAP 后期继发感染的处理，干预时机应延迟至发病 4 周左右，此时坏死组织与正常组织的界线比较清晰，有可能保留更多正常的胰腺组织。《急性胰腺炎诊治指南（2014）》中提到：临床上出现脓毒血症，CT 检查出现"气泡"征，细针穿刺抽吸物涂片或培养找到细菌或真菌者，可诊断为感染性坏死，是手术治疗的绝对指征。细针穿刺活检（fine needle aspiration，FNA）作为仅有的细菌培养方式，尽管其结果阳性可明确诊断 SAP 患者继发感染，但因假阴性率较高，在临床实践中外科医师应综合考虑临床及影像学表现，对可疑感染的 SAP 患者，及时制订有效的治疗方案，避免常规行 FNA。手术方式包括 PCD、内镜下坏死组织引流术（endoscopic transluminal drainage，ETD）、内镜下坏死组织清创术（endoscopic transluminal necrosectomy，ETN）、腹膜后入路小切口胰腺坏死组织清除术（minimal access retroperitoneal pancreatic necrosectomy，MARPN）、腹膜后入路视频辅助下小切口坏死组织清除术（videoscopic assisted retroperitoneal debridement，VARD）、腹腔镜胰腺坏死组织清除术（laparoscopic necrosectomy，LN）和开放手术。

近年来，对创伤递升式分阶段治疗理念已经逐步达成共识，在治疗 SAP 的临床实践中取得了良好的治疗效果，使部分患者能够避免开放手术而获得痊愈，第一阶段干预为

PCD 或 ETD，若效果不理想，则外科干预升级至第二阶段 MARPN、VARD 或 ETN，如以上微创化的治疗方式均效果欠佳，则果断行各型开放性清创。开放治疗包括直接开腹和中转开腹，尽管 SAP 治疗已经逐渐踏入微创时代，但在临床实践中仍不可完全替代开放手术，笔者工作单位数据显示，在 279 例 SAP 患者的外科治疗中有 9.9% 的患者需从 MARPN 中转开腹。Gomatos 等认为，由 MARPN 向开放性胰腺坏死组织切除术的转换是 SAP 患者病死率升高的独立影响因素，其原因可能是由于持续性局部脓毒症和分解代谢增加引起的代谢恶化和生理储备严重消耗造成的，明智而及时地使用开放性胰腺坏死组织切除术是必要的，可避免过高的病死率，因此，开放手术仍然是 SAP 治疗中的标准术式，作为创伤递升式分阶段治疗 SAP 的终极手段，其意义与价值仍需理性看待，10%～20% 的 SAP 继发感染患者最终仍需行开放性清创才可治愈。如今的开放治疗已经不是以往的首选，而是遵循创伤递升分阶段治疗理念，在合理的指征和时机下进行的，其方式是安全可行的，其价值是不容忽视的。

（三）SAP 非感染性并发症的处理

SAP 非感染性并发症的发生率较低，但其严重程度不容小觑，当引起消化道或胆道梗阻、多器官功能衰竭，怀疑存在感染致临床恶化，或出现大量出血、肠瘘等严重并发症时，应考虑外科干预。通常腹腔内出血以经 DSA 行血管介入栓塞治疗为首选，对于血管栓塞失败或有禁忌证的患者可行纱布填塞止血，简单易行，疗效确切。当上述方法均不能有效止血时，剖腹探查止血或胰腺切除将是唯一选择。

消化道瘘是 SAP 后期的并发症，最常见于结肠，其次是十二指肠，绝大部分消化道瘘通过有效的引流，肠道的休息，营养的支持和生长抑素的合理应用可自行愈合，其中有效的引流是治愈消化道瘘的关键，若非手术治疗无效，则待腹腔内炎症消失后行二次手术，手术方式主要包括肠瘘肠段切除吻合术、肠瘘肠段旷置术和瘘口缝合等。

笔者工作单位经验：引流管的管理尤为重要，遵循捷径、低位原则，不恰当的引流路径及位置选择形成局部压迫导致肠壁缺血是消化道瘘最常见的原因，外科医师应动态观察引流情况并及时调整冲洗，确保引流通畅、有效。

六、胆源性急性胰腺炎的外科管理

在我国，胆源性急性胰腺炎占急性胰腺炎患者的半数以上，临床上以急性上腹痛、发热、血尿淀粉酶升高、胆道系统结石为特点。入院时首先应检查是否存在胆道梗阻，明确的胆道梗阻是外科干预的绝对指征，需要及时解除梗阻。《急性胰腺炎诊治指南（2014）》指出，所有确诊为胆源性胰腺炎的患者均应在住院期间接受手术。治疗方法包括内科保守治疗、外科手术、腹腔镜胆囊切除术、内镜下乳头肌切开和内镜鼻胆管引流。

（一）内镜治疗

对胆源性急性胰腺炎伴有胆道梗阻者，推荐急诊 ERCP 行内镜下乳头肌切开及 ENBD，解除梗阻因素，可缓解病情，降低并发症发生率和病死率。内镜下乳头肌切开能使胆汁、胰液充分引流，利于结石顺利排出，降低胆管压力。内镜鼻胆管引流可保证术后胆汁引流通畅，并可予以抗菌药物局部冲洗，进一步缓解病情。Fiocca 等对 45 例胆源性急性胰腺炎（57%为重症）的内镜治疗分析显示，在发病 24 小时内行 ERCP 内镜下乳头肌切开是安全有效的，且较 72 小时内行内镜治疗效果更好。Fornaro 等对 18 例胆源性急性胰腺炎患者行内镜下乳头肌切开，成功率为 94.5%，16.7%的患者出现并发症（出血 2 例，穿孔 1 例），无死亡病例。目前应用内镜下乳头肌切开和（或）内镜鼻胆管引流治疗胆源性急性胰腺炎已被广泛认同。

（二）腹腔镜胆囊切除术

除内镜治疗外，还可行腹腔镜胆囊切除术。对于 SAP 伴胆结石患者应在肺损伤和全身炎症反应缓解后实施腹腔镜胆囊切除术。Ballesta 等对 63 例轻型胆源性急性胰腺炎患者行腹腔镜胆囊切除术，并发症发生率为 10.9%，病死率为 2.7%。Bismar 和 Salamah 选取 110 例行腹腔镜胆囊切除术，术后并发症包括消化道不适和感染，仅 1 例因心力衰竭而死亡。至于胆囊切除术手术时机的选择应依据胆源性急性胰腺炎的严重程度，以及是否已行内镜下乳头肌切开。据统计，在胆源性急性胰腺炎后未进行胆囊切除术的患者，急性胰腺炎复发率为 33%，美国胃肠病学会最新指南建议胆源性急性胰腺炎患者于同次入院期间行胆囊切除术而非延后切除。开腹胆囊切除术虽不复杂，且并发症发生率和手术病死率均很低，但其并发症通常给患者带来灾难性后果。与传统开腹手术相比，微创手术内镜与腹腔镜手术具有创伤小、痛苦少、术后恢复快的优点。对于一些病理复杂、严重粘连、解剖困难或心肺功能不全者，虽然也可予以微创手术，但常耗时费力，危险因素多，仍以开腹手术为宜。应充分认识到，微创治疗不可能完全代替开腹手术。微创治疗中图像显示清晰，诊断治疗一体化、微创高效，具有广阔的应用前景。

七、急性胰腺炎合并感染时的外科管理

SAP 患者中 40%～70%可能发生坏死感染，即使预防性应用抗菌药物，坏死感染率也高达 30%，胰腺炎死亡病例的 80%由感染所致。

（一）预防性应用抗菌药物

细菌感染和坏死程度对 SAP 的预后起着至关重要的作用。而对于是否需要预防性应用抗菌药物一直存在争议，目前绝大多数学者认为胆源性 SAP 早期预防性应用抗菌药物对降低胰腺坏死感染发生率有益。一旦应用，应限制在 7～14 天内，若无明确的细菌学证据证明存在感染，则不得延长抗菌药物应用时间。若的确存在细菌感染，应根据药物敏感试验结果调整抗感染方案。

（二）胰腺坏死感染的诊断

胰腺坏死感染多发生在疾病后期，即发病后 2～3 周。在排除存在全身其他感染病灶的前提下，动态 CT 扫描显示病灶扩大，存在腹膜后气体，细针穿刺细菌学检查（FNAB）

结果阳性或有胰周坏死，则可诊断胰腺坏死感染。

（三）胰腺坏死感染的治疗

一旦感染发生进展，必须清除感染坏死组织。除传统的开腹手术外，已有多种其他方法可供选择，如经皮穿刺引流、内镜下引流等。Mier 等进行的一项前瞻性研究显示，晚期手术（≥12 天）的病死率（27%）低于早期手术（＜72 小时）的病死率（56%）。目前普遍认为，发病后 3～4 周为理想的手术时机，因为此时容易判定坏死组织的存在，并可界定单纯清除术的手术范围，一般接受一次手术即可，且晚期手术的病死率低。这不仅可降低出血的风险，使手术对重要器官和组织的损伤降至最低，还可减少内源性和外源性胰腺分泌不足的发生。只有存在明确的坏死感染或罕见并发症（如大出血或肠穿孔）时才必须早期手术干预。

（四）病灶清除术

1. 标准外科手术　目前普遍认同的手术原则为器官保留术式，包括清创术，即最大限度清除后腹膜腔内坏死组织。主要推荐 4 种方式：病灶清除术并开放式引流；持续腹腔灌洗；闭合式持续小网膜囊和后腹膜灌洗；闭式引流。不同术式有各自的优缺点。开放坏死组织清除术是治疗 NP 继发感染的传统方法。手术目的是彻底清除胰腺及胰周坏死组织。手术切口常选择双肋缘下横行切口及正中切口，逐层入腹。进入腹膜后坏死区进行清创的具体途径有：①经胃结肠韧带；②经肝胃韧带；③经横结肠系膜；④经结肠脾区；⑤经结肠肝区；⑥经结肠后。手术应尽量采取钝性分离并使用无创器械，以免重要组织器官损伤引起出血、消化道瘘等并发症发生。开放清创完毕后于坏死腔内可放置数枚引流管，术后行持续灌洗引流。开放手术时如为胆源性胰腺炎可同时行胆囊切除术或胆道探查，但胆囊粘连紧密、预计手术困难者，可延期处理。开放手术适用于坏死范围广泛，涉及胰周、网膜囊、肾周、腹膜后、结肠旁沟、盆腔等间隙，坏死液化不充分，其他外科干预方式无效者，其优点是可较全面、彻底地处理病变组织和器官，并充分灌洗引流。缺点是手术创伤大，对机体来说是一个沉重的打击，术后并发症发生率和病死率高，远期还可出现胰腺内外分泌功能不全。

2. 经皮穿刺置管引流术　随着 CT 和超声等影像技术的普及和不断改善，介入治疗在近几年有了很大发展。1998 年，Freeny 等首次报道了在 CT 引导下应用 PCD 治疗坏死性胰腺炎继发感染患者。Freeny 工作组采用大口径导管（28F）对 34 例患者行病灶清除术辅以反复冲洗，16 例（47%）通过经皮穿刺引流术成功控制感染，而且后期未予手术治疗，此研究总病死率为 12%，死亡病例均为病情危重且并发多器官功能衰竭、出血或休克患者。PCD 的作用机制是在 CT 或彩色超声引导下，通过经皮途径，避开邻近的重要器官或组织，置入 12～14F 引流管，以引流胰腺及胰周坏死组织及脓液，可使部分患者避免开放坏死组织清除术。PCD 穿刺路径包括经腹腔途径和经腹膜后途径，其中经腹膜后途径一般从肾前筋膜的前方、结肠后和（或）十二指肠后方进针，可避免出现腹腔污染、胃肠道损伤，若病情允许，应优先选择。Ai 等研究发现，彩色超声引导下的 PCD

治疗能减少机体炎性介质的释放，降低严重脓毒症及急性呼吸窘迫综合征的发生率，从而降低 NP 患者的病死率。Ke 等进行的一项包含 15 项研究共 577 例 NP 患者的荟萃分析显示：56.2%的患者单独使用 PCD 获得治愈，38.5%的患者需要其他外科干预手段，病死率及并发症发生率分别为 18.0%和 25.1%，胰瘘是最常见的并发症。Guo 等进行的回顾性研究显示：首选 PCD 治疗的 NP 患者组较直接开放手术患者组腹腔内出血、肠瘘发生率更低，PCD 成功组较 PCD 失败组坏死组织平均 CT 密度值更低，而包裹性坏死的发生率更高，该研究认为坏死组织平均 CT 密度值可能影响 PCD 成功率。PCD 具有定位准确、创伤小、并发症少的优点，可作为危重患者向手术过渡的桥梁方法或确定性治疗手段，更是后续手术的"路标"，现已成为 NP 的首选治疗方案。其主要适用于一般情况较差、坏死灶较局限（单腔或多腔）、液化充分、固态坏死物较少及术后残余脓肿的患者。然而，PCD 最大的缺点是引流管易被坏死物堵塞，难以保证充分的引流效果。对于分隔或分散的坏死组织较难清除，为保证治疗效果常需要较大口径的引流管或多次穿刺治疗。

3. 内镜下胰腺坏死组织引流及清创术 早在 1996 年，Baron 和 Thaggard 报道成功应用内镜下引流术治疗无菌性或感染性胰腺炎。所选取的病例多为无菌性胰腺感染坏死，45%的患者发生较严重的并发症，包括大出血和消化道穿孔。而且其后 2 年内 60%的患者再次出现症状。1999 年，Baron 和 Morgan 对此方法进行改进，将经皮内镜空肠造口管通过 PEG 管置入患者体内，继而行胰腺坏死组织清除和灌洗，共成功治疗 2 例患者。因该方法需由经验丰富的内镜医师操作，并发症相对较严重，且无大型临床试验研究，而尚未在临床上推广。

4. 腹腔镜及后腹腔镜 腹腔镜治疗胰腺坏死感染的优点是可在图像显示下行病灶清除术，感染性坏死的清创也比较完全。Zhu 等报道了用腹腔镜治疗 10 例患者的经验，病死率为 10%，但选取的病例均为无感染并发的 SAP 患者，且这些患者根本不需手术治疗。理论上腹腔镜检查及治疗可能使感染扩散至腹腔，再次手术困难加大，发生消化道糜烂的风险也增加。目前尚无大型研究或前瞻性随机试验对此加以探讨。20 世纪 80 年代后期，有学者选择背部切口行腹膜后开放手术，此术式可充分显露胰腺并可用手移除感染坏死组织。但发生腹膜后手术并发症的风险较大，所以未被推广，之后出现后腹腔镜检查及相关治疗方法。

Nakasaki 等成功应用后腹腔镜治疗 8 例胰腺坏死感染患者，包括腹腔镜手术后需再次手术的患者，其并发症发生率为 25%，包括出血和瘘管形成。Halkic 等认为后腹腔镜与前入路手术、腹腔镜相比，因保持了腹壁完整性而不会引起腹腔感染，可直接、较完全地将病灶清除。多项研究表明，后腹腔镜下病灶清除术加持续冲洗是治疗感染性坏死的一种可行方法，目前文献报道的发病率为 30%～60%，完全清除感染病灶的成功率为 60%～100%，病死率为 0～27%。以上结果似乎支持腹腔镜联合病灶清除是除开腹手术外的一种安全的治疗方法。然而，因所有试验对象均为严格挑选的病例，故不能简单地与开腹手术的病例进行比较。另外，并发症发生率较高，包括瘘管形成（20%～60%）和出血（15%），且有些病例并未达到治愈目的，反复操作延长了患者的住院时间，病例选择较局限。因此，仍有待于进一步研究探讨。

八、急性胰腺炎合并胰腺假性囊肿的外科管理

（一）胰腺假性囊肿

胰腺假性囊肿（pancreatic pseudocyst，PPC）通常在胰腺炎、胰腺坏死、外伤、胰管近端梗阻等胰腺实质或胰管破裂的基础上，外漏的胰液、血液和坏死组织等包裹形成囊肿，囊壁由肉芽组织或纤维组织构成，因其囊壁无上皮细胞内衬而区别于真性囊肿。

胰腺假性囊肿形成约需 2 周时间，而囊壁成熟一般需 6 周时间。发病 4~6 周的 PPC 约有 25% 可自行消散，而发病 6 周后自行消散者仅 5% 左右，12 周以上者则很难自行消散，且将有 80% 的患者出现继发症。胡以则等研究表明，囊肿破裂、出血和感染等并发症的发生率近 40%，高于囊肿自然消散率。

胰腺假性囊肿约 80% 为单发，大小不一，一般直径 15 cm 左右，小的不到 3 cm，大者曾有报道其容量达 5000 ml，囊内液体呈碱性，有蛋白质、黏液、胆固醇及红细胞等，其色泽也不一，可为澄清黄色液，也可呈巧克力样稠浊液，虽然淀粉酶含量增高，但一般无活化的胰酶存在。

胰腺假性囊肿囊壁由于炎性反应，可发生粘连；表面常有坏死组织附着；由于肉芽组织形成，囊壁不断增厚，囊肿在其扩大过程中可向各个方向发展，如有活化的胰酶侵及囊壁上血管，可引起囊内出血。Becker 报道当囊肿合并感染时，因胰酶腐蚀血管及囊壁而发生致命性囊肿破裂，出血者达 70%~90%，假性囊肿尤其是胰头部囊肿可侵蚀消化管而形成内瘘，胰尾部囊肿侵及脾动脉可致腹腔内出血，大的假性囊肿可压迫邻近脏器而发生压迫性症状。

（二）胰腺假性囊肿的手术时机的判断

判断囊壁是否已成熟仅根据临床病史和影像学检查不一定完全可靠，血清陈旧淀粉酶的测定能提供可靠依据。陈旧淀粉酶是胰淀粉酶被潴留在囊腔内一定时间后经去氨基而产生的同工酶，该酶的出现，常提示囊壁已成熟，可行内引流手术。术后若该酶仍持续增高则提示囊肿复发或有残留囊壁。有学者报道，囊肿形成 6 周内手术者病死率高达 60%，而晚期手术病死率仅 9%。因此，动态观察囊肿变化，选择最适宜的手术时机是减少并发症和降低手术病死率的关键。我们认为除非是囊肿形成的早期、囊壁尚未成熟或囊肿较小者，胰腺假性囊肿一般均需采取手术治疗。若囊肿较大或增大迅速且有破裂危险，不能排除胰腺囊性肿瘤者更应尽早手术。术中应仔细探查，明确是否有多发性囊肿存在，以防术中遗漏而复发。

（三）胰腺假性囊肿术式的选择

手术方式应根据囊肿形成时间、病期、囊肿大小、部位、数目、有无并发症及患者全身情况等因素综合考虑而定。

1. 对囊肿形成时间在 6 周内的急性期患者，囊肿小于 6 cm 者，可行药物治疗并动态观察囊肿变化；若囊肿较大也可在 B 超或 CT 引导下经皮囊肿穿刺置管引流术，方法

简便、安全有效，特别是小儿损伤性胰腺假性囊肿效果更佳，既可作为初期治疗，又可经引流管造影了解囊肿的大小和部位，为确定手术方式提供最直接的依据。抽空囊内容物后，再向囊内注入抗菌药物或无水乙醇等药物，可促进囊壁粘连闭合。本法适用于病因明确的早期囊肿且迅速增大或引起消化道梗阻者，尤其适用于老年不能耐受手术者。

2. 对慢性期患者，如囊肿较大或出现并发症者宜及时行手术治疗。

（1）外引流术：分为囊肿造袋术和囊肿置管引流术。囊肿造袋术是将囊壁切口缝合于腹壁，使囊内容物直接引流至体外。偶用于囊壁未成熟但有感染、胰腺脓肿及全身情况较差者或小儿损伤性胰腺假性囊肿。此术式可造成大量水、电解质、蛋白质和胰液丢失，对局部皮肤有腐蚀作用，并且有经久不愈的瘘管而需再次手术者，故目前已少用。囊肿置管引流术仅适用于 6 周内的早期囊肿及囊肿合并感染、破裂或出血需行急诊手术者，也可丢失大量胰液、水与电解质，易形成胰瘘和腐蚀性皮炎。因此，诸多学者主张拔管前行多次 B 超、CT 复查或囊腔造影确定囊腔消失后，再试闭管 1 周，然后逐渐退出引流管，如囊腔经久不闭合或伴有胰瘘者可经引流管注入硬化剂或抗菌药物等促使囊腔粘连闭合。

（2）内引流术：目前被认为是首选的外科治疗方法。其适用于囊液淀粉酶含量高者，一般在囊肿形成后 6～12 周为宜，可选择与胃、十二指肠、空肠等吻合，要求符合生理、简单可取、引流通畅，且能有效地避免反流。最常用的是囊肿空肠 Roux-en-Y 吻合术。手术时应注意囊肿内有无间隔或肿瘤，并常规切取囊壁组织行病理检查，吻合口应置于囊肿的最低位，吻合口口径宜大于 5cm。但术后可能出现囊肿复发、出血或感染等。

（3）囊肿切除术：理论上是最理想和最彻底的治疗方法，特别是对多发性囊肿，内、外引流均有复发可能，仅适用于胰尾部体积较小而被膜完整者。大囊肿因有炎症并与周围组织粘连紧密，且囊壁周围是其邻近的腹内器官，不可能完全切除，故实际应用受到限制。术中不能排除胰腺囊性肿瘤可能者，应常规切取部分囊壁组织做快速冰冻切片检查，以确定病变性质，如为胰腺囊性肿瘤，应行囊肿或合并胰腺部分切除术。

（4）胰腺切除术：常用于胰腺有严重病变或不能排除胰腺囊性肿瘤者，可行胰腺体尾部切除术、胰尾脾联合切除术、胰腺次全切除术或胰头十二指肠切除术。

近年来国内开展 B 超或 CT 引导下囊肿穿刺抽液或置管引流的介入治疗，取得了一定的疗效。此法操作简单，创伤小，并发症少，值得推广应用。但对囊壁较厚、囊腔与主胰管相通、囊肿已侵犯较大血管导致大出血或囊肿已破至腹腔引起急性弥漫性腹膜炎患者不宜使用。

九、急性胰腺炎并发出血的外科管理

急性胰腺炎并发威胁生命的大出血（出血至消化道、后腹膜腔或腹腔）的发生率仅为 1%～3%。确切及时的治疗是处理大出血的关键。假性动脉瘤是急性胰腺炎罕见的并发症，因动脉壁的坏死性改变而形成。坏死引起的弥散性出血及出血性假性囊肿也可引起大出血。选择性血管造影术是诊断血管性坏死引起的活动性出血部位的"金标准"，据报道其敏感度可达 96%。现可选择外科手术、介入手术来治疗假性动脉瘤出血，也可先行介入治疗使其安全度过危险期，再择期外科手术。

目前认为血管栓塞术可有效挽救患者生命。据 Bergert 等报道，8 例 SAP 并发假性动脉瘤出血患者中有 5 例患者接受了血管栓塞术，3 例患者行外科手术。结果表明，血管栓塞术可有效止血，且病死率较外科手术低（40% vs 66.7%）。值得一提的是因患者病情轻重、基础健康状况等因素影响，不能简单对比两种手术方式的优劣，未来仍需更多的研究进一步比较两者的差异。

十、急性胰腺炎合并胰腺脓肿的外科管理

（一）胰腺脓肿的定义

胰腺脓肿是坏死性胰腺炎或胰腺周围脂肪发生局灶性坏死、液化，继发感染而形成，是脓液在胰腺内或胰腺周围的积存，内含少量或不含胰腺坏死组织，外有纤维壁包裹。

（二）胰腺脓肿的治疗

近年来对胰腺脓肿的治疗有很多的讨论，其结果有很大的差异，究其原因是将感染性胰腺坏死包括在胰腺脓肿内讨论，以至于影响了治疗的评价。治疗方法必然是外科手术或引流，单纯依靠内科支持和抗菌药物治疗是片面的，可能导致脓肿溃破及败血症。

1. 内科治疗　是胰腺脓肿治疗的基础，积极的抗感染治疗可预防菌血症和脓肿并发症的发生，外科手术后及经皮穿刺引流亦需要积极的抗感染治疗，根据病原菌体外培养，针对感染的细菌，合理选择有效抗菌药物。根据药代动力学研究，应用能够透过血胰屏障的抗菌药物，如喹诺酮类药物或三代头孢菌素。若不能确定感染菌，一般采用多种抗菌药物的联合应用。其次应用强效胰酶抑制剂，尽可能给予全身支持治疗，补充蛋白、脂肪、糖、维生素、电解质等。

2. 经皮穿刺引流　在超声或 CT 引导下经皮穿刺脓肿，再放置导管引流，可作为胰腺脓肿的初期或单个脓肿积聚的治疗，但经皮放置的导管较细，很难将坏死物碎屑和稠厚的脓液引流出来，常需要放置多根引流导管，穿刺引流成功率仅为 9%～15%，故该方式不能代替手术引流。

3. 外科手术治疗　胰腺脓肿治疗越早效果越好。查出胰腺所有脓肿并进行彻底引流，是治疗成功的先决条件。术后脓肿持续存在和复发的主要原因通常是引流不畅。通常采用清创术，手术时应充分显露整个胰腺、十二指肠和结肠后区，有时尚需检查小肠系膜根部和后腹膜。手术方法主要为清除坏死组织，清创应彻底，尽量将灰色的、褐色的、黑色的坏死胰腺组织予以清除，清创术后冲洗局部，在小网膜囊及清创部位放置引流管做外引流，通常需要放置多根引流管并加持续灌洗，将管缝合固定于腹壁，每天以生理盐水和稀释的抗菌药物溶液冲洗腹腔，通常需要数千毫升腹腔冲洗液，一直到灌洗液涂片细菌阴性，并做护理和监护工作，使脓腔早日闭合。Holden 报道了 7 例需要再手术的患者中有 5 例是由于第一次手术时未做结肠旁脓肿引流，脓肿持续存在和复发的主要原因常是引流不畅，为此，必须强调充分显露腹腔，包括游离结肠、十二指肠、胰头和胰尾。

胰腺脓肿病情凶险，病死率极高，如不手术，患者几乎全部死亡。汇总近来国外

12 位学者报道的共 451 例胰腺脓肿患者，其中未手术治疗者病死率为 96.8%，而手术治疗者病死率为 32%。手术治疗的效果在很大程度上取决于诊断是否及时，如果诊断延迟，病死率常明显增加。死亡原因常是坏死部分引起的脓毒血症，其次，尚取决于病因和合并疾病。

总之，手术治疗仍然是 SAP 治疗中的一个重要组成部分，正确选择手术时机可以阻断 SAP 迅速恶化的病程，过度的保守治疗非但不能使 SAP 患者受益，反而增加了病死率。对坏死感染、胰周脓肿等 SAP 并发症，手术是最佳选择，手术方法应力求简单，胆道和腹腔引流是手术的目的，清除坏死组织、胰周引流对预防脓毒血症和多器官功能不全的发生具有重要意义。

第 3 章

急性胰腺炎药物治疗

　　用于预防、诊断和治疗疾病，有目的地调节人的生理功能，并规定有适应证、用法和用量的物质称为药物。药物具有两重性的特点：使用合理、适宜能达到预防或治愈疾病的目的，使患者恢复健康或提高生活质量；如果选用不当、不合理应用，不但不能达到预期的目的，反而会增加药物的副作用，甚至有导致患者死亡的风险。故药物治疗方案设计应有充分评估，要重视安全、有效、经济、适宜的合理应用。

　　大部分 AP 患者可进行保守治疗，主要包括早期液体治疗、抗感染治疗、抑酸抑酶治疗、营养支持治疗，治疗的目的是改善微循环、预防和治疗细菌感染、减少胰酶分泌量、抑制胰酶活性等，使胰腺得到充分的休息，本章将对 AP 治疗药物进行介绍。

第 1 节　急性胰腺炎的液体治疗

　　AP 是目前临床上极为常见的可以威胁人类生命的急腹症之一，其治疗措施主要包括有效的液体治疗、药物治疗、早期肠内营养、手术治疗及并发症处理等。AP 的液体治疗是 AP 初始治疗中常用的对症支持治疗手段，是 AP 早期治疗的基石。本节将对 AP 的液体治疗加以介绍。

一、液体治疗的概念和目的

　　液体治疗是指通过补充或限制某些液体进而维持体内液体平衡和内环境稳定的一种治疗方法。常用的液体有等渗含钠电解质溶液（如生理盐水、平衡盐溶液等）和非电解质溶液（如 5%葡萄糖注射液等）。肠外营养、胶体液补液、输血及腹膜透析也属于广义的液体治疗的范畴。液体治疗的目的是迅速有效地恢复体内有效循环血量，维持血液携氧功能，改善微循环，减少全身性炎症反应，减轻多器官功能障碍综合征。

二、急性胰腺炎进行液体治疗的原因和意义

　　微循环障碍是 AP 发病的机制之一，各种危险因素使胰腺中的胰蛋白酶原异常活化，导致胰腺自身组织消化，同时促使机体释放大量的炎性介质和血管活性因子，激活血管内皮细胞，造成血管收缩，血管通透性增加，引发毛细血管渗漏综合征，使血管内大量

液体渗漏到血管外，造成机体血容量减少和组织间隙水肿，进而造成全身的组织器官缺血、缺氧。同时活化的血管内皮因子与炎性因子作用使机体凝血级联系统激活，导致弥散性血管内凝血的发生，又进一步加重了组织和器官的缺氧，导致胰腺坏死，在全身则表现为血流动力学改变、低血容量、低血压，甚至会导致休克。因此，尽早对 AP 患者进行液体治疗，维持机体内环境的稳定，恢复机体正常血流和组织供血、供氧在 AP 的治疗中极其重要。

三、急性胰腺炎常用补液介绍

目前，临床上常用于 AP 补液治疗的液体有两种：晶体溶液和胶体溶液。常用的晶体溶液包括传统的生理盐水、醋酸平衡盐溶液、高渗盐水；胶体溶液包括低分子右旋糖酐、羟乙基淀粉、人血白蛋白及血浆等。

晶体溶液是目前医院应用最广泛的静脉溶液，并且最早用于液体治疗，绝大部分住院患者在住院期间会接受至少一次的晶体溶液静脉输注。晶体溶液最主要的作用是维持体内水盐平衡，并且可以与多种药物配伍。对于 AP 患者来说，补充晶体溶液可以使呕吐等丢失的体液得以迅速补充，迅速增加患者的血容量，稀释炎性因子，改善胰腺的微循环，部分晶体溶液还有潜在的抗氧化作用，可以使胰腺的水肿和坏死得以减缓。

胶体溶液是指人血浆衍生物（如白蛋白和新鲜冰冻血浆）或者半合成制品（如羟乙基淀粉等）。胶体溶液可以维持血管内的胶体渗透压，减轻腹腔、胸腔等第三间隙的液体潴留，抑制炎性因子的产生，延缓炎性反应的进展。胶体溶液可以溶于等张盐溶液或与血浆浓度相似的缓冲盐溶液中。

晶体溶液与胶体溶液各有优缺点，临床上应根据患者的实际情况，选择合适的晶体或者胶体溶液对 AP 患者进行液体治疗。

四、急性胰腺炎常用补液药物特点

晶体溶液与胶体溶液在临床液体治疗方面的利弊之争已接近半个世纪之久，究竟选择哪种液体进行治疗更有利于 AP 患者的预后，目前结论不一。现将常用补液品种的特点介绍如下，作为临床选择补液药物提供参考。

（一）晶体溶液

1. 生理盐水　生理盐水是目前应用最广泛的晶体溶液，其应用历史可以追溯到 19 世纪。其渗透压与血浆相等，可以快速地纠正脱水，增加血容量，且可以与多种药物配伍。但生理盐水的成分却与正常血浆相差很多，即所谓"生理盐水不生理"，生理盐水成分单一，只含有钠离子和氯离子，缺少血浆中的其他成分（如钾、钙、镁、葡萄糖）及维持 pH 的缓冲盐，属于高氯高钠的酸性液体，长期大量输注会引起体内电解质失衡，破坏人体的内环境稳定，且会引起高氯性代谢性酸中毒。血液中 Cl⁻ 水平升高会抑制心肌功能，造成肺动脉血压升高，并使肾脏对血管紧张素转换酶 Ⅱ 的敏感性增加，使肾脏的血管收缩，减少肾血流量，降低肾小球滤过率，提高肾损伤的风险。因此，在使用生理盐水补液时，应掌握好指征，对于存在低钠血症、代谢性碱中毒需要补液的患者，可以使用生理盐水进行补液治疗，补液速度应为 5～10 ml/（kg·h），总剂量应少于 1000 ml/d，并需检测血液中的 Cl^- 含量和酸碱平衡。

2. 乳酸林格氏液　为了解决"生理盐水不生理"的现象，英国生理学家 Ringer 于 1880 年发明了复方生理盐水即林格氏液，向溶液中引入了 Na^+ 和 K^+。1930 年，Hartamann 发明了复方乳酸钠溶液即乳酸林格氏液，其是一种等张的静脉注射液，电解质组成与血浆相似，且加入了缓冲物质，故该类溶液又称作平衡电解质溶液。研究表明在 AP 初期，大量地补充乳酸林格氏液可以明显地改善胰腺的微循环。与生理盐水相比，AP 初期使用乳酸林格氏液进行补液治疗，患者的全身炎症反应综合征的发生率及 C 反应蛋白水平显著降低。但乳酸林格氏液仍与血浆存在差别，其 Cl^- 含量为 111 mmol/L，高于血浆中 Cl^- 含量（103 mmol/L），Na^+ 含量为 131 mmol/L，略低于血浆中的 Na^+ 含量（142 mmol/L），渗透压为 278 mOsm/L，略低于血浆渗透压（280～310 mOsm/L），pH 为 6.5，属于微酸性液体，血浆 pH 为 7.4，含有 Ca^{2+} 约 1.5 mmol/L，如果大量输注（>3 L）会缩短凝血时间，导致血液处于高凝状态，因此，对于高钙血症引起的 AP，患者应禁用乳酸林格氏液，可改用生理盐水进行容量复苏。此外乳酸林格氏液中含有乳酸根，其进入体内后，主要在肝内代谢，如果肝发生病变，代谢乳酸盐的功能受损，则可造成乳酸盐在体内堆积，导致高乳酸血症，因此存在肝功能障碍的 AP 患者禁用乳酸林格氏液扩容。

3. 醋酸平衡盐溶液　醋酸平衡盐溶液是为解决乳酸林格氏液存在的问题而研发的，其中 Na^+、K^+、Cl^- 的浓度，渗透压，pH 均在血浆的生理范围内，不含 Ca^{2+}，含有 Mg^{2+} 且浓度略高于血浆，含有的缓冲剂为醋酸盐，醋酸盐在体内的主要代谢途径为三羧酸循环，可以在肝以外的肾、骨骼肌细胞中进行代谢，且代谢速率是乳酸盐的两倍，因此肝功能损伤的患者可以采用醋酸平衡盐溶液进行补液治疗。

4. 高渗盐水　高渗盐水是指浓度为 7.5% 的氯化钠注射液。在 AP 初期液体复苏时输注小剂量的高渗盐水，可有效地提高血浆渗透压，使渗入组织间的液体回流入血，增加全身血容量，最大限度地动员机体发挥内源性自身输液效应。高渗盐水输注入血会使血管内皮细胞和肺泡内皮细胞的肿胀得以缓解，进而改善组织和器官的水肿，改善胰腺的微循环。已有研究表明，在 AP 早期的液体治疗方案中，治疗最初 30 分钟内静脉输注 4 ml/kg 的 7.5% 氯化钠注射液，再输注其他液体进行治疗的患者，其治疗有效率、治疗后相关指标的恢复情况、预后情况均好于未使用高渗盐水治疗的患者。值得注意的是，已有报道表明，高渗盐水补液后会引起急性肾衰竭和脑桥脱髓鞘不良反应，故其临床应用受到一定限制，且高渗盐水对血管有较强的刺激作用，易引起血压升高，因此滴注速度不应过快，且总量应小于 400 ml。

（二）胶体溶液

1. 低分子右旋糖酐　低分子右旋糖酐溶液属于胶体溶液，主要成分为葡萄糖聚合物，其分子量较大，不易渗出血管，输注后可提高血浆胶体渗透压，进而扩充血容量。低分子右旋糖酐可以通过抑制血小板和红细胞的聚集，降低血液的黏稠度，并对凝血酶原有抑制作用，可以防治血栓，改善微循环，维持器官的血液灌注。在 AP 早期的液体治疗中，每日输注低分子右旋糖酐 500 ml，连续输注 5～7 日，患者的预后要好于同等条件下未加用该液体的患者。低分子右旋糖酐有渗透性利尿的作用，因此，对于存在严重肾功能障碍的患者，应禁用该药。

2. 羟乙基淀粉　羟乙基淀粉溶液是一种人工合成的胶体溶液，其主要成分是羟乙基化的高分子量的支链淀粉，目前临床上常用的羟乙基淀粉溶液是羟乙基淀粉 130/0.4 氯化钠溶液，也是 AP 早期液体治疗的药物之一。羟乙基淀粉溶液属于等渗的胶体溶液，一次使用后，有效的扩容时间为 4～6 小时，其能有效地提高血浆胶体渗透压，防止组织水肿，降低血液黏稠度，减少红细胞的聚集，使血管的阻力降低，维持血流动力学的稳定性，进而改善胰腺的微循环。已有研究表明在 AP 初期的液体治疗中，羟乙基淀粉的使用可以降低患者并发症和多器官功能障碍综合征的发生率。通常羟乙基淀粉的使用量为入院后前 3 天每天使用羟乙基淀粉 130/0.4 氯化钠溶液 1500 ml、1000 ml、500 ml，或者按 500 ml/d 每日两次连续给药 3 天，羟乙基淀粉 130/0.4 氯化钠溶液应占总输液量的 1/3，同时应使用适当的利尿剂，如呋塞米静脉推注利尿，保证液体的进出平衡，以防止急性肾衰竭和呼吸窘迫综合征的发生。羟乙基淀粉存在发生变态反应的风险，初始应缓慢输注 10～20 ml，并观察患者的反应，如有变态反应发生应立即停药。每日最大剂量为 50 ml/kg，存在少尿或者无尿型肾衰竭的患者应禁用该药。

3. 人血白蛋白　人血白蛋白是血液制品，主要来源于人血，是人血浆中含量第一的蛋白质，承担着重要的生理作用。在人体内，白蛋白可以增加血容量，维持血浆胶体渗透压，维持血管内皮稳定，是多种物质运输的载体。当 AP 患者存在低蛋白血症并发症时，其初期的液体治疗应及时加入白蛋白，缓解水肿，减少低蛋白血症带来的危害。由于人血白蛋白是血液制品，因此存在过敏现象，在输注的过程中起始需缓慢滴注，逐步提速，15 分钟后滴速达到 2 ml/min。本品可每日输注 5～10 g，直至水肿消失，血清白蛋白恢复正常。

4. 血浆　血浆是从健康人全血分离或单采而制得的血液制品，新鲜冰冻血浆几乎含有全部的凝血因子及血浆蛋白。高甘油三酯血症是 AP 最常见的病因之一。高脂血症性胰腺炎的初始治疗包括治疗 AP，降低血清三酰甘油水平。但如果高甘油三酯血症患者伴有低钙血症、乳酸酸中毒、全身性炎症或器官功能障碍加重或全身多器官衰竭，则应选择血浆分离置换治疗，直至患者的三酰甘油水平达到目标值。

5. 明胶注射液　明胶注射液是人工合成的医用扩容注射液，目前常见的明胶注射液品种有琥珀酰明胶注射液和聚明胶肽注射液。

（1）琥珀酰明胶注射液：琥珀酰明胶注射液是牛胶原经过琥珀酰化修饰后，形成的分散型等渗的胶体溶液。可有效维持血浆的胶体渗透压，使血流速度加快，改善静脉回流量和心排血量，减轻组织水肿，增加血液的携氧能力，使组织对氧利用增加，改善微循环。国外于 20 世纪 70 年代用于临床，我国于 20 世纪 80 年代开始应用。琥珀酰明胶在输注后 24 小时内约有 95% 以原形从尿液排出，约 5% 由粪便排出。琥珀酰明胶的优点是可以和脂肪乳以外的多种液体如电解质溶液、葡萄糖溶液和血液等配伍。由于琥珀酰明胶具有渗透性利尿的作用，可以维持 AP 患者的肾脏功能，但对于有严重肾病的患者应禁用。

（2）聚明胶肽注射液：聚明胶肽是牛胶原蛋白降解后得到的球状明胶多肽，目前临床上常用的剂型有国产的聚明胶肽注射液和进口的代用血，其特点是渗透压和黏稠度均与人体血液相似，且酸碱度、电解质的成分及含量与人体血浆接近，半衰期为 5 小时，其可以迅速恢复组织灌注和血管内液体与组织间液体平衡，能够有效补充循环血量，增加心排血量，降低外周循环和肺循环阻力，使机体有效循环血量增加，改善微循环，可以调节电解质平衡，纠正酸中毒和代谢失衡，是理想的扩容用药。在 AP 治疗时，可一次输注 500～1000 ml，输注 1～2 小时。

五、急性胰腺炎液体治疗的研究现状

AP 在全球范围内都是一种常见的消化系统疾病，其发病率高，给患者带来巨大的伤害，同时也占用大量的医疗资源。AP 的早期治疗决策将直接影响疾病的进程及住院的时间。液体复苏、维持水电解质平衡和加强患者生命体征监护是早期治疗的重点。AP 的早期液体复苏被认为是最重要的治疗措施，但是目前关于补液的剂量、液体输注的速度、补液类型的选择和何时停止补液，相关指南介绍的并不明确。

许多学者都认为入院最初 24 小时内快速补液能减少患者的病死率。美国胃肠病学会《急性胰腺炎处理指南》推荐在入院最初 12～24 小时内，患者应补充等渗晶体，补液速度为 5～10 ml/（kg·h），如果患者出现低血压及心动过速等重度血容量不足的表现，则补液速度应加快，应在半小时内给足患者 20 ml/kg 的静脉液体，以快速恢复血容量，改善患者的低血容量状态。之后再以 3 ml/（kg·h）的速度输注 8～12 小时。赵伟红的研究证实，在入院初期 24 小时内给予患者 6000～10 000 ml 补液（生理盐水或者平衡盐溶液）治疗后，其病死率、各器官功能衰竭发生率及平均住院时间均低于入院 24 小时后给予补液的患者。

关于晶体溶液和胶体溶液哪个是最佳补液剂型目前仍未有定论。晶体溶液是临床应用最早、最广泛的液体，晶体溶液保质期长，易储存，在室温条件下就可以长期保持稳定，且随时可用。晶体溶液的不良反应发生率较低，其不良反应不是由免疫介导的，主要是由离子输注不平衡导致的。如果能根据患者的生理病理情况进行个体化使用，则可很大程度上减少应用晶体溶液产生的不良反应。其主要缺点就是缺乏其他的生化特性，只能补充液体及相关电解质，无抗炎、抗氧化等功能。胶体溶液是人工合成的血浆类似物和替代品，有着更好的血流动力学和生化特性。理想的人工胶体应最大限度地替代血浆功能，增加循环血容量的能力强大而持久，能改善供氧和器官功能，无毒副作用，无免疫原性等。但现在的人工胶体并不完美。研究表明胶体可引起出血风险，如低分子右旋糖酐可以导致血小板黏附性减弱和纤溶性增加，羟乙基淀粉可导致凝血时间延长，在使用时应检测患者的凝血功能。胶体溶液还易引起变态反应，低分子右旋糖酐、羟乙基淀粉、明胶的变态反应发生率依次增加，因此在输注胶体溶液时，前 20 ml 一定要缓慢滴注，观察患者的状态，一旦发生变态反应立即停药，并对症处理。

晶体和胶体补液各有利弊，晶体溶液的价格相对便宜，离子成分与内环境相似，能够快速地补充血容量，纠正电解质平衡，但扩容效果较差，生理盐水的扩容作用只有 20%，且作用时间短。而胶体溶液的扩容能力强，羟乙基淀粉 130/0.4 氯化钠溶液在输注半小时后其扩容效果达到 100%，持续时间达 4～6 小时，可改善血液循环和组织灌注，但胶体溶液会导致肾小球滤过率降低，干扰凝血机制，易发生变态反应。有研究表明晶体和胶体联合治疗效果优于单一补液治疗，但晶体溶液和胶体溶液的最佳比例目前尚未确定，有回顾性分析表明晶体溶液和胶体溶液的输注量为 1.5：3 时，效果比较理想。

在治疗中应针对不同病因和患者自身的病理生理状态进行个体化的选择。例如，对于高钙血症引起的胰腺炎在进行初期液体治疗时，不建议使用含钙的乳酸林格氏液，应改用生理盐水进行液体治疗；胆源型 AP 的患者用乳酸林格氏液进行治疗后效果优于生理盐水；AP 伴肾功能不全的患者应禁用生理盐水补液治疗，避免体内过多的氯离子蓄积引起急性肾损伤；对于存在乳酸代谢障碍和肝功能障碍的 AP 患者，平衡盐溶液应首选醋酸平衡盐溶液。

为了确定液体复苏的终点，医学界提出了目标导向治疗方案。确定补液的终点为 24 小时内生命体征平稳：心率＜120 次/分，平均动脉压 65～85 mmHg，排尿量＞0.5～1.0 ml/（kg·h），血细胞比容 35%～44%，血尿素氮较前降低。要求每半小时评估一次各项指标，根据患者的实际情况调整补液速率和种类，各项指标合格后，即可停止补液治疗。研究表明，采用目标导向液体治疗，患者的 48 小时输液总量，患者预后、病死率及消耗的医疗资源均好于传统的补液方式。目标导向液体疗法是个体化的补液方式，通过实时监测患者的生命体征，为 AP 患者提供更优质的补液方案。

第 2 节　急性胰腺炎的抗感染治疗

AP 患者胰腺液体积聚易发生胰腺坏死和（或）继发感染，大约 1/3 的胰腺坏死患者会发生感染性坏死，坏死程度和感染风险没有相关性。尽管感染可发生在坏死性胰腺炎的早期，但更常见于临床病程的后期，也是 AP 死亡的主要原因。高达 20% 的 AP 患者会出现胰腺外感染，如血液感染、肺炎和尿路感染，胰腺外感染与病死率增加具有相关性。

一、急性胰腺炎抗感染治疗原则

（一）感染预防

AP 是否合并感染很难预测，可能和急性期肠道缺氧、细菌移位有关，且胰周积液范围越大越容易感染。前期临床研究证实，预防性应用抗菌药物不能显著降低 AP 病死率，不能减少胰腺外感染率，不能降低外科手术率，并且容易导致耐药菌出现和二重感染。因此，对于非胆源性 AP 不推荐预防性使用抗菌药物。美国胃肠病协会《急性胰腺炎处理指南》建议无菌坏死性胰腺炎和 SAP 均不预防性使用抗菌药物。但 2015 年《日本急性胰腺炎治疗指南》推荐 SAP 发病 72 小时内应预防性使用抗菌药物。日本一项荟萃分析显示 SAP 发病 72 小时或住院 48 小时内预防性使用抗菌药物可以显著降低病死率和感染并发症发生率。也有荟萃分析认为预防性使用抗菌药物不能显著降低感染性胰腺坏死的发生率，但可以降低坏死性胰腺炎的病死率。《中国急性胰腺炎多学科诊治共识意见》

中建议中度重症急性胰腺炎（moderately severe acute pancreatitis，MSAP）患者合理使用抗菌药物，但应避免抗菌药物使用等级过高、时间过长导致的肠道菌群失调。国内《急性胰腺炎诊治指南（2014）》认为针对部分易感人群（如胆管梗阻、高龄、免疫力低下等）可能发生的肠源性细菌移位，可选择喹诺酮类、头孢菌素类等抗菌药物进行感染预防。对于胆源性 MSAP 或 SAP 患者，为预防感染，应推迟胆囊切除术至炎症缓解、液体积聚消退或稳定后实施。大约 9%的坏死性胰腺炎患者会发生真菌感染，但目前不推荐预防性应用抗真菌药物。然而，尚不明确真菌感染是否与更高的病死率有关。如果 CT 引导下细针抽吸活检所获得的组织是无菌的，我们应停用抗菌药物并继续保守治疗 4～6 周。不推荐为预防感染性坏死对无菌性坏死性胰腺炎患者使用抗菌药物，见表 3-1。

表 3-1　常用 AP 各指南对急性胰腺炎抗菌药物使用的意见

推荐	2015 JPN	2013 ACG	2013 IAP	国内指南
是否推荐预防性应用抗菌药物	重症和坏死性 AP 早期使用	否	否	易感染人群
是否推荐治疗性应用抗菌药物	是	是	是	是

注：日本肝胆胰外科协会发布的《日本急性胰腺治疗指南》简称为 2015 JPN；美国胃肠病学会（American College of Gastroenterology，ACG）发布的《急性胰腺炎处理指南》简称为 2013 ACG；国际胰腺病协会（International Association of Pancreatology，IAP）和美国胰腺病协会（American Pancreatic Association，APA）发布的《急性胰腺炎处理循证指南》简称为 2013 IAP。

（二）感染治疗

大部分 AP 感染（75%）都是单种肠源性微生物感染，如大肠埃希菌、假单胞菌属、克雷伯菌属和肠球菌属。对于胰腺或胰腺外组织坏死的患者，若经过 7～10 日的住院治疗后病情恶化或没有改善，临床病情不稳定或出现脓毒血症生理表现、白细胞计数上升或发热等，应怀疑是感染性坏死。感染的临床征象和腹部成像显示坏死区内存在气体，则提示感染，此时可在不进行抽吸和培养的情况下开始抗菌药物治疗。开始经验性抗菌药物治疗时，应使用能渗透至胰腺坏死组织的药物，如碳青霉烯类、喹诺酮类、头孢他啶、头孢吡肟联合抗厌氧菌药物等。对于未能改善的患者，可对胰腺坏死组织进行清创（坏死组织清除术）。但对于病情稳定的感染性胰腺组织坏死患者，应选用抗菌药物持续治疗至少 4 周，以尝试推迟开腹行坏死组织清除术。

2013 年美国胃肠病协会提出了 AP 患者应用抗菌药物的指征：①有证据表明存在胰腺或胰腺外的感染。②对于怀疑存在感染性坏死的 AP 患者，可在 CT 引导下行细针穿刺进行细菌染色加培养，或在获取必要的感染物培养后，依据药敏结果使用抗菌药物。③在等待培养结果的同时，可谨慎使用抗菌药物，若培养结果为阴性则及时停药。《中国急性胰腺炎多学科诊治共识意见》则提出，抗菌药物的应用应遵循"降阶梯"策略，选择抗菌谱为针对革兰氏阴性菌和厌氧菌为主及脂溶性强的药物。推荐方案为碳青霉烯类、青霉素+β-内酰胺酶抑制剂、第三代头孢菌素+β-内酰胺酶抑制剂+抗厌氧菌药物或喹诺酮类。针对耐药球菌感染可选用万古霉素、替考拉宁、利奈唑胺、替加环素等药物，疗程为 7～14 日，特殊情况下可延长应用时间。要注意真菌感染的诊断，临床上无法用细菌感染来解释发热等表现时，应考虑真菌感染的可能，可经验性应用抗真菌药物，同时进行血液或体液真菌培养。伴有难以控制的腹泻时要怀疑难辨梭菌感染，可予以口服万古霉素或甲硝唑，条件允许时考虑粪便菌群移植治疗。《2013 中国急诊急性胰腺炎临床实践指南》中提出，一旦并发感染，应尽早开始经验性覆盖肠道杆菌及厌氧菌的广谱抗菌药物治疗。为尽快控制感染，降低由感染激活的炎症介质反应，防止病情加重，首选快速杀菌剂，如早期应用厄他培南或三、四代头孢菌素等抗菌药物；对于有非发酵菌感染的 AP 患者，可以选择其他碳青霉烯类抗菌药物、三代头孢菌素/酶抑制剂复合制剂、四代头孢菌素或联合用药。一般来讲，AP 时血胰屏障已破坏，抗菌药物无须考虑血胰屏障。抗菌药物使用时需警惕二重感染或难辨梭菌感染。药敏试验明确致病菌后选用窄谱敏感抗菌药物。临床症状如器官功能、系统性炎症指标改善，可认为是停用抗菌药物的指征。各指南对急性胰腺炎抗菌药物使用的意见见表 3-1。

（三）治疗性应用抗菌药物的基本原则

1. 根据患者的症状、体征、实验室检查或放射、超声等影像学结果，诊断为细菌、真菌感染者方有指征应用抗菌药物；缺乏细菌及上述病原微生物感染的临床或实验室证据，诊断不能成立者，均无应用抗菌药物指征。

2. 抗菌药物品种的选用，原则上应根据病原菌种类及病原菌对抗菌药物敏感性，即细菌药物敏感试验（以下简称药敏试验）的结果而决定。因此有条件的医疗机构，对临床诊断为细菌性感染的患者应在开始抗菌治疗前，及时留取相应合格标本（尤其血液等无菌部位标本）送病原学检测，以尽早明确病原菌和药敏结果，并据此调整抗菌药物治疗方案。

3. 对于临床诊断为细菌性感染的患者，在未获知细菌培养及药敏结果前，或无法获取培养标本时，可根据患者的感染部位、基础疾病、发病情况、发病场所、既往抗菌药物用药史及其治疗反应等推测可能的病原体，并结合当地细菌耐药性监测数据，先给予抗菌药物经验治疗。待获知病原学检测及药敏结果后，结合先前的治疗反应调整用药方案；对培养结果呈阴性的患者，应根据经验治疗的效果和患者情况采取进一步诊疗措施。

4. 综合患者病情、病原菌种类及抗菌药物特点制订抗菌治疗方案，根据病原菌、感染部位、感染严重程度和患者的生理、病理情况及抗菌药物药效学和药动学证据制订抗菌药物治疗方案，包括抗菌药物的选用品种、剂量、给药次数、给药途径、疗程及联合用药等。

5. 以下情况可考虑联合应用抗菌药物：病原菌尚未查明的严重感染；单一抗菌药物不能控制的严重感染；需氧菌及厌氧菌混合感染；2 种及 2 种以上细菌感染；以及多重耐药菌或泛耐药菌感染；需长疗程治疗，但病原菌易对某些抗菌药物产生耐药性的感染。毒性较大的抗菌药物，联合用药时剂量可适当减少，但需有临床资料证明其同样有效。

二、急性胰腺炎抗感染治疗常用药物

（一）头孢菌素类

头孢菌素类是由头孢菌素 C 裂解而获得的 7-氨基头孢烷酸，经改造后制成的一系列半合成抗菌药物。头孢菌素的活性基团也是 β-内酰胺环，与青霉素类有着相似的理化特性、生物活性、作用机制和临床应用。具有抗菌谱广、抗菌作用强、对 β-内酰胺酶较稳定、变态反应少、毒性小、与青霉素类仅有部分交叉变态反应等特点。根据头孢菌素的抗菌谱、抗菌强度、对 β-内酰胺酶的稳定性及对肾毒性可将其分为四代。

1. 体内过程　多数头孢菌素类药物需要注射给药。头孢菌素类吸收分布良好，能透入各组织中，且易透过胎盘屏障，在滑囊液、心包积液中可获得高浓度。第三代头孢菌素多能分布至前列腺、眼房水和胆汁中，浓度也比较高。部分可透过血脑屏障，并在脑脊液中达到有效浓度。多数头孢菌素的血浆半衰期比较短（0.5～2.1 小时），但头孢曲松的半衰期可达 8 小时，头孢菌素类主要经肾排泄，且多为原形，尿中浓度较高。

2. 药理作用　头孢菌素类为杀菌药，抗菌原理与青霉素类相同。细菌对头孢菌素可产生耐药性，并与青霉素类有部分交叉耐药性。第三代头孢菌素对革兰氏阳性菌的作用不及第一、二代，对革兰氏阴性菌包括肠杆菌类、铜绿假单胞菌及厌氧菌有较强的作用，对 β-内酰胺酶有较高的稳定性。第四代头孢菌素对革兰氏阳性菌、革兰氏阴性菌均有高效，对 β-内酰胺酶高度稳定。第三、四代头孢菌素基本无肾脏毒性。

3. 不良反应　头孢菌素类药物毒性较低，不良反应较少，主要不良反应如下所述。

（1）变态反应：多为皮疹、荨麻疹等，过敏性休克罕见，但与青霉素类有交叉过敏现象。

（2）肾损害：第三、四代头孢菌素对肾脏基本无毒性。

（3）二重感染：第三、四代头孢菌素偶可见二重感染。

（4）其他：口服给药可发生胃肠道反应，静脉给药可发生静脉炎。大剂量使用头孢菌素偶可发生头疼、头晕等中枢神经系统反应。此外头孢哌酮可引起凝血酶原缺乏症或血小板减少而导致出血。

4. 用药指导　对于应用头孢菌素类药物的患者，药师应特别关注以下内容。

（1）禁用于对任何一种头孢菌素类抗菌药物有严重过敏史及有青霉素过敏性休克史的患者。

（2）用药前必须详细询问患者既往是否有对头孢菌素类、青霉素类或其他药物的过敏史。有青霉素类、其他 β-内酰胺类及其他药物过敏史的患者，有明确应用指征时应谨慎使用本类药物。在用药过程中一旦发生变态反应，须立即停药。如发生过敏性休克，须立即就地抢救并予以肾上腺素等进行相关治疗。

（3）本类药物多数主要经肾脏排泄，中度以上肾功能不全患者应根据肾功能适当调整剂量。中度以上肝功能减退时，头孢哌酮、头孢曲松可能需要调整剂量。

5. 临床常用药品特点

（1）头孢克肟：为口服第三代头孢菌素，对链球菌属及革兰氏阴性菌的抗菌活性较强，对细菌产生的 β-内酰胺酶比较稳定，对铜绿假单胞菌无效。本药与卡马西平或华法林合用时，卡马西平的血药浓度增高，凝血酶原时间延长，应注意监测。

（2）头孢地尼：为口服第三代头孢菌素，对细菌产生的 β-内酰胺酶比较稳定，对革兰氏阳性菌的作用强于头孢克肟，但对革兰氏阴性菌活性与头孢克肟相似或略弱，对铜绿假单胞菌无效。本药不经过乳汁分泌，可以哺乳期用药。抗酸剂及铁剂可影响本药吸收，合用时应间隔 2 小时以上。

（3）头孢他啶：为第三代头孢菌素，对 β-内酰胺酶稳定性强，抗菌谱较广，对革兰氏阴性菌及消化链球菌等厌氧菌均有较强的抗菌活性，对铜绿假单胞菌有效，但对肠球菌、甲氧西林耐药葡萄球菌、李斯特氏菌、难辨梭状芽孢杆菌及大部分的脆弱拟杆菌等无效。头孢他啶在用药治疗过程中可能会诱导部分细菌（如肠杆菌属、假单胞菌属和沙雷氏菌属）产生 I 型 β-内酰胺酶，导致耐药。

（4）头孢曲松：为第三代头孢菌素，抗菌谱较广，对革兰氏阳性菌、革兰氏阴性菌及部分厌氧菌有较强的抗菌活性。对流感嗜血杆菌、脑膜炎奈瑟菌及淋病奈瑟菌的活性比其他三代头孢菌素强。对铜绿假单胞菌无效，对肠球菌、甲氧西林耐药葡萄球菌、李斯特氏菌、难辨梭菌及大部分脆弱拟杆菌等无效。半衰期长达 8 小时，每日 1 次给药即可。本药可以透过血脑屏障，肾功能异常者无须调整剂量。本药与胆囊内结石形成有关，可出现胆囊炎症状，停药即可好转。

（5）头孢妥仑匹酯：为口服第三代头孢菌素，对细菌的 β-内酰胺酶稳定性强，对革兰氏阳性菌、革兰氏阴性菌有广泛的抗菌活性，对消化链球菌、痤疮丙酸杆菌、拟杆菌属等厌氧菌有效，对产 β-内酰胺酶的菌株也有很强的抗菌活性。抗酸剂和 H_2 受体阻滞剂可减少本药的吸收。

（6）头孢吡肟：为第四代头孢菌素，抗菌谱及活性与第三代头孢菌素相似，对多种细菌产生的 β-内酰胺酶稳定性强于第三代头孢菌素，对第三代头孢菌素广泛耐药的菌株也有抗菌活性，但对铜绿假单胞菌的活性与头孢他啶相当，对肠球菌、甲氧西林耐药的葡萄球菌等无效。与氨基糖苷类合用会增加肾毒性和耳毒性。

（二）β-内酰胺类抗菌药物/β-内酰胺酶抑制剂

β-内酰胺酶是由细菌产生的能水解 β-内酰胺类抗菌药物的一大类酶。最主要的分类方法有根据 β-内酰胺酶的底物、生化特性及是否被酶抑制剂所抑制的功能分类法，将 β-内酰胺酶分为青霉素酶、广谱酶、超广谱 β-内酰胺酶、头孢菌素酶和碳青霉烯酶等；根据 β-内酰胺酶末端的氨基酸序列特征的分子生物学分类法，将 β-内酰胺酶分为丝氨酸酶和金属酶。β-内酰胺酶抑制剂能够抑制细菌产生的大部分 β-内酰胺酶，常与 β-内酰胺类抗菌药物联合使用，能使药物中的 β-内酰胺环免遭水解，保护 β-内酰胺类抗菌药物的抗菌作用。临床上常用的 β-内酰胺酶抑制剂主要有克拉维酸、舒巴坦、他唑巴坦，三者均含有 β-内酰胺环结构，为不可逆竞争性抑制剂。

1. β-内酰胺类抗菌药物/β-内酰胺酶抑制剂合剂的组成原则

（1）β-内酰胺类抗菌药物与 β-内酰胺酶抑制剂的药代动力学特征基本吻合。

（2）β-内酰胺类抗菌药物与 β-内酰胺酶抑制剂组方后毒理学试验表明合剂与单药相

比毒性未显著增加，并且临床研究结果显示联合后不良反应无明显增加。

（3）母体和酶抑制剂均需适当剂量。

目前国内临床上主要应用的 β-内酰胺类抗菌药物/β-内酰胺酶抑制剂合剂包括阿莫西林/克拉维酸（针剂 5 : 1，口服 4 : 1 或 2 : 1）、替卡西林/克拉维酸（15 : 1）、氨苄西林/舒巴坦（2 : 1）、头孢哌酮/舒巴坦（2 : 1 或 1 : 1）、哌拉西林/他唑巴坦（8 : 1），抗菌谱见表 3-2。

表 3-2　β-内酰胺类抗菌药物/β-内酰胺酶抑制剂合剂抗菌作用

细菌	氨苄西林/舒巴坦	阿莫西林/克拉维酸	替卡西林/克拉维酸	哌拉西林/他唑巴坦	头孢哌酮/舒巴坦
链球菌	+	+++	+	+	+
甲氧西林敏感金黄色葡萄球菌	+	+++	+	+	+
肠球菌	++	+	+	+	−
卡他莫拉菌	+	+	+	+	+
流感嗜血杆菌	++	+++	++	+++	+++
大肠埃希菌	+++	+++	+++	++++	++++
克雷伯菌	+++	+++	+++	+++	++++
肠杆菌	−	+	+	++	+++
铜绿假单胞菌	−	−	++	++++	+++
嗜麦芽窄食单胞菌	−	−	++	−	+++
不动杆菌	++	−	−	+	+++

注：　"++++"表示很强作用，"+++"表示强作用，"++"表示较强作用，"+"表示有作用，"−"表示无作用。

2. β-内酰胺类抗菌药物/β-内酰胺酶抑制剂合剂共同特点

（1）除舒巴坦对不动杆菌属有很强抗菌活性外，其他 β-内酰胺酶抑制剂仅具有微弱的抗菌作用。

（2）β-内酰胺酶抑制剂对多数质粒介导的 β-内酰胺酶有较强抑制作用，与阿莫西林、氨苄西林、哌拉西林、替卡西林、头孢哌酮等联合用药后可保护上述抗菌药物不被细菌产生的灭活酶水解。

（3）β-内酰胺酶抑制剂不增强与其配伍药物对敏感细菌或非产 β-内酰胺酶的耐药细菌的抗菌活性。

（4）β-内酰胺类抗菌药物/β-内酰胺酶抑制剂合剂的抗菌作用主要取决于其 β-内酰胺类抗菌药物的抗菌谱和抗菌活性。

（5）β-内酰胺类抗菌药物/β-内酰胺酶抑制剂合剂两药的药代动力学性质相近，具协同抗菌作用。

（6）两药联合应用后不良反应无明显增加。

3. 临床应用

（1）主要 β-内酰胺类抗菌药物/β-内酰胺酶抑制剂合剂在常见革兰氏阴性菌感染治疗中的地位

1）在鲍曼不动杆菌感染中的作用：舒巴坦、头孢哌酮/舒巴坦、氨苄西林/舒巴坦、哌拉西林/他唑巴坦、替卡西林/克拉维酸等对不动杆菌均有潜在抗菌活性，药敏结果提示敏感时均可使用。

2）在铜绿假单胞菌感染中的作用：具有抗假单胞菌活性的合剂包括哌拉西林/他唑巴坦、替卡西林/克拉维酸、头孢哌酮/舒巴坦。临床使用较多的是哌拉西林/他唑巴坦和头孢哌酮/舒巴坦，是治疗铜绿假单胞菌所致感染的重要选择。

3）在嗜麦芽窄食单胞菌感染中的作用：对于病情较重的患者常需要联合治疗，临床应用的联合治疗方案通常以复方新诺明为基础，联合的抗菌药物可以是敏感的 β-内酰胺类抗菌药物/β-内酰胺酶抑制剂合剂（国内多用头孢哌酮/舒巴坦）；亦可选用喹诺酮类或替加环素联合 β-内酰胺类抗菌药物/β-内酰胺酶抑制剂合剂。

4）在肠杆菌科细菌感染中的作用：β-内酰胺类抗菌药物/β-内酰胺酶抑制剂合剂对肠杆菌科细菌敏感性良好，有较好的临床疗效的是头孢哌酮/舒巴坦和哌拉西林/他唑巴坦。

（2）腹腔感染：根据 2010 年版美国感染病学会《复杂腹腔感染诊治指南》及《国家抗微生物治疗指南》推荐，对于轻、中度腹腔感染，一般推荐第三代头孢菌素联合甲硝唑或 β-内酰胺类抗菌药物/β-内酰胺酶抑制剂复合制剂，重症腹腔感染推荐首选碳青霉烯类抗菌药物或 β-内酰胺类抗菌药物/β-内酰胺酶抑制剂合剂。

（3）血流感染：碳青霉烯类、头孢哌酮/舒巴坦、哌拉西林/他唑巴坦等 β-内酰胺类抗菌药物/β-内酰胺酶抑制剂合剂是较好的选择，应进一步结合细菌鉴定及药敏结果调整抗菌药物。

4. 临床常用药物及作用特点

（1）哌拉西林/他唑巴坦：适用于对哌拉西林耐药，但对哌拉西林/他唑巴坦敏感的产 β-内酰胺酶的细菌引起的中、重度感染；由耐哌拉西林、产 β-内酰胺酶的大肠埃希菌和拟杆菌属（脆弱拟杆菌、卵形拟杆菌、多形拟杆菌或普通拟杆菌）所致的阑尾炎（伴发穿孔或脓肿）和腹膜炎；由耐哌拉西林、产 β-内酰胺酶的金黄色葡萄球菌所致的非复杂性和复杂性皮肤及软组织感染，包括蜂窝织炎、皮肤脓肿、缺血性或糖尿病性足部感染；由耐哌拉西林、产 β-内酰胺酶的大肠埃希菌所致的产后子宫内膜炎或盆腔炎性疾病；由耐哌拉西林、产 β-内酰胺酶的流感嗜血杆菌所致的社区获得性肺炎（仅限中度）；由耐哌拉西林、产 β-内酰胺酶的金黄色葡萄球菌所致的中、重度医院获得性肺炎（医院内肺炎）。治疗敏感细菌所致的全身和（或）局部细菌感染。

哌拉西林/他唑巴坦不良反应多为轻、中度，且呈短暂性。不良反应总发生率为 2.2% ～ 4.4%，与剂量无一定的倾向性关系。①变态反应：常见皮疹、瘙痒、荨麻疹及皮肤湿疹样改变等，偶见药物热、过敏性休克等；②胃肠道反应：用药后可出现腹泻、恶心、呕吐、便秘、食欲减退、消化不良等胃肠道症状，偶见假膜性肠炎；③肝毒性：少数患者用药后可出现暂时性肝功能异常、胆汁淤积性黄疸；④肾毒性：少数患者用药后偶可出现肾损害；⑤中枢神经系统反应：用药后偶见头痛、焦虑、烦躁不安等中枢神经系统症状；⑥二重感染：长期用药时可致菌群失调，发生二重感染；⑦其他：可见注射局部刺激反应、疼痛、静脉炎、血栓性静脉炎和水肿等。

（2）头孢哌酮/舒巴坦：为第三代头孢菌素头孢哌酮与β-内酰胺酶抑制剂舒巴坦的复合制剂，抗菌谱较广，对革兰氏阳性菌、革兰氏阴性菌及部分厌氧菌有较强的抗菌活性，对产超广谱的β-内酰胺酶的革兰氏阴性菌有效，对铜绿假单胞菌有效。本药在胆道系统内的浓度较高，是胆道系统感染的一线用药。头孢哌酮可导致凝血酶原缺乏症或出血，合用维生素 K 可预防出血。本药亦可引起双硫仑样反应，用药期间及治疗结束后 72 小时内应戒酒或避免摄入含酒精饮料。

头孢哌酮/舒巴坦不良反应主要表现为恶心、呕吐、腹泻，偶见假膜性肠炎。①变态反应：主要表现为皮疹、皮痒、荨麻疹及药物热等；②肝毒性：少数患者用药后可出现一过性肝功能异常（血清氨基转移酶、碱性磷酸酶或胆红素升高）；③血液：少数患者用药后可出现可逆性的中性粒细胞减少、嗜酸粒细胞增多及血小板减少、凝血酶原时间延长等；④其他：肌内注射或静脉给药时可致注射部位疼痛、硬结，严重者可致血栓性静脉炎。

2012 年《中国鲍曼不动杆菌感染诊治与防控专家共识》中提到舒巴坦及含舒巴坦的β-内酰胺类抗菌药物/β-内酰胺抑制剂合剂，因为β-内酰胺酶抑制剂舒巴坦对不动杆菌属细菌具抗菌作用，所以含舒巴坦的复合制剂对不动杆菌具良好的抗菌活性，国外常使用氨苄西林/舒巴坦，国内多使用头孢哌酮/舒巴坦治疗鲍曼不动杆菌感染。

（三）碳青霉烯类

碳青霉烯类抗菌药物分为有抗非发酵菌作用和不具有抗非发酵菌作用两组，具有抗非发酵菌作用的碳青霉烯类主要包括亚胺培南/西司他丁（西司他丁具有抑制亚胺培南在肾内被水解作用）、美罗培南、帕尼培南/倍他米隆（倍他米隆具有减少帕尼培南在肾内蓄积中毒作用）、比阿培南和多利培南；不具有抗非发酵菌作用的碳青霉烯类为厄他培南。亚胺培南、美罗培南、帕尼培南、比阿培南等对各种革兰氏阳性球菌、革兰氏阴性杆菌（包括铜绿假单胞菌，不动杆菌属）和多数厌氧菌具有强大抗菌活性，对多数β-内酰胺酶高度稳定，但对甲氧西林耐药葡萄球菌和嗜麦芽窄食单胞菌等抗菌作用差。

碳青霉烯类抗菌药物的抗菌谱广、抗菌活性强，对需氧、厌氧菌均具有抗菌作用，特别是对多重耐药革兰氏阴性杆菌，如对产超广谱β-内酰胺酶肠杆菌科细菌具很强抗菌活性。该类药物的临床适应证多，在多重耐药菌感染、需氧菌与厌氧菌混合感染、重症感染及免疫缺陷患者感染等的抗菌治疗中发挥着重要作用。目前我国上市的碳青霉烯类抗菌药物有 5 个品种：亚胺培南、美罗培南、帕尼培南、比阿培南和厄他培南。厄他培南抗菌谱相对较窄，对铜绿假单胞菌、不动杆菌等非发酵糖细菌抗菌作用差；其他 4 个品种的药效学特性相仿。亚胺培南、帕尼培南分别与西司他丁及倍他米隆组成合剂，后两者分别为肾脱氢肽酶抑制剂及近端肾小管有机阴离子输送系统抑制剂，并不起抗菌作用。

1. 体内过程 本类药物多数口服难以吸收，须注射给药。静脉给药可广泛分布于尿、肺、痰、胸腔积液、肾、骨骼等，美罗培南能很好地透过血脑屏障进入脑脊液。大部分药物半衰期较短，在 1 小时左右，厄他培南半衰期较长，可 1 天给药 1 次。主要经过肾脏排泄，肾功能不全者，须适当减少剂量。亚胺培南单独应用，受肾脱氢肽酶的影响而分解，在尿中只能回收少量原形药物，西司他丁是肾脱氢肽酶抑制剂，可保护亚胺培南在肾脏中不受破坏，并阻止亚胺培南进入肾小管上皮组织，因而减少亚胺培南的排泄并减轻药物的肾脏毒性。

2. 药理作用　耐青霉素株、肺炎球菌、链球菌对其敏感，李斯特氏菌和芽孢杆菌属对其高度敏感。对甲氧西林敏感的金黄色葡萄球菌、表皮葡萄球菌、粪肠球菌有较好的抗菌作用，但对耐甲氧西林的菌株耐药，对阴沟场杆菌、褪色沙雷氏菌（黏质沙雷氏菌）的抗菌作用较强，流感杆菌、淋病奈瑟菌、弯曲菌属对其敏感，对各类厌氧菌有较好的抗菌活性。对大多数 β-内酰胺酶稳定，但可被某些脆弱类杆菌产生的金属酶水解。

3. 不良反应　碳青霉烯类常见的不良反应为恶心、呕吐、腹泻、药疹和静脉炎，一过性肝氨基转移酶升高。剂量较大时可致惊厥、意识障碍等中枢神经系统反应，具有一定肾损害。肌内注射粉针剂因含利多卡因而不能用于严重休克和传导阻滞患者。

4. 临床常用药物

（1）亚胺培南/西司他丁：为广谱抗菌药物，对产超广谱 β-内酰胺酶的细菌有效，抗菌活性强于第三、四代头孢菌素，尤其是对革兰氏阴性菌及厌氧菌具有强大的抗菌活性，对铜绿假单胞菌、不动杆菌、阴沟肠杆菌、李斯特氏菌、脆弱拟杆菌等有效。对屎肠球菌、甲氧西林耐药的葡萄球菌等无效；嗜麦芽窄食单胞菌对亚胺培南天然耐药；近年来铜绿假单胞菌、鲍曼不动杆菌等非发酵菌对碳青霉烯类药物耐药率逐渐升高，并在大肠埃希菌、肺炎克雷伯菌等其他革兰氏阴性杆菌中也出现耐碳青霉烯类药物的菌株。因与其他药物相比引起癫痫概率较高，故不用于中枢神经系统感染治疗。

（2）美罗培南：对肾脱氢肽酶稳定，抗菌谱与亚胺培南相似，对葡萄球菌属的抗菌活性比亚胺培南略弱，而对肠杆菌科细菌等革兰氏阴性菌的抗菌活性要强于亚胺培南。碳青霉烯类是重症感染及产超广谱 β-内酰胺酶革兰氏阴性菌感染的首选用药；本药可以降低血清丙戊酸的浓度，合用时应检测丙戊酸的血药浓度。

（3）厄他培南：对肠杆菌科细菌、革兰氏阳性菌及厌氧菌的作用与亚胺培南和美罗培南相似。因高蛋白结合率不易透过血脑屏障，不适用于细菌性脑膜炎的治疗。厄他培南与其他碳青霉烯类抗菌药物有两个重要差异：血半衰期较长，可一天一次给药；对铜绿假单胞菌、不动杆菌属等非发酵菌抗菌作用差。

（4）比阿培南：对肾脱氢肽酶稳定，抗菌谱及抗菌活性与美罗培南相似。主要用于敏感菌所致的各种严重感染及混合感染。本药可以降低血清丙戊酸的浓度，合用时应检测丙戊酸的血药浓度。

5. 碳青霉烯类抗菌药物临床应用存在的问题

（1）碳青霉烯类抗菌药物临床使用量逐年上升：全国抗菌药物临床应用监测网数据显示，自 2011 年我国开展抗菌药物临床应用专项整治以来，我国住院患者抗菌药物使用率由 2011 年的 59.4%降至 2017 年的 36.8%。多数类别抗菌药物包括第三代头孢菌素、喹诺酮类的使用强度均呈下降趋势。在部分地区存在个别品种应用过多或上升速度过快的现象。

碳青霉烯类抗菌药物使用量增加的主要原因：①多重耐药菌感染患者增多。近年来，全球范围内临床分离细菌对抗菌药物的耐药性总体呈上升趋势，因而选择该类药物的概率增加。②免疫缺陷/免疫抑制治疗患者增多。③部分医务人员临床用药不合理。

（2）革兰氏阴性杆菌对碳青霉烯类抗菌药物耐药检出率呈上升趋势：全国细菌耐药监测网数据显示，2017 年全国碳青霉烯类耐药肺炎克雷伯菌的检出率平均为 9.0%，较 2014 年上升了 2.6 个百分点，个别省份检出率最高达到 26.9%。老年、儿童和成人患者碳青霉烯类耐药肺炎克雷伯菌的检出率依次为 10.2%、9.1% 和 7.8%。碳青霉烯耐药鲍曼不动杆菌的检出率持续较高，2017 年全国平均检出率为 56.1%，个别省份检出率最高达到 80.4%。

6. 碳青霉烯类抗菌药物临床应用的专家建议

（1）严格掌握临床应用适应证：《抗菌药物临床应用指导原则（2015 年版）》明确碳青霉烯类抗菌药物临床应用适应证包括多重耐药但对本类药物敏感的需氧革兰氏阴性杆菌所致严重感染患者；脆弱拟杆菌等厌氧菌与需氧菌混合感染的重症患者；病原菌尚未查明的严重免疫缺陷患者感染的经验治疗。

临床合理应用的重点有：

1）重症感染是指因感染导致患者出现低血压、低氧血症、器官功能损害等临床表现。对于重症患者，需要认真鉴别是否存在感染后，再决定是否需要使用抗菌药物，特别是碳青霉烯类抗菌药物。

2）多重耐药菌感染的重症患者才有使用碳青霉烯类抗菌药物的指征。应当提倡耐药菌感染抗菌治疗的多样化，对于一些轻、中度多重耐药菌感染，宜选择其他类别的抗菌药物，如产超广谱 β-内酰胺酶细菌所致的轻中度感染也可根据药敏试验结果选用其他类别抗菌药物。

3）有用药适应证的患者应当强调病原学诊断，及时采用降阶梯治疗。在应用碳青霉烯类抗菌药物前，必须对送检标本做病原学检查，明确病原及药敏结果后，应当及时进行病情评估，合理采用降阶梯治疗。

4）按病原菌类别及抗菌药物药动学/药效学特性选择合适的碳青霉烯类品种。亚胺培南、美罗培南、帕尼培南及比阿培南的体外抗菌活性相仿（最低抑菌浓度接近），对于某些重症感染及广泛耐药菌感染则应保证足够的用量，选择说明书或有循证医学证据的权威指南推荐给药剂量较大的品种。厄他培南可用于中、重度细菌性感染，其半衰期长，可以一天一次给药。

5）除厄他培南可用于直结肠择期手术的预防用药外，碳青霉烯类抗菌药物无其他预防用药指征，不可作为预防用药。

6）多重耐药定植菌或携带状态，不宜使用碳青霉烯类抗菌药物。

（2）规范碳青霉烯类抗菌药物在儿童患者中的应用：近年来，儿童群体碳青霉烯类抗菌药物的使用量及耐药性明显上升，主要原因是感染患儿可以选用的抗菌药物种类较成人少，包括碳青霉烯类在内的 β-内酰胺类抗菌药物为主要选择；越来越多的医疗机构建立了儿科重症监护室，收治了更多重症感染患儿。大于 1 月龄小儿的碳青霉烯类抗菌药物临床应用适应证与成人相仿，但对新生儿及肾功能不全的小儿用药安全性尚未确定。为减轻细菌耐药选择性压力，应当严格控制碳青霉烯类抗菌药物在感染患儿中的应用。按照规定会诊，由具有相应处方权的医师开具处方，并经药师审核后方可使用，制订合理的给药方案。患儿发生感染时，及时正确留取微生物标本，依据标本培养及药敏试验结果，合理选择相应的给药方案。强调通过病原学诊断尽早实施目标性治疗。

（3）规范碳青霉烯类抗菌药物在特殊人群中的应用：该类药物主要通过肾脏排泄，肾功能不全患者或存在肾功能下降的老年人需要减量使用；肝功能不全患者使用时一般无须调整剂量。美罗培南与厄他培南为妊娠 B 类药物，有明确指征时可用于孕妇，其他品种为 C 类。

（4）加大耐药菌医院感染防控力度，落实专档管理要求。

1）加大医院感染防控力度：手卫生等医院感染基础防控措施适用于所有耐药菌的防控。应当重视耐碳青霉烯肠杆菌科细菌感染高危人群的主动筛查，逐步建立医院耐碳青霉烯肠杆菌科细菌感染等耐药菌的筛查制度，对感染及携带者需进行隔离。对于耐碳青霉烯的不动杆菌感染，则通过加强环境消毒、阻断接触传播来加强医院感染防控措施。通过强化医院感染防控，遏制碳青霉烯类抗菌药物耐药菌株的播散。

2）落实专档管理要求：作为特殊使用级抗菌药物，应当按照《关于进一步加强抗菌药物临床应用管理遏制细菌耐药的通知》（国卫办医发〔2017〕10 号）要求，加强碳青霉烯类抗菌药物的专档管理。

（四）喹诺酮类

喹诺酮类，又称吡酮酸类或吡啶酮酸类，是人工合成的含 4-喹诺酮基本结构的抗菌药。喹诺酮类以细菌的脱氧核糖核酸（DNA）为靶点，阻碍 DNA 解旋酶，进一步造成细菌 DNA 的不可逆损害，达到抗菌效果。1979 年合成的诺氟沙星，随后又合成的一系列含氟的新喹诺酮类药，统称为氟喹诺酮类。喹诺酮类药物分为四代，目前临床应用较多的为第三代，常用药物有诺氟沙星、氧氟沙星、环丙沙星、氟罗沙星等。此类药物对多种革兰氏阴性菌有杀菌作用，广泛用于泌尿生殖系统疾病、胃肠疾病，以及呼吸道、皮肤组织的革兰氏阴性细菌感染的治疗。

1. 体内过程　环丙沙星口服吸收迅速，生物利用度约为 70%。静脉滴注约 1 小时达血药浓度峰值。蛋白结合率为 20%～40%，吸收后广泛分布至各组织、体液（包括脑脊液）中，组织中的浓度常超过血药浓度，在胆汁中浓度可达血药浓度的 10 倍以上，环丙沙星可抑制人细胞色素 P450 1A2 介导的代谢。血清清除半衰期为 5～6 小时，静脉给药后，50%～70% 的剂量以药物原形经尿液排出，约 15% 的药物通过粪便排泄。左氧氟沙星吸收后广泛分布至各组织，口服生物利用度接近 100%，消除半衰期为 5～7 小时，主要以原形由尿中排泄，肾功能减退者清除率下降，消除半衰期延长。莫西沙星口服后迅速、几乎完全被吸收，给药不受进食影响。莫西沙星在下列组织中达到高浓度：如肺（上皮液、肺泡巨噬细胞、支气管组织）、窦（筛窦、上颌窦、鼻息肉）和炎症损伤部位，其总药物浓度超过血药浓度。组织间液有很高的游离药物浓度（唾液、肌肉内、皮下）。莫西沙星经过第二阶段的生物转化后通过肾脏和胆汁/粪便以原形、硫化物和葡萄糖醛酸苷的形式排出。莫西沙星从血浆中被排出的平均半衰期约为 12 小时。

2. 药理作用 喹诺酮类药品选择性抑制细菌 DNA 解旋酶，阻碍 DNA 复制而起到杀菌作用；对人体内与解旋酶相似的拓扑异构酶几无影响。细菌 DNA 解旋酶突变和膜通透性改变可产生耐药性。本品具广谱抗菌作用，尤其对需氧革兰氏阴性杆菌的抗菌活性高。

3. 不良反应

（1）胃肠道反应：较为常见，可表现为腹部不适或疼痛、腹泻、恶心或呕吐、消化不良、厌食。

（2）中枢神经系统反应：可有头昏、头痛、嗜睡或失眠。少数病例可出现外周痛觉异常、颅内压升高、共济失调、惊厥、焦虑、意识模糊、抑郁、幻觉、癫痫发作等。个别患者甚至出现精神反应自危行为。一些患者在初次用药即可出现这些反应，应立即停药并通知医师和临床药师。

（3）变态反应：皮疹、皮肤瘙痒、药物热、荨麻疹，偶可发生渗出性多形红斑及血管神经性水肿，少数患者有光敏反应。

（4）其他：偶可发生视觉异常、味觉受损、耳鸣、听力减退、静脉炎、血尿、间质性肾炎、肝炎等。少数患者可发生血清氨基转移酶与碱性磷酸酶升高、胆汁淤积性黄疸，尤其在肝功能损害患者，血尿素氮、肌酐或胆红素增高，个别患者出现高血糖、结晶尿、血尿现象。

4. 临床常用药物

（1）环丙沙星：选择性抑制细菌 DNA 解旋酶，阻碍 DNA 复制而起到杀菌作用；对人体内与解旋酶相似的拓扑异构酶几乎无影响。细菌 DNA 解旋酶突变和膜通透性改变可产生耐药性。本品具广谱抗菌作用，尤其对需氧革兰氏阴性杆菌的抗菌活性高，对下列细菌在体外具有良好抗菌作用：肠杆菌科的大部分细菌，包括肠杆菌属（阴沟肠杆菌、产气肠杆菌、大肠埃希菌等）、克雷伯菌属、变形杆菌属、沙门菌属、志贺菌属、弧菌属、耶尔森菌属等。对多重耐药菌也具有抗菌活性。对青霉素耐药的淋病奈瑟菌、产酶流感杆菌和莫拉菌属均具有高度抗菌活性。对铜绿假单胞菌等假单胞菌属的大多数菌株具抗菌作用。本品对甲氧西林敏感葡萄球菌具抗菌活性，对肺炎链球菌、溶血性链球菌和粪肠球菌仅具中等抗菌活性。对沙眼衣原体、支原体、军团菌具有良好抗微生物作用，对结核杆菌和非典型分枝杆菌也有抗菌活性。对厌氧菌的抗菌活性差。用于敏感菌引起的：泌尿生殖系统感染，包括单纯性、复杂性尿路感染、细菌性前列腺炎、淋病奈瑟菌尿道炎或宫颈炎（包括产酶株所致者）；呼吸道感染，包括敏感革兰氏阴性杆菌所致支气管感染急性发作及肺部感染；胃肠道感染（由志贺菌属、沙门菌属、产肠毒素大肠杆菌、亲水气单胞菌、副溶血弧菌等所致）；伤寒；骨和关节感染；皮肤软组织感染；败血症等全身感染。

环丙沙星不应用于儿童、青少年，因为目前没有在这些患者中用药安全性的经验，18 岁以下未成年患者避免使用本药。治疗中如发现严重长期腹泻，必须咨询医师，因为这可能是严重胃肠道疾病假膜性肠炎。这种情况一旦发生，应立即停药，并给予适当治疗（如给予万古霉素），禁用抑制胃肠道蠕动药。肌肉骨骼系统出现肌腱炎的任何症状（如胀痛、发炎），需立即就医并停止抗菌治疗。应注意保证患肢的休息，避免不合适的体育活动（否则会增加肌腱断裂的危险）。肌腱断裂（主要为跟腱）主要见于既往有糖皮质激素全身治疗史的老年患者。对于既往有喹诺酮治疗引起的肌腱功能障碍病史的患者，应小心使用环丙沙星，输注时间在 30 分钟以内时注射部位局部反应发生率较高，推荐注射时间大于 60 分钟。环丙沙星可导致光敏反应，服用环丙沙星的患者应避免强阳光或紫外线的直射，若出现光敏反应（如阳光灼伤样皮肤反应），需停用环丙沙星。抑酸剂和含钙、铝、镁等金属离子的药物可减少本类药物的吸收，应避免同用。对于癫痫和既往有中枢神经系统疾病的患者，应权衡利弊后使用。环丙沙星不得用于妊娠期或哺乳期妇女，因为目前没有在这些患者中用药安全性的经验，且根据动物研究，不能完全排除此药会导致未成熟器官关节软骨损伤。

（2）左氧氟沙星：适用于敏感细菌所引起的呼吸系统感染（急性支气管炎、慢性支气管炎急性发作、弥漫性细支气管炎、支气管扩张合并感染、肺炎）；泌尿系统感染（肾盂肾炎、复杂性尿路感染等）；生殖系统感染（急性前列腺炎、急性附睾炎、宫腔感染、子宫附件炎、盆腔炎）；皮肤软组织感染（传染性脓疱病、蜂窝织炎、淋巴管炎、皮下脓肿、肛周脓肿等）；胃肠道感染（细菌性痢疾、感染性肠炎、沙门氏菌属肠炎）；伤寒及副伤寒；败血症、粒细胞减少及免疫功能低下患者的各种感染；乳腺炎等。

左氧氟沙星不应用于儿童、青少年，因为目前没有在这些患者中用药安全性的经验，18 岁以下未成年患者避免使用本药，妊娠期妇女避免使用本品。哺乳期妇女如必须使用本品，应暂停哺乳。左氧氟沙星可导致光敏反应，用药期间应避免强阳光或紫外线的直射，若出现光敏反应（如阳光灼伤样皮肤反应），及时停用。喹诺酮类抗菌药与茶碱类合用时，可能导致茶碱血药浓度增高，出现茶碱中毒症状，合用时也应密切观察患者情况。本品与华法林或其衍生物同时应用时，应监测凝血酶原时间或进行其他凝血试验。与非甾体抗炎药物同时应用，有引发抽搐的可能。与口服降血糖药同时使用时可能引起低血糖，因此用药过程中应注意监测血糖浓度，一旦发生低血糖时应立即停用本品，并给予适当处理。静脉滴注宜缓慢，推荐注射时间大于 60 分钟。本制剂不宜与其他药物同瓶混合静脉滴注，或在同一根静脉输液管内进行静脉滴注。

（3）莫西沙星：是具有广谱活性和杀菌作用的 8-甲氧基氟喹诺酮类抗菌药。莫西沙星在体外显示出对革兰氏阳性菌、革兰氏阴性菌、厌氧菌、抗酸菌和非典型微生物如支原体、衣原体和军团菌具有广谱抗菌活性。杀菌作用机制为干扰拓扑异构酶 II 和 IV，拓扑异构酶是控制 DNA 拓扑和在 DNA 复制、修复和转录中起关键作用的酶。莫西沙星表现为浓度依赖性的杀菌活性，最低杀菌浓度和最低抑菌浓度基本一致。适应证：成人（≥18 岁）上呼吸道和下呼吸道感染，如急性窦炎、慢性支气管炎急性发作、社区获得性肺炎；皮肤和软组织感染；复杂腹腔感染包括混合细菌感染，如脓肿。

莫西沙星与抗酸药、矿物质和多种维生素同时服用会因为与这些物质中的多价阳离子形成多价螯合物而减少药物的吸收。这将导致血浆中的药物浓度比预期值低，因此，抗酸药、抗逆转录病毒药（如去羟肌苷），其他含镁或铝的制剂、硫糖铝及含铁或锌的矿物质，至少需要在口服莫西沙星 4 小时前或 2 小时后服用。莫西沙星具有中度抑制钾离子通道的作用，有中度心脏毒性风险，可引起严重的心律失常。

（五）糖肽类

糖肽类抗菌药物包括万古霉素、去甲万古霉素和替考拉宁。

1. 万古霉素及去甲万古霉素　万古霉素是从链霉菌培养液中分离获得的，仅对革兰氏阳性菌有强大杀菌作用。去甲万古霉素是我国从诺卡菌属培养液中分离获得，化学性质同万古霉素。口服几乎不吸收，生物利用度可忽略不计。蛋白结合率为 30%～55%，终末期肾衰竭患者平均降低 18%，除脑脊液外在各种体液中均广泛分布，包括胸腔液、心包液、腹水、滑膜液、尿液等。脑膜没有炎症时脑脊液中万古霉素的浓度为 0～4 mg/L，而有炎症的时候浓度可达到 6.4～11.1 mg/L。万古霉素体内基本不代谢，所给剂量 90% 以原形经肾消除。肾清除率为 1.09～1.37 ml/（kg·min），胆汁消除微量。正常肾功能时万古霉素半衰期为 4～6 小时。

万古霉素仅对革兰氏阳性菌，特别是革兰氏阳性球菌有强大的抗菌作用，包括敏感葡萄球菌及耐甲氧西林金黄色葡萄球菌（methicillin-resistant *Staphylococcus aureus*，MRSA）。其中去甲万古霉素和替考拉宁对大多数金黄色葡萄球菌的作用强于万古霉素，对表皮葡萄球菌的作用与万古霉素相似；去甲万古霉素是抗脆弱拟杆菌作用最强的抗菌药物。万古霉素类的作用机制是与细胞壁前体肽聚糖结合，阻断肽聚糖的进一步延长和交联，阻断构成细菌细胞壁坚硬结构的高分子肽聚糖合成，造成细菌因细胞壁缺陷而破裂死亡，尤其对正在分裂增殖的细菌呈现快速杀菌作用。

糖肽类抗菌药物易引起变态反应，万古霉素可引起斑块皮疹和过敏性休克，也可出现寒战、皮疹及高热。快速静脉注射万古霉素时，后颈部、上肢及上身出现的皮肤潮红、红斑、荨麻疹、心动过速和低血压等特征症状，称为"红人综合征"。常规剂量使用万古霉素一般不会发生耳毒性，肾功能不全的患者或者服药剂量过大可致听力减退，甚至耳聋，及早停药多可恢复正常。如同时应用氨基糖苷类抗菌药物、呋塞米或利尿剂可加重本药的耳毒性。肾毒性万古霉素较常见，应根据血药浓度和肾功能情况调整用药剂量，避免与氨基糖苷类等其他肾毒性药物同服。肾毒性主要表现为肾小管损伤，轻者为尿蛋白和管型尿，重者出现少尿、血尿甚至肾衰竭。应用万古霉素可引起恶心、呕吐、金属异味感和眩晕，静脉注射时偶见注射部位发生血栓性静脉炎和疼痛。糖肽类属妊娠期用药 C 类，妊娠期患者应避免应用。确有指征应用时，需进行血药浓度监测，据以调整给药方案。

万古霉素是治疗 MRSA 感染的一线药物，被广泛用于治疗 MRSA 感染。随着万古霉素的广泛使用，MRSA 对万古霉素的耐药性逐渐增加，MRSA 感染治疗失败率也逐渐升高，对是否常规开展万古霉素治疗药物监测（therapeutic drug monitoring，TDM）一直持续争论多年，目前临床实践中会通过提高万古霉素的谷浓度以应对 MRSA 的耐药。因此，2016 年我国制定并发布了《中国万古霉素治疗药物监测指南》，该指南是目前唯一被国际指南库收录的中国指南。该指南一共有 9 条推荐意见，见表 3-3。

表 3-3　万古霉素治疗药物监测推荐意见

推荐意见	推荐强度
1. 合用肾损害药物的患者、ICU 患者、肥胖患者、烧伤患者及肾功能不全的患者推荐进行万古霉素 TDM	强
2. 建议老年患者及合并肝疾病的患者进行万古霉素 TDM	弱
3. 推荐监测万古霉素血药谷浓度以提高疗效和降低肾毒性	强
4. 对于一般成人患者，推荐万古霉素目标谷浓度维持在 10～15 mg/L	强
5. 对于严重 MRSA 感染的成人患者，建议万古霉素目标谷浓度维持在 10～20 mg/L	弱
6. 对于肾功能正常的患者，建议第 3 天（首次给药 48 小时后）开始监测万古霉素血药谷浓度	弱
7. 对于肾功能不全的患者，推荐首次给药 72 小时后开始监测万古霉素血药谷浓度	强
8. 建议基于群体药代动力学方法个体化计算和调整万古霉素给药剂量	弱
9. 对于严重 MRSA 感染的成人患者，建议给予首剂负荷剂量	弱

与国外现有的万古霉素 TDM 指南相比，该指南有一定的优势，如采用医学证据质量分级（GRADE）方法评价证据质量，考虑患者意愿及万古霉素 TDM 的经济学评价，形成的推荐意见交由一线临床和药学专家外审。至于指南推荐意见的对比，第一，美国和日本的万古霉素 TDM 指南推荐万古霉素疗程大于 3 日的患者应进行万古霉素 TDM，而我国的指南推荐某些特殊患者应该进行万古霉素 TDM。第二，与美国和日本的万古霉素 TDM 指南相同的是，我国的指南也推荐万古霉素谷浓度应该维持在 10 mg/L 以上以避免 MRSA 对万古霉素的耐药性。不同的是，对于非严重 MRSA 感染患者，我国的指南不推荐目标谷浓度超过 15 mg/L。

万古霉素血药浓度监测的必要性：药理作用与血药浓度有一定的相关性；$C_{max} > 80$ mg/L 时易产生耳毒性；治疗窗窄且个体差异大。《抗菌药物临床应用指导原则（2015 年版）》明确表明临床应用万古霉素时，需要进行血药浓度监测。美国感染病学会、美国卫生系统药师协会、中国药理学会、广东省药学会等也推荐进行监测。

2. 替考拉宁　替考拉宁是从游动放线菌属细菌培养液中分离获得，为一种杀菌剂，结构的基本骨架与万古霉素相似。不同的是，其特有的乙酰取代基（含 10 或 11 碳的脂肪酸侧链）使其亲脂性为万古霉素的 30～100 倍，能更容易地渗透入组织和细胞，半衰期延长；酸性基团使其在生理性 pH 条件下即可溶解，肌内注射能良好地吸收。替考拉宁有着和万古霉素相同的作用机制，替考拉宁与细菌接触后很快进入细胞膜内与胞壁黏肽合成的前体，UDP-*N*-乙酰壁氨酸所接五肽的最后两个氨基酸形成的二肽相连接形成一个复合物，使胞壁黏肽所必需的基本结构——双糖十肽不能按要求运送至细胞壁合成部位，阻断细胞壁的合成，这种复合物堆积在细胞膜内，对细胞膜的正常合成也起阻碍作用，间接影响细胞膜的形成，使细胞壁和膜的完整性遭到破坏，导致细菌的死亡。

替考拉宁和万古霉素有相似的抗菌谱，对厌氧的及需氧革兰氏阳性菌均有抗菌活性。敏感菌有金黄色葡萄球菌和凝固酶阴性葡萄球菌（包括对甲氧西林敏感及耐药菌）、链球菌、肠球菌、单核细胞增生李斯特氏菌、细球菌、JK 组棒状杆菌和革兰氏阳性厌氧菌

（包括难辨梭状芽孢杆菌和消化链球菌）。替考拉宁可用于治疗各种严重的革兰氏阳性菌感染，包括不能用青霉素类和头孢菌素类其他抗菌药物者。

替考拉宁常见不良反应包括：①局部反应：红斑、局部疼痛、血栓性静脉炎，可能会引起肌内注射部分脓肿；②变态反应：皮疹、瘙痒、发热、僵直、支气管痉挛、过敏性休克、荨麻疹、血管神经性水肿，极少报告发生剥脱性皮炎、中毒性表皮溶解坏死、多形性红斑、Stevens-Johnson 综合征；③其他，罕有报道在先前无替考拉宁暴露史者输注时可发生输液相关事件，如红斑或上身潮红。这类事件在降低输液速度后可好转。

（六）其他抗菌药物

1. 利奈唑胺 利奈唑胺属于噁唑烷酮类抗菌药物，作用于细菌核糖体 50S 亚基，抑制 mRNA 与核糖体连接，阻止 70S 起始复合物的形成，从而抑制了细菌蛋白质的合成。利奈唑胺对革兰氏阳性球菌的作用与万古霉素相似，对耐万古霉素的肠球菌也有效。利奈唑胺主要用于治疗耐万古霉素肠球菌感染、金黄色葡萄球菌引起的医院获得性肺炎、社区获得性肺炎及单纯性或复杂性皮肤软组织感染。也可用于泛耐药结核菌感染、诺卡菌感染及非结核分枝杆菌感染的治疗。

利奈唑胺的不良反应包括骨髓抑制，以血小板减少常见，也可见白细胞或粒细胞减少、贫血等；变态反应；消化道反应包括恶心、呕吐、味觉改变、腹痛等；视神经炎及外周神经炎；癫痫发作；继发二重感染如念珠菌感染、假膜性肠炎等。利奈唑胺为单胺氧化酶抑制剂，不得与肾上腺素类药物如伪麻黄碱、多巴胺、肾上腺素及 5-羟色胺再摄取抑制剂如抗抑郁药物合用；用药期间避免大剂量食用高酪胺含量的食物。

2. 替加环素 替加环素通过抑制细菌蛋白质合成发挥抗菌作用。替加环素对葡萄球菌属（甲氧西林敏感及耐药株）、糖肽类中介金黄色葡萄球菌、粪肠球菌、屎肠球菌和链球菌属具高度抗菌活性；棒状杆菌、乳酸杆菌、明串珠菌属、单核细胞增生李斯特氏菌等其他革兰氏阳性菌也对替加环素敏感；对大肠埃希菌、肺炎克雷伯菌等肠杆菌科细菌具有良好的抗菌作用，对鲍曼不动杆菌、嗜麦芽窄食单胞菌具有体外抗菌活性，但铜绿假单胞菌和变形杆菌属对其耐药；对碳青霉烯类耐药肠杆菌科细菌和不动杆菌具有良好抗菌活性；对于拟杆菌属、产气荚膜梭菌及微小消化链球菌等厌氧菌有较好作用；对支原体属、快速生长分枝杆菌亦具良好抗菌活性；外排机制和核糖保护机制是细菌对四环素耐药的两个重要机制，替加环素不受该机制的影响，对四环素类耐药的病原菌仍对替加环素敏感。该药口服难吸收，需静脉给药，消除半衰期为 36 小时，59%的原形药物经胆汁由粪便排出，22%由尿液排出。2005 年美国 FDA 批准替加环素用于治疗敏感细菌所致的复杂腹腔感染、复杂皮肤和软组织感染，目前还可用于治疗社区获得性肺炎，18 岁以下患者不推荐使用。

替加环素作为广谱抗菌药物，对诸多耐药菌如甲氧西林耐药葡萄球菌、产超广谱 β-内酰胺酶革兰氏阴性菌，特别是多重耐药鲍曼不动杆菌等均有效。但临床实践显示，针对鲍曼不动杆菌，替加环素单药很难获得满意的疗效，呼吸机相关性肺炎患者使用替加环素后观察到较低治愈率和更高病死率，这可能与其对铜绿假单胞菌无效有关；也有人发现将剂量翻倍后疗效似有改善，但仍需要进一步研究证实。肾功能不全者无须调整剂量。与四环素不良反应相似，此外，已有替加环素变态反应/类变态反应的报告，并且可能危及生命；已知对四环素过敏患者慎用。已有使用替加环素后出现肝功能衰竭和肝功能紊乱的报告；已有使用替加环素后出现胰腺炎包括死亡的报告，故胰腺炎患者在应用替加环素时应谨慎。

3. 多黏菌素 E　多黏菌素 E 属于短肽类抗菌药物，相当于表面活性剂，作用于细菌的细胞膜，破坏其完整性，起到杀菌作用。对革兰氏阴性菌有效，包括铜绿假单胞菌、耐药的大肠埃希菌、肺炎克雷伯菌等。多黏菌素 E 主要用于治疗敏感的革兰氏阴性菌引起的各种急性或慢性感染。

本品口服不吸收，肌内注射约 2 小时后达血药浓度峰值；分布于肝、肾、肺组织中，血浆蛋白结合率为 50%，半衰期为 1.6～2.7 小时；主要经肾脏排泄。多黏菌素 E 肾毒性较强，表现为蛋白尿、管型尿、血尿、肾功能异常；暂时性的神经毒性，包括头面部麻木、感觉异常和周围神经炎，严重者可出现昏迷、抽搐和共济失调等，多数在用药后 4 日出现，停药后可缓解；变态反应如发热、皮疹、皮肤瘙痒等。可引起肌无力和呼吸抑制。本药毒性较大，仅在其他低毒性药物无效时才选择使用。

第 3 节　急性胰腺炎的抑酸抑酶治疗

急性胰腺炎（AP）是多种病因导致胰酶在胰腺内被激活后引起胰腺组织自身消化、水肿、出血甚至坏死的炎症反应。抑制胰腺外分泌和抑制胰酶活性对 AP 治疗具有积极意义。生长抑素及其类似物可以通过直接抑制胰腺外分泌发挥作用，对于预防 ERCP 术后胰腺炎也有积极作用。抑酸药可通过抑制胃酸分泌而间接抑制胰腺分泌，还可以预防应激性溃疡的发生。蛋白酶抑制剂可以广泛抑制与 AP 发展有关胰蛋白酶、弹性蛋白酶等的释放及活性，亦能够稳定溶酶体膜，改善胰腺微循环，减少 AP 并发症。

一、急性胰腺炎的抑酸抑酶治疗常用药物

（一）生长抑素及其类似物

1. 注射用生长抑素　注射用生长抑素为人工合成的环状十四氨基酸，其在化学结构和作用上与天然生长抑素完全相同。静脉注射生长抑素可抑制生长激素、甲状腺刺激激素、胰岛素和胰高血糖素的分泌，并可抑制胃酸的分泌。它还影响胃肠道的吸收、动力、内脏血流和营养功能。生长抑素抑制促胃液素和胃酸及胃蛋白酶的分泌，从而治疗上消化道出血。另外，生长抑素可减少胰腺的内分泌和外分泌，从而在预防和治疗胰腺手术后并发症方面起到有效作用。注射用生长抑素适用于：严重急性食道静脉曲张出血；严重急性胃或十二指肠溃疡出血，或并发性急性糜烂性胃炎或出血性胃炎；胰、胆和肠瘘的辅助治疗；胰腺手术后并发症的预防和治疗等。注射用生长抑素用于胰腺手术并发症的预防和治疗时，一般在手术开始时作为辅助治疗，静脉给药，临用前用生理盐水溶解，静脉滴注 0.25 mg/h［相当于按体重 3.5 μg/（kg·h）］，手术后持续静脉滴注 5 日。在用药过程中应注意患者用药后可能发生的如下问题：少数患者用药后出现恶心、眩晕、

脸红。当注射生长抑素的速度高于 50 μg/min 时，患者会发生恶心和呕吐现象，因此用药时应嘱患者切勿自行调整滴速。同时应注意，由于生长抑素可抑制胰岛素及胰高血糖素的分泌，在治疗初期，本品会导致短暂的血糖水平下降。尤其是胰岛素依赖型糖尿病患者使用生长抑素后，应每隔 3～4 小时测试一次血糖浓度。

2. 醋酸奥曲肽注射液　醋酸奥曲肽注射液为人工合成的八肽化合物，为十四肽人生长抑素类似物，奥曲肽的药理作用与天然激素相似，但其抑制生长激素、胰高血糖素和胰岛素的作用较强。与生长抑素相似，奥曲肽也可抑制 5-HT、促胃液素、血管活性肠肽、糜蛋白酶、促胃动素、胰高血糖素的分泌。醋酸奥曲肽注射液适用于：肝硬化所致胃-食管静脉曲张出血的紧急治疗；预防胰腺术后并发症；缓解与胃肠胰内分泌肿瘤有关的症状和体征；经手术、放射治疗或多巴胺受体激动剂治疗失败的肢端肥大症患者的症状控制。醋酸奥曲肽注射液用于胰腺手术并发症的预防和治疗时，首次注射应在手术前至少 1 小时进行，每次 0.1 mg 皮下注射，每天 3 次，持续治疗 7 天，或者可用生理盐水或葡萄糖溶液稀释后持续静脉滴注 0.025～0.050 mg/h。在用药过程中应注意患者用药后可能发生如下问题：本品易引起注射局部反应，包括疼痛、注射部位针刺或烧灼感伴红肿，上述症状极少超过 15 分钟，应在注射前使药液达室温，以减少局部不适。本品可引起包括食欲缺乏、恶心、呕吐、痉挛性腹痛、胀气、稀便、腹泻等胃肠道反应。长期使用本品可能导致胆结石的形成，应予以充分重视，长期用药患者应每隔 6～12 个月做胆囊超声检查。由于抑制生长激素、胰高血糖素和胰岛素的释放，故本品可能引起血糖调节紊乱，尤其是胰岛素依赖型糖尿病或已患糖尿病患者，应密切监测血糖水平；对接受胰岛素治疗的糖尿病患者，给予本品后，其胰岛素用量可能减少；避免短期内在同一部位多次注射。

（二）质子泵抑制剂

1. 质子泵抑制剂概述　质子泵抑制剂（PPI）是目前应用最为广泛的药物之一，数据显示，PPI 在我国的用药频度呈快速上升趋势，尤其在外科领域使用量迅速增长。PPI 在临床上常用于急、慢性消化系统疾病的治疗，主要包括上消化道出血、消化性溃疡、慢性胃炎、胃食管反流病等。人体胃黏膜壁细胞内分泌小管膜上存在 H^+-K^+-ATP 酶，又称质子泵或酸泵。PPI 是苯并咪唑衍生物，其能迅速穿过胃壁细胞膜而蓄积在强酸性的分泌小管中，进而转化成次磺酰胺类化合物，后者又进一步与 H^+-K^+-ATP 酶上的 α 亚基中的半胱氨酸残基上的巯基形成共价结合的二硫键，由此不可逆地使 H^+-K^+-ATP 酶失活，从而抑制胃酸分泌。直到新的质子泵产生，壁细胞才恢复泌酸功能。PPI 类药物无论对基础胃酸分泌还是各种形式的应激性胃酸分泌，都可产生有效的抑制作用，抑酸完全、作用强、抑酸时间长。1988 年第一个 PPI 类药物奥美拉唑上市，目前全球已有 8 个 PPI 类药物上市，我国常用的 PPI 类药物主要包括：第一代质子泵抑制剂奥美拉唑、兰索拉唑和泮托拉唑；第二代质子泵抑制剂雷贝拉唑、艾司奥美拉唑等。第一代 PPI 目前已广泛应用于临床，具有经济的优点，但具有药动学及药效学的局限性，其中包括起效缓慢、生物利用度低、半衰期短、效果不持久，夜间酸突破，抑酸效果受给药时间及食物影响、依赖 CYP450 酶代谢、药物的相互作用及疗效的个体差异大等。第一代 PPI 因为可以引起胃排空延迟、壁细胞肿胀及停药后胃酸分泌反弹，因此在临床上应用有局限性。第二代 PPI 在一定程度上改善了原有产品的不足。在治疗反流性食管炎及其他酸相关性疾病时具有显著优势。主要特点包括：临床应用时抑酸效果好；抑酸作用起效更快；半衰期相对延长，昼夜均可持续发挥较高的抑酸水平；疗效更加确切，个体差异减小；药物代谢对 CYP 酶的依赖性减小，受其基因多态性的影响降低；与其他药物之间相互影响减少；不良反应减轻。目前，我国常用的 PPI 类药物的药理学参数对比见表 3-4。PPI 类药物的给药方式主要包括口服给药、静脉给药及通过胃管胃内给药。PPI 类药物在酸性环境下稳定性差，口服遇胃酸不稳定，易降解，因此多数 PPI 类药品都被制成肠溶制剂，使药品到小肠中才溶解释放、吸收。但因对于 AP 患者不推荐经口进食，故一般推荐患者应用静脉 PPI 类药物。

表 3-4 不同质子泵抑制剂的药理学参数

药理学参数	奥美拉唑	兰索拉唑	泮托拉唑	雷贝拉唑	艾司奥美拉唑
血浆半衰期（小时）	0.5～1.0	1.5	1.0	1.0～2.0	1.0～1.4
达峰时间（小时）	0.5～3.5	2.0	1.1～3.1	2.0～5.0	1.0～2.0
生物利用度（%）	40～50	80～90	77	52	89
蛋白结合率（%）	95	97	98	96.3	97
主要代谢途径	肝	肝	肝	肝	肝
肾清除率（%）	77	14～23	71～80	90	80

2. 临床常用药物及特点 目前国内上市的 PPI 类静脉注射剂主要包括注射用奥美拉唑钠、注射用泮托拉唑钠、注射用兰索拉唑、注射用艾司奥美拉唑钠，现将具体药品介绍如下。

（1）注射用奥美拉唑钠：适用于消化性溃疡出血、吻合口溃疡出血；应激状态时并发的急性胃黏膜损害，以及非甾体抗炎药引起的急性胃黏膜损伤；亦常用于预防重症疾病（如脑出血、严重创伤等）胃手术后预防再出血等；全身麻醉或大手术后及衰弱昏迷患者防止胃酸反流合并吸入性肺炎，且因其可通过抑制胃酸分泌而间接抑制胰腺分泌，故《中国急性胰腺炎多学科诊治共识意见》推荐其用于急性胰腺炎的治疗。注射用奥美拉唑钠用于 AP 治疗时，一次 40 mg，每 12 小时一次，静脉注射，临用前将 10 ml 专用溶剂注入冻干粉小瓶内，禁止用其他溶剂溶解。本品溶解后必须在 2 小时内使用，推注时间不少于 20 分钟。用药过程中应注意患者用药后可能发生如下问题：本品抑制胃酸分泌的作用强，时间长，故应用本品时应嘱患者不宜同时再服用其他抗酸剂或抑酸剂。因本品能显著升高胃内 pH，可能影响许多药物的吸收，应给予充分重视。对于肝功能受损者需要酌情减量。同时应排除胃癌后才能使用本品，以免延误诊断和治疗。

（2）注射用泮托拉唑钠：适用于十二指肠溃疡、胃溃疡、急性胃黏膜病变、复合性胃溃疡等急性上消化道出血，且因其可通过抑制胃酸分泌而间接抑制胰腺分泌，故推荐其用于 AP 的治疗。注射用泮托拉唑钠用于 AP 治疗时，一次 40 mg，每 12 小时一次，静脉滴注，临用前将 10 ml 0.9%氯化钠注射液注入冻干粉小瓶内，将溶解后的药液加入

0.9%氯化钠注射液100～250 ml 中稀释后供静脉滴注，要求15～60分钟内滴完。用药过程中应注意患者可能发生的如下问题：本品大剂量使用时可能出现心律不齐、氨基转移酶升高、肾功能改变、粒细胞降低等，应给予充分重视。同时由于本品抑制胃酸分泌的作用强、时间长，故不宜同时再服用其他抑酸剂或抗酸剂，且肝功能受损者需要酌情减量。

（3）注射用兰索拉唑：主要用于口服疗法不适用的伴有出血的十二指肠溃疡，且因其可通过抑制胃酸分泌而间接抑制胰腺分泌，故推荐其用于 AP 的治疗。注射用兰索拉唑用于 AP 治疗时，一次30 mg，每12小时一次，静脉滴注，临用前用0.9%氯化钠注射液100 ml 溶解，疗程不超过7日。本品使用时应配有孔径为1.2 μm 的过滤器，以便去除输液过程中可能产生的沉淀物，否则这些沉淀物有可能引起小血管栓塞而产生严重后果，本品溶解后应尽快应用，勿保存。用药过程中应注意患者可能发生的如下问题：兰索拉唑可以引起白细胞减少、氨基转移酶轻度升高、皮疹，一般白细胞减少者1周后复查可正常，氨基转移酶轻度升高者10日后复查可正常。治疗时应密切观察患者，如有下列严重的不良反应，应及时中止用药并给予对症处理，如变态反应（全身出疹、面部水肿、呼吸困难等）、全血细胞减少和粒细胞缺乏症、溶血、血小板减少、伴有黄疸、AST 和 ALT 升高等重度肝功能损害、中毒性表皮坏死溶解症（Lyell 综合征）、皮肤黏膜眼综合征、间质性肺炎等。同时对于有药物过敏史、肝损伤的患者应慎用本药，且本品会掩盖消化道肿瘤的症状，用药前应给予排查。

（4）注射用艾司奥美拉唑钠：主要用于胃食管反流病的替代疗法；急性胃或十二指肠溃疡出血的低危患者；与适当的抗菌药物联合用药根除幽门螺杆菌等，且因其可通过抑制胃酸分泌而间接抑制胰腺分泌，故推荐其用于 AP 的治疗。注射用艾司奥美拉唑钠用于 AP 治疗时，一次40 mg，每12小时一次，溶液应在10～30分钟的时间内静脉滴注完毕。用药过程中应注意患者可能发生的如下问题：常见腹痛、便秘、腹泻、腹胀、恶心、呕吐、头痛等不良反应，应给予重视。如怀疑患有胃溃疡者，应先排除恶性肿瘤的可能性，以免延误诊断。对于长期用药者应考虑维生素 B_{12} 吸收量降低的风险。同时本品为 CYP2C19 抑制剂，应考虑药物之间的潜在相互作用，因此，不建议艾司奥美拉唑与氯吡格雷合并使用。如用药过程中出现低镁血症的严重临床表现，应给予充分重视。长期使用还可能会增加髋部、腕部和脊柱骨折的风险，对有骨质疏松风险的患者应根据当前临床指南接受治疗，并服用适量的维生素 D 和钙剂。对于严重肝功能损害的患者每日剂量不应超过20 mg。

（三）H₂ 受体拮抗剂

1. H₂ 受体拮抗剂概述　H₂ 受体拮抗剂可以选择性地竞争结合壁细胞膜上的 H₂ 受体，使壁细胞内 cAMP 产生，胃酸分泌减少。H₂ 受体拮抗剂不仅对组胺刺激的胃酸分泌有抑制作用，尚可部分地抑制促胃液素和乙酰胆碱刺激的胃酸分泌。并且由于其抑酸作用间接抑制胰腺分泌，保护胰腺组织，故对 AP 的治疗也具有一定意义。

2. 临床常用药物及特点　目前常用的 H₂ 受体拮抗剂的注射剂型有西咪替丁注射液、雷尼替丁注射液、法莫替丁注射液等。

（1）西咪替丁注射液：是第一个用于临床的 H_2 受体拮抗剂，它能明显抑制食物、组胺或五肽促胃液素等刺激引起的胃酸分泌，使胃中酸度降低，注射 300 mg，作用 4～5 小时后，抑制基础胃酸分泌作用可达 80%，可抑制基础胃酸分泌作用 50% 达 4～5 小时，其适应证主要为消化道溃疡。西咪替丁注射液治疗消化道溃疡时，①静脉滴注：用 5% 葡萄糖注射液或 0.9% 氯化钠注射液或葡萄糖氯化钠注射液 250～500 ml 稀释，滴速为 1～4 mg/（kg·h），每次 0.2～0.6 g；②静脉注射：用 5% 葡萄糖溶液或 0.9% 氯化钠注射液或葡萄糖氯化钠注射液 20 ml 稀释后缓慢注射，6 小时一次，每次 0.2 g；③肌内注射：每 6 小时 1 次，每次 0.2 g。西咪替丁注射液在动物实验和临床上均有应用本品导致 AP 的报道，故目前 AP 患者已不推荐使用西咪替丁，如需注射 H_2 受体拮抗剂，可选用法莫替丁注射液、雷尼替丁注射液。

（2）雷尼替丁注射液：雷尼替丁以呋喃环取代了西咪替丁的咪唑环，对 H_2 受体具有更高的选择性，能显著抑制正常人和溃疡患者的基础和夜间胃酸分泌，其抑制胃酸作用较西咪替丁强 5～12 倍，静脉注射本品可使胃酸分泌降低 90%，对胃蛋白酶原的分泌亦有一定的抑制作用。雷尼替丁注射液适应证为消化性溃疡出血、弥漫性胃黏膜病变出血、吻合口溃疡出血、围手术后预防再出血等。还可用于应激状态时并发的急性胃黏膜损害，和阿司匹林引起的急性胃黏膜损伤；亦常用于预防重症疾病应激状态下应激性溃疡大出血的发生；全身麻醉或大手术后及昏迷患者防止胃酸反流合并吸入性肺炎。本品偶见静脉注射后出现心动过缓；少数患者用药后引起白细胞或血小板减少，停药后症状可自行消失，并可引起轻度肝功能损伤，ALT 可逆性升高，停药后症状即消失，肝功能也恢复正常。个别患者用药后可导致发热、男性乳房发育、肾炎等，应给予重视。同时应注意，本品可掩盖胃癌症状，用药前首先要排除恶性肿瘤；严重肝、肾功能不全患者应慎用。最后，应告知患者长期使用本品可持续降低胃液酸度，有利于细菌在胃内繁殖，从而使食物内硝酸盐还原为亚硝酸盐，形成 N-亚硝基化合物，危害健康，故应遵医嘱，不建议出院后自行服用。雷尼替丁注射液用于 AP 治疗时，推荐每次 50 mg，稀释后缓慢静脉滴注 1～2 小时。在用药过程中应监护患者可能发生的如下问题：本品常引起恶心、皮疹、便秘、腹泻、乏力、头痛、眩晕等，一般较轻微，继续用药过程中可缓解；部分患者静脉注射后出现面热感、胃刺痛等，10 余分钟后自行消失；静脉注射局部可有瘙痒发生。

（3）法莫替丁注射液：法莫替丁是胍基噻唑类的 H_2 受体拮抗剂，具有对 H_2 受体亲和力高的特点，对胃酸分泌有明显的抑制作用，对基础胃酸分泌及给予各种刺激而引起的胃酸及胃蛋白酶增加有抑制作用。本品不改变胃排空速率，不干扰胰腺功能，对心血管系统和肾功能也无不良影响。本品不同于西咪替丁，与雷尼替丁有相似之处，即长程大剂量治疗时不并发雄激素拮抗的不良反应如男性乳房发育、阳痿、性欲缺乏及女性乳房胀痛、溢乳等，无致畸、致癌、抑制药酶和抑制雄性激素作用。法莫替丁注射液主要用于消化性溃疡所致上消化道出血，除肿瘤及食管、胃底静脉曲张以外的各种原因所致的胃及十二指肠黏膜糜烂出血者。法莫替丁注射液用于 AP 时，推荐一次 20 mg，用 5% 葡萄糖注射液 250 ml 稀释后静脉滴注，时间维持在 30 分钟以上，或加 0.9% 氯化钠溶液 20 ml 静脉缓慢推注（不少于 3 分钟）。一日 2 次（间隔 12 小时），疗程 5 日。一旦病情许可，应迅速将静脉用药改为口服给药。在用药过程中应注意患者可能发生的如下问题：本品常引起头痛、眩晕、便秘和腹泻，应告知患者。本品可能导致个别患者发生变态反应，如脸面水肿、出疹、皮疹、风疹（红斑）等症状，虽然发生率较低，但应给予充分重视。如患者用药期间出现以下症状时，应停药并告知医师，如发热、虚弱、疲乏；血压上升、耳鸣；胆汁性黄疸、氨基转移酶异常；各类血细胞减少、粒细胞缺乏症、白细胞减少症；意识模糊、抑郁、焦虑、感觉异常、失眠、嗜睡等。

（四）蛋白酶抑制剂

蛋白酶抑制剂能够广泛抑制与 AP 进展有关的胰蛋白酶、弹性蛋白酶、磷脂酶 A 等的释放和活性，还可稳定溶酶体膜，改善胰腺微循环，常用药物包括注射用乌司他丁、注射用甲磺酸加贝酯、注射用抑肽酶等。

1. 注射用乌司他丁　乌司他丁是从人尿中提取精制的糖蛋白，属蛋白酶抑制剂，具有抑制胰蛋白酶等各种胰酶活性的作用，常用于胰腺炎的治疗。此外，本品尚有稳定溶酶体膜、抑制溶酶体酶的释放和抑制心肌抑制因子产生等作用，故可用于急性循环衰竭的抢救治疗当中。注射用乌司他丁适用于 AP。可用于慢性复发性胰腺炎的急性恶化期，可作为急性循环衰竭的抢救辅助用药。注射用乌司他丁用于 AP、慢性复发性胰腺炎时，初期每次 10 万单位溶于 5%葡萄糖注射液或 0.9%氯化钠注射液 500 ml 中静脉滴注，每次滴注 1～2 小时，每日 3 次，以后随症状消退而减量。在用药过程中应注意患者可能发生如下问题：本品可引起注射部位血管疼痛、发红、瘙痒感、皮疹；恶心、呕吐、腹泻；白细胞减少或嗜酸性粒细胞增多，应向患者说明。本品可引起变态反应，如出现过敏症状应立即停药，并适当处理，对于有药物过敏史或过敏体质患者慎用。本品用于急性循环衰竭时，并不能代替一般的休克疗法（输液、吸氧、外科处理、抗菌药物等），休克症状改善后即终止给药。应嘱护士本品溶解后应迅速使用，不宜长时间保存。

2. 注射用甲磺酸加贝酯　甲磺酸加贝酯是一种非肽类蛋白酶抑制剂，可抑制胰蛋白酶、激肽释放酶、纤维蛋白溶解酶、凝血酶等蛋白酶的活性，从而制止这些酶所造成的病理生理变化。注射用甲磺酸加贝酯可用于急性轻型（水肿型）胰腺炎的治疗，也可用于急性出血坏死型胰腺炎的辅助治疗。注射用甲磺酸加贝酯用于 AP 时，仅供静脉滴注使用，治疗开始 3 日，每日用量 300 mg，症状减轻后改为 100 mg/d，疗程 6～10 日。先以 5 ml 注射用水注入盛有本品的冻干粉针瓶内，待溶解后即移注于 5%葡萄糖注射液或林格氏液 500 ml 中，供静脉滴注用。滴注速度不宜过快，一般应控制在 1 mg/（kg·h）以内，不宜超过 2.5 mg/（kg·h）。在用药过程中应监护患者可能发生如下问题：少数患者静脉滴注本品后可能出现注射血管局部疼痛、皮肤发红等刺激症状及轻度浅表静脉炎，如果发生应及时给予对症处理。极个别患者用药时可能发生胸闷、呼吸困难和血压下降等过敏性休克现象，故使用本品过程中，应注意观察，谨防过敏，一旦发现应及时停药或抢救。同时应特别注意，避免将药液注入血管外，多次使用应更换注射部位，且药液应新鲜配制，随配随用。

3. 注射用抑肽酶　抑肽酶是一种广谱蛋白酶抑制剂，对各种激肽释放酶、胰蛋白酶、糜蛋白酶、纤溶酶和凝血酶等均有抑制作用，对溶酶体内的水解酶也有一定的抑制作用，可用于调节心脏体外循环手术引起的机体炎性反应。注射用抑肽酶可用于治疗和预防各种纤维蛋白溶解所引起的急性出血；抑制血管扩张、血管通透性增加所引起的血压下降或休克状态；用于各型胰腺炎的预防和治疗；用于腹腔疾病或手术引起的腹腔粘连。注射用抑肽酶用于 AP 时，发病第一、二日静脉注射 224～336 U/d，首剂用量大一些，静脉缓推，每分钟不超过 56 U。维持剂量应使用静脉滴注，4 次/日，56～112 U/d。在用药过程中应注意患者可能发生的如下问题：本品可引起变态反应，故临用前应进行变态反应试验。方法：取本品 1 支溶于 5%葡萄糖注射液 10 ml 中，抽出 1 ml，再用 5%葡萄糖注射液稀释成每 1 ml 含 1.4U 抑肽酶的溶液，静脉注射 1 ml，严密观察 15 分钟，如果发生变态反应，则不能使用。同时对于过敏体质者慎用此药，如给药后出现变态反应，应立即停止用药，并进行变态反应的处理。推荐使用抑肽酶的同时，静脉给予 H_2 受体拮抗剂（抗组胺剂），且应避免本品与 β-内酰胺类抗菌药物合用。

二、急性胰腺炎抑酸抑酶治疗的研究现状

AP 的基础治疗方案主要包括禁食、胃肠减压、营养支持等。禁食及胃肠减压措施的目的是使 AP 患者的胃肠道处于休息的状态，这样可有效地减少胰腺的分泌，也有助于控制由胰酶激活导致的局部炎症反应。联合应用抑制胰酶分泌药、抑酸药及抑制胰酶活性药物亦可能是 AP 的可行治疗方案，然而这些抑酸、抑酶的药物在不同的 AP 患者中，能否使患者在生化指标、疾病转归及治疗费用上带来明显获益还存在很大争议。

（一）生长抑素及其类似物治疗急性胰腺炎的研究进展

临床上应用生长抑素及其类似物治疗 AP 已有多年历史，但目前对其具体作用机制仍有争议。受损的胰腺通过激活的酶分泌引起腺体及其周围组织产生自我消化及自我分解是 AP 主要发病机制之一。目前，普遍认为生长抑素及其类似物具有明确的抑制胰酶分泌的作用，这是其用于 AP 治疗的基础。但是，生长抑素还具有抑制胰腺外分泌的作用，AP 时血胰酶增高主要为胰腺细胞受损，消化酶外溢所致，并非合成、分泌增加。近期研究表明生长抑素在 AP 中的治疗作用也被认为与下列作用有关：①生长抑素及其类似物能松弛括约肌，降低胰管压力，减少胰管内胰液进入胰腺组织，进而减轻胰腺的自身消化作用，发挥治疗作用。②生长抑素及其类似物治疗 AP 的作用机制可能与诱导损伤的胰腺细胞凋亡，从而减轻炎症反应有关。③胰腺微循环障碍是 AP 持续和加剧损害的主要原因，而生长抑素的存在改善了胰腺微循环的血流灌注，同时亦改善了胰腺组织中的前列腺素及血栓素的水平，减少了微循环内微血栓的形成，发挥了改善组织微循环，保护胰腺细胞的功能，从而发挥了对胰腺炎的治疗作用。④生长抑素及其类似物通过调节前列腺素的产生来降低毒素对胰腺、胃肠黏膜和肝细胞损伤，进而促进损伤的胰腺细胞愈合。⑤AP 病程中常伴有凝血功能障碍，在 AP 早期，血小板数目下降，但活性增加。血小板数目下降与全身性的炎症反应综合征相关，生长抑素及其类似物治疗后可使血小板活性下降，从而延缓 AP 的恶化风险，改善 AP 的预后。⑥AP 病程中存在一个炎症免疫过激和免疫抑制先后并存的特殊病理过程，这样的免疫异常也反映在 AP 的临床诊疗全过程之中。在胰腺炎发病初期表现为急性炎症反应，此时临床主要症状为全身炎症反应综

合征和多器官功能不全与衰竭。在发病 2 周以后免疫过激逐渐减轻，而因免疫抑制所发生的胰腺和全身感染成为疾病的主要问题。因此，免疫异常在 AP 的病程演变中起了重要作用，而免疫调节使炎症和抗炎反应维持在一个恰当的水平，这对 AP 治疗也十分关键。生长抑素及其类似物能通过抑制多种细胞因子活性而缓解 AP 炎症过激反应，从而减少 AP 时的器官功能损伤及其并发症。

目前，医学界关于生长抑素及其类似物对 AP 的效果一直都存有争议，各国关于 AP 的治疗共识及指南中对生长抑素的作用也多持有不同意见。但 2015 年一项纳入了 17 项随机对照研究，共包含 1085 例中重度 AP 患者，关于生长抑素治疗 AP 的 Meta 分析最终得出结论：重症胰腺炎患者生长抑素治疗组的病死率少于对照组的病死率，两者存在统计学差异，这在一定程度上说明生长抑素及其类似物对 AP 的治疗是有一定价值的。

（二）质子泵抑制剂治疗急性胰腺炎的研究进展

目前，质子泵抑制剂用于 AP 的常规治疗还存在很大争议。美国、日本等国外指南均未推荐将质子泵抑制剂用于 AP 的常规治疗方案。但我国相关指南中推荐质子泵抑制剂或 H_2 受体拮抗剂，认为其可通过抑制胃酸分泌而间接抑制胰腺分泌，还可以预防应激性溃疡的发生，具体药物可选艾司奥美拉唑、泮托拉唑或兰索拉唑。同时，从国内近些年来发表的研究中我们可以看出，国内对于 AP 的治疗中使用质子泵抑制剂的现象是十分普遍的，尤其以泮托拉唑最为常见，但是基于不同单位，患者严重程度不同的临床研究中得出的结论不尽相同。部分结果为质子泵抑制剂治疗 SAP 的疗效确切，可有效改善症状，改善病情，能对炎症进行控制和改善预后。亦有部分结果为质子泵抑制剂未能改善 AP 患者的临床疗效和疾病转归，并且还明显增加了住院费用。因此，对 AP 患者是否应用质子泵抑制剂，需医师根据患者情况决定。

（三）蛋白酶抑制剂治疗急性胰腺炎的研究进展

《中国急性胰腺炎诊治指南》（2013 年，上海）推荐早期、足量应用蛋白酶抑制剂治疗 SAP。目前国内研究多认为乌司他丁能抑制多种蛋白酶及脂水解酶，对胰蛋白酶及弹性蛋白酶的抑制作用较强，同时乌司他丁还能改善微循环及组织灌注。并且乌司他丁还可抑制炎症介质产生及释放，从而改善 AP 预后。甲磺酸加贝酯为非肽类的蛋白酶抑制剂，可以抑制胰蛋白酶、激肽释放酶等蛋白酶的活性，抑制淀粉酶、脂肪酶活性升高，控制病情进展。同时，国内随机对照临床研究结果也证实乌司他丁与甲磺酸加贝酯可以和质子泵抑制剂（如泮托拉唑等）联合使用，且合用后疗效增强。但在国际上多不推荐使用蛋白酶抑制剂常规治疗，如 2015 年《日本急性胰腺炎治疗指南》中指出，静脉给予蛋白酶抑制剂（甲磺酸加贝酯）对改善患者生存预后并降低 AP 并发症的发生率的效果尚不明确。国外亦有 Meta 分析结果认为用蛋白酶抑制剂治疗不能降低急性或轻度胰腺炎患者的病死率，但可以降低中重度胰腺炎患者的病死率。因此，对于重症 AP 患者，可考虑持续高剂量静脉给药，但效果尚需进一步明确。

第 4 节　急性胰腺炎的营养支持治疗

AP 患者多有暴饮暴食、酗酒等不良饮食习惯，发病时其中大部分患者存在不同程度的营养不良。此时，营养支持在纠正 AP 引发的电解质紊乱、负氮平衡及加速患者康复、改善患者预后等方面显得至关重要。营养支持的目的首要就是代谢支持，对于存在营养不良或营养风险的患者，通过肠内、肠外途径供给必需的营养素，维持基础代谢和生理功能，提升机体对应激刺激的耐受性，促进组织器官的修复并改善患者的生命质量。

一、急性胰腺炎营养支持的实施

合理的营养支持在 AP 患者的治疗过程中已经得到充分肯定。尽管营养支持治疗目前还不能改变 AP 患者的病程，但可以降低感染发生率，支持 AP 患者度过急性期，促进疾病的康复。

（一）急性胰腺炎营养代谢特点

AP 患者常伴有高血糖、高血脂、低蛋白血症等代谢紊乱现象，机体的代谢紊乱程度与疾病的严重程度紧密相关。代谢紊乱可引起机体内环境改变，进而影响相关组织器官的结构及功能，从而导致脏器受到损害。

大多数 AP 患者处于高代谢、高分解状态，糖和脂肪的异常代谢与应激状态下分解类激素分泌增加密切相关。分解类激素分泌增加可影响胰岛的 B 细胞（分泌胰岛素）功能，进一步引起糖代谢障碍、糖异生增加，造成葡萄糖不耐受或胰岛素抵抗。胰岛素抵抗不仅能诱发病理性高血糖，还会引起机体肌蛋白分解、负氮平衡、高脂血症及感染率增加，严重扰乱机体内环境稳定。有研究显示，有 40%～90% 的 AP 患者会发生葡萄糖不耐受，而将近 81% 的 AP 患者需给予外源性胰岛素。AP 患者脂肪代谢的高分解状态主要表现为脂肪分解增加、脂肪氧化障碍、脂肪动员加速，且血中游离脂肪酸、三酰甘油和极低密度脂蛋白水平升高。此外，AP 患者在自身糖原被耗竭、无外源性葡萄糖供给的状态下，将分解自身的肌蛋白，且分解大于合成。与此同时，由于 AP 患者葡萄糖氧化存在缺陷，机体代偿机制会选择肌蛋白中的支链氨基酸用于能量供给，即作为糖异生的原料，加上腹腔内炎性渗出等均会导致血浆中支链氨基酸水平下降，芳香族氨基酸水平升高。临床研究发现，AP 患者血液中的游离氨基酸浓度可降至正常的 40%，血清中的条件必需氨基酸谷氨酰胺的浓度则降至正常的 55%，而骨骼肌中的谷氨酰胺浓度只有正常的 15%，这都提示患者处于严重的低蛋白血症和负氮平衡状态。大量临床数据显示，大多数患者血浆中的白蛋白、运铁蛋白及淋巴细胞数都有所降低。且发病期间患者体内的微量元素、电解质及维生素水平都可能受到影响，常出现低钙、低钾、低镁，叶酸和维生素 B_1 缺乏等现象。上述的这些代谢异常均会引起 AP 患者营养状况恶化、免疫功能受损、感染发生率增加、脏器衰竭，甚至会导致病死率增高。

综上所述，AP 患者的营养代谢特点可总结归纳为以下几点。

1. 能量 AP 患者呈应激性高代谢状态，能量消耗至少增加 50%。

2. 糖类 常出现病理性高血糖，葡萄糖不耐受，胰岛素抵抗，糖原利用障碍，糖异生加强，糖耐量下降。

3. 脂肪 胰腺受损，导致脂肪氧化障碍。高分解状态下脂肪分解增加，血中游离脂肪酸增多。

4. 蛋白质 血浆中总蛋白和白蛋白水平下降，尿素氮生成增加提示低蛋白血症及负氮平衡的出现。肌蛋白过度分解，血中支链氨基酸与芳香族氨基酸比值下降。

5. 其他营养物质 胰高血糖素和降钙素分泌增加，导致血钙水平迅速下降。另外，重症胰腺炎多伴有血钾水平下降，水、电解质代谢失衡。

（二）急性胰腺炎的营养支持方式

对于症状较轻的 AP 患者，通过药物治疗和静脉营养，5~7 日内可逐渐恢复经口进食，但有些 AP 患者病情严重，胃肠道功能受损，合并感染相关性并发症，甚至需要手术治疗。对于此类 AP 患者，尽管内镜逆行性胰胆管造影、止痛、预防性应用抗菌药物、液体复苏等有一定的治疗效果，但是适当的营养支持治疗在疾病康复过程中也起到了至关重要的作用，能够明显改善 AP 患者的预后。有研究结果证实，与未使用营养支持的 AP 患者进行比较，使用过肠外或肠内营养支持的患者的死亡风险降低了 70 个百分点。营养支持治疗对于 AP 患者的重要意义主要体现在两个方面：①在严重疾病状态和胃肠功能衰竭条件下维持机体基础能量代谢。②在阻断疾病恶化的病理过程中起到积极的作用。

1. 营养支持方式的选择 营养支持方式主要包括肠内营养（enteral nutrition，EN）和肠外营养（parenteral nutrition，PN），可根据 AP 患者疾病严重程度、实验室检查指标、营养状况，合理、及时地选择肠内或肠外营养支持方式。AP 早期患者需要胃肠减压、禁食、应用抑制胰腺分泌药物，而肠外营养在一定程度上能减少胰腺的外分泌及蛋白水解酶的释放，进而减轻胰腺的自身消化，所以肠外营养常被用来作为 AP 患者早期营养治疗的首选。然而，随后的大量研究表明肠外营养存在一定的缺陷，如费用高、导管相关感染、水电解质代谢失衡、肠道通透性及屏障功能受损等。与肠内营养相比，肠外营养并没有明显降低 AP 患者的住院时间和并发症的发生率。肠内营养能满足机体正常生理需要，营养底物安全有效。在对比肠外营养和肠内营养的随机对照研究中证实了肠内营养的益处。专家发现，AP 患者胰腺酶的分泌与胰腺炎严重程度有关，病情越重，胰腺外分泌功能越差，与正常人相比，AP 患者胰腺酶的分泌减少。这些数据也说明，AP 患者损伤的胰腺腺泡细胞对食物刺激的反应性减低。随着营养学的不断发展，营养支持方式从肠外营养逐渐过渡到肠内营养。且肠内营养一定程度上可降低 AP 患者的感染率、器官衰竭的发病率和病死率。肠内营养不仅是一种营养支持方式，同时也是治疗 MAP 和 SAP 的一种重要手段。肠内营养能缓解 AP 患者的代谢紊乱，减少肌肉蛋白的分解并在一定程度上调节急性应激反应。Windsor 等的研究显示，虽然 CT 检测发现肠内营养没有明显改善胰腺损伤，但可以减轻 AP 患者的急性应激反应，改善疾病严重程度和临床

结果。同时也有研究结果显示肠内营养组合并感染的发病率有所下降且预后良好。Petrov
等对 AP 患者的研究发现肠内营养优于肠外营养，可以降低 AP 患者并发症的发病率。国
外研究在对比 AP 患者肠外和肠内营养的效果时发现，虽然两者在疼痛评分和病死率上
并无显著差异，但肠内营养组患者治疗费用减少，合并感染的发生率也有所降低。国内
研究证实，与肠外营养相比，肠内营养能明显改善 AP 患者的 APACHE Ⅱ评分和疾病严
重程度，降低 C 反应蛋白和细胞因子水平等炎症指标。由于全营养混合液（total nutrient
admixture，TNA）在一定程度上能够增强抗性激素的调节反应并促进全身产生炎症细胞
因子，影响机体的代谢。而当 AP 患者处于禁食或完全肠外营养（total parenteral nutrition，
TPN）状态时，会出现肝脂肪浸润、胆汁淤积、肠黏膜上皮绒毛萎缩及导管相关性感染。
因此，逐渐适量过渡至肠内营养能够预防 AP 患者肠道绒毛病变的发生，并遏制肠道屏
障障碍增强，促进肠道免疫物质生成，调节机体免疫功能。

2. 营养支持方式的适应证和禁忌证　通过大量临床实践，总结出肠内营养与肠外营
养的适应证和禁忌证。有效地帮助临床选择最佳的营养治疗方式，避免错过最佳治疗时
机，防止疾病进一步恶化。

（1）肠内营养的适应证和禁忌证

1）肠内营养适应证：因诊断和治疗的需要不能经口摄食或摄食不能满足机体需要，
而此时胃肠功能尚可，应首选肠内营养。临床上适用于：①无法经口摄食、摄食不足或
有摄食禁忌证者，如各种原因造成的吞咽困难或咀嚼困难。②意识障碍、昏迷或伴有神
经系统疾病，如神经性厌食症、抑郁症。③消化系统疾病，如短肠综合征、炎性和溃
疡性肠炎、消化道瘘。④高代谢状态，如胰腺疾病、严重创伤、大面积烧伤等。⑤营
养不良的术前准备。⑥慢性营养不良，如恶性肿瘤及免疫缺陷疾病。⑦肠外营养的补
充或过渡。

2）肠内营养禁忌证：肠内营养可以说在某种程度上能够改善多种疾病的预后效果，
但同时也存在禁忌证。①严重消化道功能障碍，如完全性机械性肠梗阻、上消化道出
血，其中肠梗阻是肠内营养的绝对禁忌证。②严重应激状态，如顽固性呕吐、严重腹
泻急性期、应激性溃疡。③严重吸收不良综合征及休克状态。④无法建立肠内营养喂
养通路。⑤急性重症胰腺炎的急性期。⑥年龄小于 3 月龄婴儿。⑦小肠广泛切除后 4～6 周
以内。

（2）肠外营养的适应证和禁忌证

1）肠外营养适应证：相较于肠内营养，肠外营养一直是临床医师营养治疗方式的首
选。其具体适应证包括：①无法进食或无法通过消化道吸收营养物质的胃肠道功能障碍
或衰竭，如广泛小肠切除、放射性肠炎、严重腹泻。②无法进行或不能耐受肠内营养。
③骨髓移植、严重感染和败血症。④放疗、化疗阶段的营养不良。⑤获得性免疫缺陷性
疾病。⑥严重分解代谢状态，如颅脑外伤、严重创伤、严重烧伤等。

2）肠外营养禁忌证：虽然肠外营养在营养治疗上具有重要意义，但有严重循环、
呼吸功能衰竭，严重水电解质失衡，肝肾衰竭等症状者应禁用。一般需要慎用的情况
包括：①无明确治疗目的或已确定为不可治愈者。②胃肠道功能正常或有肠内营养适
应证。③心血管功能紊乱或严重代谢紊乱尚未得到控制或纠正。④肠外营养并发症的风

险大于其可能带来的益处。⑤一般情况良好,预计肠外营养治疗时间少于 5 日。⑥急诊手术术前不宜强求肠外营养。⑦临终或不可逆昏迷。

(三)急性胰腺炎营养治疗原则

AP 治疗的基本原则是既不刺激胰腺的外分泌,又可达到营养支持的目的,甚至达到营养药理学作用。起病初期的原则是补充体液、维持水电解质平衡及满足基础能量代谢,通过肠内或肠外营养支持,降低感染相关并发症的发病率。急性期的治疗重点是抗休克、维持内环境稳定和防止器官功能受损,以补充水电解质、纠正代谢紊乱为主,当胃肠功能尚未恢复或出现感染相关症状时,应首先考虑肠外营养,纠正高血糖、高血脂、低蛋白血症、低钙血症和低钾血症等代谢紊乱,一旦胃肠功能开始恢复,AP 患者应及时、合理地给予肠内营养,建立肠内营养通路。肠内营养是 AP 患者后期营养支持、加速康复最重要的方式。

1. 初期禁食禁水 AP 发作初期,应禁食禁水。通过静脉营养补充葡萄糖、水及电解质,以保障机体基础代谢、纠正电解质失衡、维持酸碱平衡。如发病 5~7 日仍不能进食,则需进行 TPN,以免发生营养不良。

2. 肠外营养到肠内营养的过渡 根据 AP 患者病情的转归,通常在发病 3~5 日后,AP 患者临床症状减轻、各项实验室指标趋向正常。此时应逐渐由肠外营养向肠内营养过渡。可尝试无脂纯碳水化合物,如果患者能够耐受,可以过渡到低脂型短肽或氨基酸配方的肠内营养制剂,再到低脂型整蛋白配方肠内制剂。在量上的控制采用逐渐替代的方式,即逐渐减少肠外营养的量,增加肠内营养的量,两者相加的量应满足患者全天所需各种营养素的量,直至完全采用肠内营养。但应注意,此种膳食模式能量及各种营养素供给并不充分,不能为 AP 患者提供全面均衡的营养,不宜长期使用,应随病情好转逐渐过渡。

3. 肠内营养向普食的过渡 如患者症状进一步好转,下一步可以考虑向天然食物过渡。全过程为:无脂流食、低脂流食、低脂少渣半流食、低脂少渣软食、低脂软食、低脂膳食、普食。无脂流食可选择米汤、果汁、菜汁、藕粉等。随病情好转逐渐过渡,可慢慢增加果泥、菜泥。然后可试着增加含蛋白质的低脂少渣半流食或软食如蛋清、无脂酸奶、鱼、虾等。具体结合患者的病情与喜好,坚持易消化和吸收、不伤胰腺和胆囊的原则,尽量兼顾食物的色、香、味、形、养。

4. 注意事项 ①在 AP 患者急性发作期,碳水化合物是热能的主要来源,要限制蛋白质的摄入量。②忌用容易造成胃液及胰液分泌增加的食物,如鱼汤、肉汤、骨头汤、牛奶、蛋黄等。③忌酒、控制吃饭速度、忌暴饮暴食。④少量多餐,每日至少 4~6 餐。

综上所述,AP 的营养支持治疗总原则是合理应用肠内营养与肠外营养支持方式,尽可能满足机体基础代谢的能量需求,维持正氮平衡,降低对胰腺的刺激,减少胰液的分泌,避免加重胰腺损害,预防感染的风险,加快疾病的康复。

（四）急性胰腺炎营养支持的实施

临床上，治疗 AP 患者前需对疾病的严重程度和患者此时的营养状况进行风险评估。最新修订的亚特兰大分类标准，根据疾病严重程度将 AP 分为：轻症急性胰腺炎（MAP）、中度重症急性胰腺炎（MSAP）、重症急性胰腺炎（SAP）。重症急性胰腺炎可以通过以下几点判定：Ranson 评分≥3，APACHE Ⅱ评分≥8，C 反应蛋白≥150 mg/L 或者 Balthazar CT 评分>5。MAP 患者常无明显局部并发症及器官功能衰竭，通过禁食禁水、药物治疗及静脉营养对症处理后，短期内就可恢复经口摄食，一般预后良好。而 MSAP 或 SAP 患者常伴有单个或多个器官的一过性（<48 小时）或者持续性（>48 小时）器官衰竭（休克、肺功能不全、肾衰竭、胃肠道出血）和局部并发症（胰腺坏死>30%、脓肿或假性囊肿）；尤其是 SAP 患者 Ranson 评分≥3，APACHE Ⅱ评分≥8，预后通常较差，病死率高达 10%～15%。因此这部分 AP 患者一般 7 日内无法进食，常规治疗包括禁食水、胃肠减压、液体复苏等。此时的 AP 患者处于代谢亢进、肌蛋白高分解状态，营养物质被快速消耗，常出现急性营养不良，急需采用个体化营养支持方式进行治疗。2004 年中华医学会外科学分会营养支持学组提出 AP 患者的营养支持指征包括 AP 患者的营养状况评估结果、禁食时间和对病情、病程、预后的综合分析，进而确定该 AP 患者是否已经存在营养不良或具有营养不良的风险，根据风险筛查提供个体化营养支持方案。

国际共识指导委员会结合 11 个胰腺炎相关指南制定了《胰腺炎营养治疗国际共识指南（2012）》，共 18 条推荐意见，见表 3-5。

表 3-5　国际共识指导委员会胰腺炎营养治疗推荐意见

推荐意见	推荐级别
胰腺炎患者存在营养风险，应当进行营养筛查	Grade B
对于轻中度患者，推荐镇痛剂、静脉补液、从开始禁食逐渐过渡到日常饮食（一般 3～4 日）	Grade C
轻中度胰腺炎患者一般无须营养治疗，除非并发症出现	Grade A
预期禁食时间超过 5～7 日应当考虑营养治疗，无须考虑疾病严重程度	Grade A
已经禁食 5～7 日的轻中度胰腺炎患者应当开始营养治疗	Grade B
重症胰腺炎是早期营养治疗的指征	Grade A
营养治疗有益于出现外科并发症的胰腺炎患者的治疗	Grade B
EN 通常优于 PN，或者说，只要可能就要先从 EN 开始	Grade A
当出现诸如肠瘘、腹水、假性囊肿等胰腺并发症时应当开始 EN	Grade C
EN 持续输注优于间断输注或推注	Grade B
实施 EN 可以使用鼻胃管，并非必须幽门下置管	Grade B
对于 EN，考虑中长链脂肪乳的短肽制剂改善 EN 耐受性	Grade B
具有营养治疗指征，当 EN 禁忌或不能耐受时使用 PN	Grade A
只要基础三酰甘油低于 4.4 mmol/L，并且之前没有高脂血症病史，通常静脉注射脂肪乳是安全的并且能够耐受	Grade B
葡萄糖是最主要的糖类来源，血糖控制尽可能接近正常	Grade C
考虑应用谷氨酰胺（0.30 g/kg 丙氨酰-谷氨酰胺二肽）	Grade C
没有胰腺炎患者特定的 PN 并发症，通常应当避免过度喂养	Grade C
达到营养治疗最大需要量，热卡：25～35 kcal/（kg·d），蛋白：1.2～1.5 g/（kg·d）	Grade B

Grade A：指南建议符合如下标准，具有高水平证据支持并且多个协会指南意见相一致；Grade B：指南建议符合如下标准，中低水平证据支持，或者协会指南之间缺乏共识（至少一个协会指南建议不一致）；Grade C：指南建议符合如下标准，仅有一个协会发布的具有高水平证据支持的建议（共识不适用于此等情况）。

对于症状轻微的 AP 患者，通过短暂的禁食禁水、药物治疗（水、电解质的补充和代谢紊乱的纠正）即可痊愈，3～5 日可逐渐恢复饮食，常规的营养支持主要是通过静脉营养补充一定剂量的葡萄糖、氨基酸等人体必需营养素。其他病情严重的 AP 患者通常疗程长、费用高、预后差；有胰腺渗出、出血、坏死甚至累及肠管、后腹膜、肠系膜等组织，伴有明显的炎症反应；对胃肠道功能的影响表现为恶心、呕吐、腹胀、胃潴留甚至胃瘫、麻痹性肠梗阻等。此部分 AP 患者需长时间禁食。因此，及时、合理的营养支持成为这部分 AP 患者治疗的一个重要环节。虽然营养支持方案的实施并不能改变 AP 患者的病程，但可以降低相关并发症的感染率及病死率，支持 AP 患者度过急性危重期。如果说药物是抑制 AP 患者胰腺分泌的主要手段，那么在所谓的胰腺"休息"期如何合理地提供AP患者营养并达到降低AP感染率和病死率就成为一个至关重要的临床治疗环节。营养支持治疗方案的实施主要体现在肠外营养、肠内营养和经口营养食谱的制订。

1. 肠外营养治疗的实施　PN 一直是 AP 患者营养支持治疗的首选，在胃肠道功能发生障碍时可提供代谢所需的各类营养素，维持正氮平衡，纠正代谢紊乱和预防营养不良，改善免疫功能，以保证整个治疗过程中各器官结构和功能的稳定。也就是说 PN 减少了胰腺外分泌的刺激，使肠道得到休息，不经胃肠道摄食就能满足机体代谢的营养需要。尽管许多研究依然无法确定 PN 期间胰腺外分泌是否能够真正得到"休息"，但国内学者认为对大多数 AP 患者而言，PN 治疗确实可以降低相关并发症的感染率和病死率，改善预后效果。

（1）PN 实施途径：PN 可采用外周静脉或中心静脉插管途径来进行，为了满足 AP 患者的营养需要，通常采取全营养混合液的方式进行营养治疗。若预测营养治疗的疗程不超过 15 日者一般选择周围静脉营养，可使发生导管相关感染的可能性降低。而面对需要长期、全量补充营养的 AP 患者可一开始就选择中心静脉途径，或早期先选择周围静脉营养而后改成中心静脉营养，但均应重点关注放置导管时的无菌操作和放置后的消毒处理，阻断导管相关感染的发生。

（2）PN 实施起始时间及原则：PN 的起始时间多以机体内环境相对稳定为前提，一般在入院或术后 48～72 小时血压趋向稳定，水、电解质代谢紊乱得到纠正后开始实施。此时，AP 患者处于高分解代谢状态，如果供给的能量过高，反而会加重体内各重要脏器（肺、肝、肾）的代谢负担。因此，AP 患者 PN 治疗应强调阶段性，在疾病初期无须给予过高的能量，应遵循代谢支持的原则，降低非蛋白能量的供给和减少葡萄糖负荷，在机体耐受的前提下适当增加脂肪的比例和氮量的供给以满足机体代谢的需要，随着病情的转归，根据营养治疗的需要逐步增加热量的供应。

（3）PN 实施制剂的选择及配比：PN 多选用葡萄糖及脂肪乳的双能源系统，其每日能量摄入比例中，葡萄糖占 50%～60%，脂肪乳剂占 25%～35%，其余的为蛋白质。初期营养治疗下的能量测量法常采用间接测热法测定机体所需供给的能量，大约为

83.7 kJ/d（20 kcal[①]/kg）。后期营养治疗时可适当增加能量补充，为 104.6～125.5 kJ/d［25～30 kcal/（kg·d）］，其中脂肪乳剂供能的比例占 30%～50%，热氮比为（100～120）：1，蛋白质供应量为 1～2 g/（kg·d）。对于大多数胰岛细胞功能正常的 AP 患者而言，最安全、可靠、首选的碳水化合物必然是葡萄糖。而葡萄糖的输入量应控制在 150～200 g/d，输入量严重不足时会对脑细胞、红细胞及免疫细胞的功能产生不良影响，输入量过高反而有可能增加代谢紊乱（高血糖）及器官功能受损（脂肪肝、肝功能损害）等代谢并发症的发生率。AP 患者早期营养支持时出现的高血糖现象，多与胰岛细胞分泌功能受损、胰岛素分泌减少及胰岛素抵抗有关。此时，营养支持治疗方案为减少非蛋白质能量，特别是降低葡萄糖负荷（但葡萄糖供给量不应＜150 g/d）；增加脂肪乳在非蛋白质能量中的比例（一般不＞50%）；增加外源性胰岛素的使用（每 4～6 g 葡萄糖加入 1 U 胰岛素）；加强血糖（控制在 7.4～11.2 mmol/L 水平）、尿糖监测；维持血糖相对稳定。AP 并发多器官功能不全时机体处于高度应激状态，蛋白质分解加速，器官功能和免疫力下降。此时，营养治疗方案应以提供足够而合理的营养代谢底物，纠正机体负氮平衡，抢救多器官功能不全为基础，着重于控制能量及氮量的摄入。与饥饿性营养不良的治疗不同，非蛋白质能量的供给应控制在 15～20 kcal/kg 为宜，葡萄糖输注速度不宜大于 5 mg/（kg·min）；脂肪乳所提供的能量可达总量的 30%～50%；能量和氮量的比例应以 100：1 为宜。

　　（4）PN 实施剂量输注原则：PN 应从小剂量开始，初始为总量的 1/3～1/2，并监测血脂、血糖、血中白蛋白的变化，根据监测结果调整 PN 输注量，直至过渡到全量。适当增加特殊营养素及实施代谢调理，可加速患者恢复。

　　脂肪乳剂的使用是否会加重 AP 患者的营养代谢风险成为热点话题。随着营养学的发展，越来越多的动物试验与临床研究已经相继证实，适量使用脂肪乳剂并不会加重 AP 患者的代谢紊乱。除特殊人群外，绝大多数 AP 患者即使长期输注脂肪乳剂依然是安全有效的。但必须时常监测血中三酰甘油的水平，以此评价 AP 患者使用脂肪乳剂前后对脂肪乳剂的耐受性，血中三酰甘油水平需控制在 4.4 mmol/L 以下。对于合并有高脂血症的 AP 患者应尽量选择由中链三酰甘油（medium chain triglyceride，MCT）与长链三酰甘油（long chain triglyceride，LCT）经物理混合而成的中、长链脂肪乳或中、长链结构型脂肪乳，适度增加新型脂肪乳剂如含橄榄油脂肪乳剂、含鱼油脂肪乳剂和新型脂肪乳剂（含大豆油、中链三酰甘油、橄榄油和鱼油的新型脂肪乳剂）的使用，并且要严格控制脂肪乳的用量，采用隔天输注法使用，必要时可与血液滤过配合。多数 AP 患者选用平衡型复方氨基酸溶液主要是由于其中含有一定量的多种非必需氨基酸。当 AP 患者发生代谢紊乱伴其他脏器受损时，应视受损脏器选择氨基酸溶液种类，若伴有肝功能受损时可选用高支链低芳香族氨基酸溶液；而伴有肾功能不全时可选用以必需氨基酸为主的氨基酸溶液。通过标准 PN 无法纠正低蛋白血症时，应输注外源性白蛋白，以确保血浆中白蛋白水平在 32 g/L 以上，纠正代谢紊乱才能更好地维持机体内环境稳定。除以上三大营养物质外，PN 中电解质（特别是钙、钾）、微量元素和维生素的补充也至关重要。营养

---

① 1 cal≈4.19 J。

液的配制应以"全合一"营养混合液方式，补充每日机体所需的电解质，及时纠正电解质代谢紊乱，特别是低钙血症，常被用作 SAP 患者预后的指标之一。

AP 患者常合并肠道屏障功能受损及细菌移位的重症疾病。长期禁食状态下的 PN 治疗容易造成肠黏膜微绒毛萎缩、脱落，黏膜上皮完整性遭到破坏。因此，保护 AP 患者肠屏障功能，预防肠源性感染成为 PN 治疗过程中的一大重要环节。经过长期的临床研究和大量的动物实验发现，一些特殊营养物质（谷氨酰胺、精氨酸、ω-3 多不饱和脂肪酸）既能控制代谢紊乱，又能以特定方式刺激免疫应答，调控细胞因子的产生和释放，减轻有害的炎症反应，保护肠屏障功能。其中谷氨酰胺的作用主要表现在可作为肠黏膜上皮细胞代谢的主要原料，保护肠黏膜结构和屏障功能的完整性；为肠道相关淋巴组织和其他各种免疫细胞中的核酸、蛋白质等生物分子合成提供重要的代谢底物，提高中性粒细胞的杀菌能力；参与调节肌肉蛋白质的平衡，促进蛋白质合成和抑制蛋白质分解；也可促进胰腺细胞腺泡的增生，提高胰腺中胰蛋白酶原和胰脂肪酶原的含量。常用制剂为丙氨酰谷氨酰胺，参考剂量为 1.5～2.0 ml/（kg·d）。而精氨酸作为一种半必需氨基酸可保持肠道完整性、刺激免疫系统、减少肠道细菌移位。鱼油中的 ω-3 多不饱和脂肪酸也可通过促进前列腺素形成从而调节肠道微循环和屏障功能。

2. 肠内营养治疗的实施　由于急性胰腺炎 PN 治疗费用高，导管相关感染及肠黏膜屏障功能受损发生率增高。近年来，国际各个权威营养学会和机构逐渐将研究重点转向 EN，推荐 EN 作为 AP 的首选营养治疗方法。大量关于 AP 患者选择 PN 或 EN 的对照研究结果均支持早期 EN，由于 AP 患者临床症状各异，对不同营养支持的反应也不尽相同，故在具体实施营养治疗方案时，应结合 PN 与 EN 的利弊及每一位 AP 患者的疾病特点选择最适合的营养支持方式。

研究显示 AP 时的应激反应使得肠黏膜缺血坏死、黏膜通透性增强、免疫屏障功能下降，进而引起肠道细菌和内毒素移位，继发感染。另外，AP 时大量炎性介质如 TNF-α、IL-1β、脂多糖的释放刺激了 IL-6、IL-8 的产生，促使全身炎症反应综合征和多脏器功能障碍的发生。因此，AP 时维护和利用肠道正常的功能至关重要。而在动物实验和临床研究中 EN 对肠道细菌和内毒素移位的防护作用已经得到广泛认可。在对 AP 大鼠实施营养治疗的研究中发现，EN 组大鼠绒毛长度大于 PN 组，血浆内毒素水平明显低于 PN 组，提示了 AP 时给予 EN 可维持肠道屏障完整，降低细菌内毒素移位概率。国外的临床研究发现 AP 患者能很好地耐受 EN，与 PN 治疗的 AP 患者相比败血症的发生率降低、住院时间缩短。以上研究结果说明了 AP 患者使用 EN 的意义越来越受到重视。

EN 实施的重点是起始的时间、输注的部位和制剂的选择。EN 营养需求量及实施方案应根据 AP 患者的年龄、体重、BMI、营养状况及代谢指标等进行确定。调配好的标准 EN 液的能量密度通常为 1 kcal/ml，应从低浓度向高浓度逐渐过渡，EN 液的浓度和容量不宜同时增加，可交错进行。同时，应特别注意 EN 液的温度，过冷营养液的输入可刺激肠道，引起肠痉挛和腹泻。

（1）EN 实施起始时间：目前最新观点认为从 AP 患者入院 24～48 小时后经过足够的液体复苏就可以进行早期 EN。大量研究显示 AP 患者入院 48 小时内进行 EN 治疗在降低感染相关并发症的发病率和病死率的效果上明显优于 48 小时后进行 EN 治疗。也有研究发现，入院 48 小时内进行 EN 治疗不但不会增加腹内压，反而会预防腹内压升高。早期进行 EN 治疗不仅可以明显改善疾病的严重程度和临床结局，在最新的 Meta 分析中也发现 48 小时内进行 EN 治疗可以减少 AP 并发症，改善临床预后。

（2）EN 实施输注部位：临床上 EN 治疗实施的常用途径有经鼻胃置管、经鼻空肠置管、内镜下经皮空肠造瘘及经手术肠造瘘置入导管。经鼻空肠置管为主要方式，无创，方便，可盲插，也可在内镜或 X 线辅助下进行。其主要理论基础是 AP 为自身消化性疾病，应以减少胰液分泌、避免胰腺刺激、防止炎症进展为治疗宗旨。在 AP 时 EN 治疗是否会增加胰液的分泌受到广泛关注。胰液的分泌受神经体液调节，分为头相、胃相、肠相。AP 患者体内的胰酶主要受分布在十二指肠和近端空肠的胆囊收缩素和促胰液素的调节，蛋白质多肽可刺激胃十二指肠中胰酶的分泌，而进入空肠后则刺激效果减弱，甚至到远端空肠和回肠后对胰酶分泌有抑制作用。因此，理论上只要避开头相、胃相及肠相刺激，直接经空肠输注营养液可达到让胰腺"休息"的目的。大量临床研究证实，AP 患者行空肠 EN 治疗是安全、有效的，且早期 EN 治疗可以减少应激反应，加快疾病痊愈，改善预后。由于内镜法是临床最常用辅助插管方法，插管时一定要将营养管放在十二指肠屈氏韧带以下，插管后需摄片证实营养管头端位置。临床上常出现 AP 患者生命体征平稳后应用 EN 导致症状反跳和复发，其可能与营养管放置位置有关，营养管置入位置不佳或置入空肠后因固定不良等引起营养管脱至十二指肠及胃内会导致胰酶的分泌增加，进而造成病情复发。有肺部并发症的 AP 患者倾向于用经皮途径的 EN。SAP 的手术治疗中，应考虑后期的营养支持方式，常在术中放置空肠造瘘管，可使用经典的隧道包埋和腹壁吊置的空肠造口法，置入口径相对较粗的喂养管。胃造瘘在空肠造瘘法中是必要的，且需要同时进行胃肠减压。

（3）EN 实施制剂的选择：适用于 AP 患者的 EN 制剂一般应符合以下条件。对胰腺外分泌无或少刺激作用、三大营养要素搭配合理、营养素的利用率高。目前还没有专门针对 AP 患者使用的 EN 液，但以多肽或游离氨基酸为氮源，无须酶的要素配方饮食可以满足大多数 AP 患者 EN 治疗的需要。待疾病逐渐好转，可将游离氨基酸型配方逐渐转变为以完整蛋白质为氮源的 EN 制剂直至经口饮食。1998 年出现的生态免疫营养概念，是指在普通 EN 的基础上补充具有一定药理学作用的特殊营养素，如谷氨酰胺、精氨酸、ω-3 多不饱和脂肪酸、牛磺酸、抗氧化剂、核苷和核苷酸及非淀粉多糖等构成免疫增强型的 EN 制剂。它们可以特定方式刺激免疫细胞，增强免疫应答，维持正常、适度的免疫反应，并能保护肠屏障功能完整性而减少细菌移位。动物实验和临床实践还发现，添加了膳食纤维的 EN 制剂，尤其是可溶性膳食纤维可防止 EN 所致的腹泻，其产生的短链脂肪酸可促进肠道屏障的重新构建，对肠黏膜屏障具有保护作用。此外，添加一些益生菌如乳酸杆菌、双歧杆菌等，有利于恢复肠道菌群，抑制肠内致病菌群，防止细菌和内毒素移位的发生。

PN 和 EN 都可以达到营养治疗的目的，适当的氨基酸、碳水化合物及脂肪比例是可以根据病情而做调节的。病情比较重的情况下，应该增加脂肪与氨基酸的比例以取代一部分碳水化合物。严重的 AP 患者正常每日可从尿中排出约 1071 mmol 氮（即 15 g 氮，约 94 g 蛋白质），可以通过增加相当量的氨基酸使去脂组织得到补充。对于呼吸困难的

AP 患者应减少热量中碳水化合物的比例,这样可以免于呼吸商的增加。胰腺的分泌与提供营养物质的模式有很大关系,以经口摄食的刺激最大。在临床研究中,当肠动力和吸收面积仍保持相对完整时,低脂配方可使胰腺的分泌降至最低,将要素膳注入空肠是代替全静脉营养的一种较好的治疗方式。但 AP 患者通常在靠近胰腺近端的部分小肠会有非机械性阻塞,小肠袢扩张加上多发性的气-液平提示有代谢紊乱,如低钾血症。不同的气-液平可能是由于阻塞引起的,也可能是溃疡或是假囊肿造成的。如果存在上述的任何并发症,空肠置管是不能采用的反指征。但管饲要素膳可以使 AP 患者达到正氮平衡,加速 AP 患者康复。考虑到 AP 早期常合并胃肠功能屏障障碍,对于不能耐受 EN 治疗的 AP 患者开始时(1 周左右)仍以 PN 治疗为主,待 CT 扫描明确胰腺炎症消退、无继发感染、胃肠动力恢复后可酌情给予部分 EN 治疗,不足可用 PN 补充,待患者顺利度过急性全身反应期(通常 2 周)后可过渡为完全 EN 治疗。

3. 经口营养治疗的实施

(1)宜用食物:禁食结束后可根据患者病情给予米汤、藕粉、果汁、菜汤、豆浆、蜂蜜、白糖、脱脂奶,症状进一步缓解者可选粥、豆腐、果泥、菜泥、煮熟蛋白及少量瘦肉泥等,并逐渐增加进食量和蛋白质、脂肪的量。康复期主食可选用素面条、馒头、切片白面包、粥、软饭等,副食可选用瘦肉丁、鸡蛋羹、豆腐、菜花、碎软青菜等。

(2)忌(少)用食物:脂肪(包括主、副食所含脂肪及烹调油)供给不可集中于一餐。禁用煎炸食物;限制含胆固醇高的食物如蛋黄、鱼子、动物内脏(脑、心、肝、肾、肚)及肥肉;禁用粗纤维食物如韭菜、芹菜、黄豆芽等;禁用肉汤、鱼汤、骨头汤等刺激消化液分泌的食物;忌用高脂肪食物如猪油、奶油、油酥点心、油条等;忌用冰冷食物如酸奶、冰淇淋、凉拌菜等;忌用腌渍食物如榨菜、咸鱼、火腿、腊肉、腊肠等;忌用辛辣刺激性调味品如辣椒、芥末、胡椒等;忌用各类酒及含酒精的饮料。

(3)食谱制订原则

1)能量:急性期伴有剧痛、恶心及呕吐者应禁食。采用 PN 供给能量及营养素。随病情的好转可进低脂流质饮食,逐渐增加进食量。

2)蛋白质:蛋白质应适量(约为 1.0 g/kg 标准体重),且供给量应逐渐增加。

3)脂肪:严格限制脂肪的摄入量,在恢复期间脂肪摄入量亦可逐渐增加。忌用能刺激胃液和胰液分泌及富含脂肪的油腻食物。

4)碳水化合物:给予易消化的含碳水化合物丰富的食物。

5)维生素:供给含维生素 B_1、维生素 C 和胡萝卜素丰富的食物。

6)少量多餐,每日 5~7 餐,使胆汁分泌均衡。

7)忌暴饮暴食和饮酒。

8)禁用煎、炸、烤等方法烹调食物,忌腌渍食物。

二、肠内营养制剂与临床药师工作流程

肠内营养是指通过胃肠道途径提供营养物质的一种营养支持治疗方式。患者在非自然饮食条件下口服肠内营养制剂称为口服营养补充。当患者存在上消化道通过障碍时,经鼻胃(十二指肠)管、鼻空肠管、胃造口或空肠造口等方式给予肠内营养制剂则称为

肠内管道喂养。

（一）肠内营养制剂的分类及特点

临床常用的肠内营养制剂主要有粉剂、混悬液和乳剂。其中，含氨基酸混合物或水解蛋白、单糖、双糖或低聚糖、低脂肪的粉剂加水后形成溶液；含多聚体糊精或可溶性淀粉、溶解度小的钙盐、高脂肪的粉剂加水后形成稳定的混悬液。

对于肠内营养制剂的分类有很多种方式，如根据疾病生理、氮源组成方式、剂型等进行分类。肠内营养制剂从临床使用角度可分为通用型肠内营养制剂和疾病特异型肠内营养制剂，后者包括糖尿病适用型肠内营养乳剂、肿瘤适用型肠内营养乳剂、高能肠内营养乳剂、免疫增强型肠内营养乳剂等。肠内营养制剂根据其组成又可分为要素型、非要素型、组件型和特殊应用型。其中，临床常用的商品化制剂主要为要素型和非要素型。要素型肠内营养制剂又可分为以氨基酸为氮源的和以多肽为氮源的，非要素型肠内营养制剂则以整蛋白为氮源。以下按肠内营养制剂的组成、分类方式进行具体介绍。

1. 要素型肠内营养制剂　要素型肠内营养制剂是以单体物质（氨基酸或短肽）、葡萄糖、脂肪、矿物质和维生素组成的混合物，并经胃肠道供给。要素型制剂既能为人体提供必需的热能及营养素，又无须消化即可直接或接近直接吸收和利用。要素型肠内营养制剂的特点如下：营养全面，每日提供 2000～3000 kcal 热量时，要素型制剂中的各类营养素即可满足推荐的制剂供给量标准；无须消化即可直接或接近直接吸收，要素型肠内营养制剂均以要素或接近要素形式组成，无须胃、胰、胆等消化液的作用，可直接或稍加消化即可吸收利用；成分明确，便于使用时对其进行选择，并可根据病理生理需要，增减某种或某些营养素成分或改变其比例，以达到治疗效果；不含残渣或残渣极少，一般配方中不含纤维制剂，服用后仅有少量内源性残渣进入大肠，使粪便量显著减少；不含乳糖，适用于乳糖不耐受者；氨基酸和短肽造成要素型肠内营养制剂的气味及口感不佳；若含单糖过多，可造成甜度过高而不宜长期服用，故要素型肠内营养制剂以管饲效果为佳；渗透压较高，易引起渗透性腹泻。

2. 非要素型肠内营养制剂　非要素型肠内营养制剂，也称为整蛋白型肠内营养制剂，是以整蛋白为氮源，由整蛋白、葡萄糖、脂肪、电解质和维生素等组成的混合物，经胃肠道提供人体所需能量。非要素型肠内营养制剂营养完全，大多由完整的营养素制剂组成，渗透压接近等渗（300～450 mOsm/L），机体易于耐受，口感较好，可口服，亦可管饲，适用于胃肠功能较好的住院患者和家庭患者。非要素型肠内营养制剂的成分如下。

（1）糖类：主要来源于麦芽糊精、淀粉或低聚糖，提供的能量占 40%～60%。部分含 5～15 g/L 膳食纤维，膳食纤维具有延缓葡萄糖在小肠中的吸收、降低血清胆固醇水平、延缓胃排空、刺激肠蠕动等作用。

（2）蛋白质：提供热量占总能量的 15%～20%。非蛋白质热量：氮的比例在（75～225）：1。蛋白质来源于动物蛋白即牛奶（酪蛋白）、鸡蛋蛋白和植物分离蛋白即大豆蛋白、小麦蛋白。动物蛋白含丰富的必需氨基酸，更易吸收。植物蛋白中的大豆蛋白营养价值高，不含胆固醇，其中的异黄酮还有降胆固醇的作用。适用于对牛奶蛋白过敏的患者。

（3）脂类：为等渗、高热量密度物质，提供热量占总能量的 25%～50%，主要来源于玉米油、大豆油、菜籽油、椰子油等植物油。不仅提供 LCT，可避免人体必需脂肪酸的缺乏，部分还含 MCT。MCT 不需要经胆盐或胰脂肪酶分解，可跳过淋巴系统直接被门静脉吸收，用于脂肪吸收障碍或乳糜胸或乳糜腹水的特殊患者。但 MCT 不含必需脂肪酸，可减慢胃排空，导致患者不耐受。

（4）电解质和微量营养素：提供足量营养的完全型肠内营养制剂通常能满足患者每日对维生素、无机盐及微量元素的需求，但在需求增加或特殊营养素丢失的情况下应按需求添加。

3. 组件型肠内营养制剂　该类制剂包括含有单独组分或复合成分的大分子营养素，有氨基酸组件、短肽组件、整蛋白组件、糖类组件、LCT 组件、MCT/LCT 组件、维生素组件等，可为特殊患者提供不同营养底物的制剂。目前国内尚无组件型药品制剂的上市产品，但有相应的食品制剂如蛋白质粉、谷氨酰胺粉、四联益生菌制剂、纤维多糖、鱼油胶囊等肠内营养制剂。

除了有药品制剂外，还有部分是按医学专业配方设计的营养品，有普通疾病适用型，也有特殊疾病适用型，如适用于牛奶蛋白过敏、胃肠道损伤、乳糖不耐受的婴幼儿用氨基酸型、短肽型营养配方粉，无苯丙氨酸配方的苯丙酮尿症婴儿适用型营养配方粉，也有针对特殊疾病或特殊需求设计的高蛋白、低脂、低血糖指数、高纤维素、高能量的肠内营养配方食品。

（二）临床常用肠内营养制剂

1. 肠内营养混悬液（百普力）　短肽型肠内营养制剂，无渣，低脂配方，脂肪供能比例不超过 15%，适用于消化道功能不全及脂肪代谢障碍者。MCT：LCT=1：1，有利于提高肠道耐受性，促进吸收。氮源 15% 来自氨基酸，85% 来自短肽（小分子二肽、三肽等），可经肠粘膜直接吸收。低乳糖，无麦胶成分。口感较差，适于管饲。渗透压较高，可能出现渗透性腹泻等不良反应，可通过减慢胃肠泵入速度来提高胃肠道耐受性。不适于 1 岁以下婴儿，不宜作为 1～5 岁儿童的单一营养来源。

2. 肠内营养粉剂（安素）　肠内全营养素制剂，可作为唯一营养来源或部分营养补充，适用于成人及 4 岁或 4 岁以上儿童。该制剂营养素全面，少渣，不含乳糖，无麦胶成分。碳水化合物供能占总热量的 54%，碳水化合物的来源包括水解的玉米淀粉和蔗糖，蔗糖供能比超过 20%，不适于糖尿病患者。配制方法：制备 250 ml 服用量，在杯中加入 200 ml 凉水，缓慢搅拌条件下加入安素（55.8 g）。搅拌直到溶解。本品呈等渗性，只要正确地服用就不会引起因渗透压导致的腹泻。冲好的安素应该立即服用或加盖置冰箱内保存，但须在 24 小时内服用。开罐使用后，应该用盖子盖好，储存于阴凉、干燥处，无须冰箱冷藏，一旦打开，本品应该在 3 个星期内用完。

3. 整蛋白型肠内营养剂（能全素）　肠内全营养素制剂，无渣，不含膳食纤维，可用于胃肠道术前营养支持。碳水化合物供能比低，但主要来源于麦芽糊精，不建议用于糖尿病患者。口服或管饲喂养。配制方法：在洁净的容器中注入 500 ml 温开水，加入能全素 320 g，充分混合，待粉剂完全溶解后，再加温开水至 1500 ml，轻轻搅拌混匀。也可用所附的小匙，取 9 平匙，溶于 50 ml 温开水中充分混合，待完全溶解后，加温开水至 200 ml 以满足少量使用的要求。

4. 肠内营养混悬液（TPF，能全力）　肠内全营养素制剂，含大豆多糖纤维等多种纤维素成分，在应用过程中可减少腹泻的发生，对于需少渣肠内营养制剂的患者不适用。可用于糖尿病患者，含较高浓度的单不饱和脂肪酸，应用于重症患者有利于调节炎症及免疫状态。本品包括 0.75 kcal/ml、1.0 kcal/ml 及 1.5 kcal/ml 三种剂型，较高能量密度的剂型适用于需保证能量及蛋白质供给同时限制液体摄入的患者。不适用于半乳糖血症患者及 1 岁以下儿童，慎用于 1~6 岁儿童。

5. 肠内营养乳剂（瑞能）　肿瘤/呼吸系统疾病患者专用型肠内全营养素制剂，低碳水化合物，高脂肪含量，脂肪供能达 50%，其中 1/3 为 MCT，高能量密度，能量密度为 1.3 kcal/ml，含优质膳食纤维，低乳糖。含丰富 ω-3 脂肪酸及维生素 A、维生素 C、维生素 E 及锌、硒等微量元素，具有抗氧化、调节免疫及炎症状态的作用，适用于恶性肿瘤患者，以及对脂肪或 ω-3 脂肪酸需要量增加的人群。高脂、低碳水化合物配方也有益于减少慢性阻塞性肺疾病患者的二氧化碳潴留。

6. 肠内营养乳剂（瑞代）　糖尿病适用型肠内全营养素制剂，含膳食纤维，低钠，低胆固醇，70% 碳水化合物来源于缓释淀粉（木薯淀粉及玉米淀粉），30% 来源于果糖，供能比为 53%。经高温酸化处理后的木薯淀粉及玉米淀粉可聚集成脂类-淀粉复合物，降低淀粉酶水解和消化道吸收的速度从而降低餐后血糖水平，血糖指数较低，适用于有胃肠道功能或有部分胃肠道功能的糖尿病及糖耐量异常的患者。

7. 肠内营养混悬液（康全甘）　肠内全营养素制剂，为高蛋白、高 MCT、高胆碱配方。MCT 占脂肪总量的 65%，可快速消化吸收，直接氧化供能，减轻肝脏负担。含有较高浓度的胆碱，可促进脂肪消化吸收利用。无渣，无膳食纤维，适用于术前营养支持。临床上常用的肠内营养制剂参数见表 3-6。

表 3-6　临床上常用的肠内营养制剂对比

商品名	百普力	安素	能全素	能全力	瑞能	瑞代	康全甘
类型	SP	TP	TP	TPF	TPF-T	TPF-D	TP-MCT
剂型	混悬液	粉剂	粉剂	混悬液	乳剂	乳剂	混悬液
规格	500 ml/瓶	400 g/听	320 g/听	500 ml/瓶	200 ml/瓶	500 ml/袋	500 ml/袋
能量密度（kcal/ml）	1.0	1.0	1.0	1.5	1.3	0.9	1.0
供能（kcal）	500	1800	1500	750	260	450	500
能量分布（%）（蛋白质：脂肪：碳水化合物）	16：15：69	14：32：54	16：36：48	16：35：49	18：50：32	15：32：53	20：30：50
蛋白质（g）	20	15	20	30	11.7	17	25
脂肪（g）	8.5	15	19.5	29.2	14.4	16	16.7
碳水化合物（g）	88	60.7	60.5	92.5	20.8	60	63
膳食纤维（g）	无	无	无	7.5	6.5	7.5	无
渗透压（mOsm/L）	470	379	320	300	350	320	265

注：SP，短肽型；TP，整蛋白型；TPF，整蛋白纤维型；TPF-T，肿瘤适用整蛋白纤维型；TPF-D，糖尿病适用整蛋白纤维型；TP-MCT，高中链脂肪酸整蛋白型。

（三）肠内营养的临床药师工作流程

1. 药学问诊 临床药师需每日评估所在病区患者的胃肠道功能及营养摄入情况，选择重点患者进行药学问诊。问诊前应详细了解患者的一般情况，包括病史、伴发疾病、相关实验室检查指标和辅助检查结果、用药情况及其他治疗措施等。问诊内容主要是对患者目前病情的相关补充，包括评估患者营养状况、询问患者进食与二便情况、体重变化；询问患者用药情况，纠正错误用药，指导正确用药方法；询问药物及食物过敏史；询问生活饮食习惯及烟酒嗜好等。当患者存在营养风险，即营养风险筛查（NRS）2002 评分≥3 分、有胃肠道消化吸收功能且具备肠内营养支持指征时，临床药师可向主管医师提出或协助制订肠内营养方案，包括喂养途径、制剂选择、用量、输注方式和输注速度等。

2. 药学监护 临床药师应每日监护患者病情变化，尤其是胃肠道症状，有胃肠道瘘的需同时关注瘘口情况；监护患者胃肠道的耐受情况，监护肠内营养物质摄入量、胃肠道潴留情况，必要时联合使用肠外营养；监护患者的生命体征、出入量、营养指标（如白蛋白、前白蛋白、运铁蛋白、视黄醇结合蛋白等）及其他生化指标（主要包括肝肾功能、电解质、血糖、血脂、血常规等）的动态变化；监护患者是否有肠内营养相关并发症的发生，如机械性并发症、胃肠道并发症、代谢并发症或感染并发症；监护肠内营养与药物间的相互作用，尤其是经喂养管道给予药物时，指导调整营养支持治疗方案及其他药物治疗。常规开展药学查房，对重点监护患者进行营养评定。若患者病情变化或代谢状态改变时，临床药师需与主管医师积极沟通，根据国内外指南、基础营养代谢原理和肠内营养制剂特点等调整肠内营养方案，必要时联合肠外营养。针对依从性较差的患者重复进行用药宣教，并解答患者的其他用药问题。

3. 出院教育 根据患者的个体情况，拟定出院后的营养支持计划，同时仔细交代相关的营养制剂服用建议，进行出院带药的相关指导。

三、肠外营养制剂与临床药师工作流程

从制剂角度，将葡萄糖、氨基酸和脂肪乳混合在一起，加入其他各种营养素后放置于一个袋子中输注，称为全合一营养液，也称为全营养混合液（total nutrient admixture，TNA）。全合一营养液也包括工业化生产的三腔袋。肠外营养制剂组成成分见表 3-7。

表 3-7 肠外营养制剂组成成分

组成成分	上市品种
碳水化合物	5%葡萄糖注射液、10%葡萄糖注射液、50%葡萄糖注射液、葡萄糖氯化钠注射液
氨基酸	复方氨基酸注射液（3AA、6AA、9AA、15AA、18AA、20AA 等）、小儿复方氨基酸注射液、丙氨酰谷氨酰胺注射液
脂肪乳	脂肪乳注射液、中/长链脂肪乳注射液、结构脂肪乳注射液、ω-3 鱼油脂肪乳注射液、多种油脂肪乳注射液
电解质	氯化钾注射液、氯化钠注射液、葡萄糖酸钙注射液、氯化钙注射液、硫酸镁注射液、门冬氨酸钾镁注射液、甘油磷酸钠注射液、复合磷酸氢钾注射液
微量营养素	水溶性维生素、脂溶性维生素、复合维生素、多种微量元素
水	灭菌注射用水（或通过 0.9%氯化钠注射液、5%葡萄糖注射液、葡萄糖氯化钠注射液等补充）

（一）肠外营养制剂介绍

1. 脂肪乳注射液　脂类是机体重要的能量底物和主要的能源储备。静脉用脂肪乳主要是以小肠乳糜微粒为模型发展而成，即用乳化剂和机械力将微小的油滴均匀分散在水相中构成的两相体系，其粒径一般控制在 0.4～1.0 μm。人肺部微血管直径约为 5 μm，如果油滴粒径超过 5 μm，肺栓塞风险会增加，还可能被内皮系统免疫细胞吞噬，造成氧化反应，组织损伤。脂肪乳一般选用卵磷脂作为乳化剂，由于磷脂分子的电离和吸附作用，油水界面上带有一定量负电荷，由于静电吸引，负电荷层外又吸引了一层正离子，油水界面双电层间的电位差使油滴之间相互排斥，电位差越大，油滴越稳定。然而，将脂肪乳加入 TNA 后，多种因素可能影响其稳定性，导致油滴互相融合，粒径增大，这不仅阻碍了脂肪酸的有效利用，更可能发生严重不良反应，危害机体健康。静脉用脂肪乳的主要成分是三酰甘油，其理化性质和代谢特性取决于各脂肪酸成分。根据碳链长度，脂肪酸可分为短链脂肪酸（<8 个碳原子）、中链脂肪酸（8～10 个碳原子）和长链脂肪酸（>10 个碳原子）。根据双键数量，脂肪酸又可分为饱和脂肪酸、单不饱和脂肪酸和多不饱和脂肪酸。

临床上常用的脂肪乳按照分子结构和组分不同可分为长链脂肪乳、中/长链脂肪乳、结构脂肪乳、鱼油长链脂肪乳和多种油脂肪乳等。在选择输注脂肪乳时应综合考虑不同来源脂肪的组成，包括脂肪酸类型、各脂肪酸比例和抗氧化剂含量。1 g 脂肪可提供大约 9 kcal 能量，但脂肪乳注射液中脂肪和甘油都可以提供能量，甘油用来调节渗透压。因各厂家产品中脂肪乳浓度不同、甘油含量不同，计算总能量时可参照各自说明书上的标示能量。目前临床常用的脂肪乳有以下几种。

（1）长链脂肪乳：C_{14}～C_{24}，其结构为 1 分子甘油和 3 分子长链脂肪酸酯化而成的三酰甘油，主要来源于大豆油、橄榄油和红花油。长链脂肪乳注射液可提供丰富的必需脂肪酸，参与大量生物膜和生物活性物质的代谢。长链脂肪酸需逐步降解生成乙酰辅酶 A，然后进入三羧酸循环彻底氧化产生能量，进入线粒体时需要肉毒碱作为载体，所以其清除速度、水解速度和供能速度均较慢。

（2）中/长链脂肪乳：C_8～C_{24}，中/长链脂肪乳注射液是中链脂肪酸和长链脂肪酸按 1∶1 物理混合的脂肪乳注射液。主要来源于椰子油的 MCT，由于分子量小，可无须载体而自由进入线粒体发生氧化，且不需额外耗能，水解迅速且完全，半衰期短，仅为 LCT 的一半，故可以较快地提供能量，其血浆清除率和氧化速度也高于长链脂肪酸。肠外给予时不在脂肪组织中储存，较少发生肝脂肪浸润，尤其适用于因肉毒碱转运酶缺乏或活性降低而不能利用 LCT 者。同时 MCT 有利于降低血清中的三酰甘油浓度，减少对血管内皮的损伤，不会在肝积聚，不易发生脂质过氧化，因此降低了对免疫和炎症反应的影响。补充脂肪乳的目的在于供能和补充必需脂肪酸，为保证必需脂肪酸供给，减少 MCT 输注时的神经毒性，MCT 常与 LCT 制成混合制剂。因供能较快又能提供必需脂肪酸，故中/长链脂肪乳注射液是目前临床最为常用的脂肪乳注射液。

（3）结构脂肪乳：C_6～C_{24}，结构脂肪乳指的是中链脂肪酸与长链脂肪酸按 1∶1 化学混合的脂肪乳注射液。化学混合即先水解脂肪分子，然后再随机酯化成在同一个分子上既含有长链脂肪酸又含有中链脂肪酸的结构脂肪分子。这样就随机产生了 6 种分子构型，其中包含化学混合前的 2 种构型，而结构化的新构型约占全部构型的 70%。相比于物理混合的 MCT/LCT，结构脂肪乳更符合机体的生理代谢特点。研究表明结构脂肪乳比物理混合的中/长链脂肪乳更具优势，如在促进氮平衡和改善肝脏蛋白质合成等方面更有优势。

（4）鱼油长链脂肪乳：C_{12}～C_{24}，鱼油脂肪乳富含长链 ω-3 脂肪酸，是一种重要的免疫营养素，由于必需脂肪酸含量低，鱼油脂肪乳注射液不得作为肠外营养液中唯一的脂肪乳来源，应与其他脂肪乳注射液合用。

（5）多种油脂肪乳：由 30%大豆油、30%中链三酰甘油、25%橄榄油和 15%鱼油组成，含少量甘油及卵磷脂。最新上市的多种油脂肪乳将大豆油、中链三酰甘油、橄榄油和鱼油按一定比例混合，既保证了必需脂肪酸的供给，又可以起到调节免疫的作用，具有广泛的应用前景。

2. 氨基酸注射液　氨基酸是蛋白质水解后的结构单位，其共同特征是具有一个酸性的羧基（—COOH）和一个碱性的氨基（—NH₂）共同连到一个碳原子上，分子其余部分随氨基酸的不同而不同。两性的氨基酸分子具有一定的缓冲作用，在 TNA 中对脂肪乳有一定的保护作用，但由于不同厂家不同制剂的氨基酸种类与含量不尽相同，其缓冲能力不能一概而论。

氨基酸是构成人体蛋白质的基本单元，也是机体合成抗体、激素、酶类和其他组织的重要原料。氨基酸参与人体的新陈代谢和各种生理功能。当疾病状态导致人体外源性氨基酸摄入不足、内源性氨基酸产生不够，难以满足机体对氨基酸的需求时，人为补充氨基酸则有利于获得正氮平衡。

组成人体蛋白质的氨基酸有 20 种,其中 8 种为成人必需氨基酸(essential amino acid, EAA)，即亮氨酸、异亮氨酸、赖氨酸、甲硫氨酸、苯丙氨酸、苏氨酸、缬氨酸和色氨酸。在一些特定情况下某些氨基酸也是必需的，即条件必需氨基酸，如处于生长发育期的婴儿，组氨酸是必需的；酪氨酸、半胱氨酸对于早产儿是必需的；对于肾病患者，酪氨酸是条件必需的；对于肝病患者，半胱氨酸是条件必需的。通过 TNA 方式输注氨基酸提供氮源，不仅能全面高效地补充 EAA，还能降低氨基酸溶液渗透压，提高耐受性。

临床常用的氨基酸制剂多种多样，不同种类复方氨基酸注射液的配方组成不同，适应证也不同，使用不当可导致不良反应甚至加重病情，临床应用过程中应根据患者的年龄和病理状态合理选用。复方氨基酸注射液根据制剂所含氨基酸种类可分为 3AA、6AA、9AA、14AA、15AA、18AA、20AA 等。按作用可分为平衡型氨基酸制剂和疾病适用型氨基酸制剂两大类。

（1）平衡型氨基酸制剂：该类氨基酸注射液含有人体合成蛋白质所需的必需和非必需氨基酸，可供机体有效地用于合成蛋白质，纠正因蛋白质供给不足引起的恶性循环。补充此类氨基酸的目的主要在于维持正氮平衡，补充营养。通常由 14 种以上的氨基酸组成，EAA 和非必需氨基酸（non-essential amino acid，NEAA）比例为 1 :（1～3），其含有的氨基酸比例也与健康人体一致。平衡型氨基酸配方组成不同，如所含氨基酸浓度和比例、碳水化合物的种类、电解质种类、微量元素构成、pH、抗氧化剂种类等方面均有差异，临床使用中应引起注意。此类制剂包括 18AA、18AA-Ⅰ、18AA-Ⅱ、18AA-Ⅲ、18AA-Ⅳ、18AA-Ⅴ等，小儿复方氨基酸注射液也属此类。

（2）疾病适用型氨基酸制剂

1）肝病适用型氨基酸：肝功能受损的患者存在氨基酸代谢紊乱，支链氨基酸（branched chain amino acid，BCAA）含量下降，而芳香族氨基酸（aromatic amino acid，AAA）含量升高，BCAA/AAA 值由正常的 3.0～3.5 降至 1 或更低，且下降程度与肝受害程度成正比，可引起脑组织中化学递质的异常。肝病适用型氨基酸是基于假性神经递质学说、氨基酸代谢不平衡学说等肝性脑病假说研发的，即通过提高 BCAA/AAA 值，纠正患者血浆氨基酸谱的失调。血浆中的 BCAA 增加时可竞争性地抑制 AAA 透过血脑屏障，并参与脑内蛋白质和糖的代谢，改善肝性脑病患者的精神症状及肝性昏迷症状。市售制剂如复方氨基酸注射液 3AA、6AA、15AA、17AAH、20AA 等。需注意的是，3AA、6AA 不能单独用于营养支持治疗，因营养支持的目的包含补充必需氨基酸，显然仅补充 3AA、6AA 无法满足目的。

2）肾病适用型氨基酸：通常含有 8 种必需氨基酸和组氨酸。慢性肾衰竭患者的血浆氨基酸特点为多数 EAA 浓度下降，NEAA 浓度升高，EAA/NEAA 值和组氨酸水平下降。肾病适用型氨基酸可纠正体内必需氨基酸的不足，从而改善肾功能。市售制剂有复方氨基酸注射液 9AA、18AAN、18AA-Ⅸ等。

3）创伤适用型氨基酸：在严重的创伤应激下，体内的分解代谢激素增加，蛋白质分解代谢异常亢进，BCAA 的浓度下降明显，易导致负氮平衡，加重病情。高 BCAA 含量的氨基酸注射液为机体提供合成蛋白质所需的足够氮源，减少肌蛋白分解，促进脏器的蛋白质合成，纠正创伤后的负氮平衡。

4）免疫调节型氨基酸：主要为丙氨酰谷氨酰胺注射液，谷氨酰胺属于非必需氨基酸，在感染、炎症、代谢应激和营养不良状态下成为条件必需氨基酸。近年来，谷氨酰胺也作为一种药理营养素用于多种疾病的治疗。由于谷氨酰胺在水溶液中和长时间保存时不稳定，并且溶解度很低，故静脉用药时将其制成二肽单独添加。丙氨酰谷氨酰胺注射液是一种高浓度溶液，不可直接输注。在输注前与配伍的氨基酸溶液或含有氨基酸的注射液相混合，然后与载体溶液一起输注。1 体积的丙氨酰谷氨酰胺注射液应与至少 5 体积的载体溶液混合，如 100 ml 丙氨酰谷氨酰胺注射液应加入至少 500 ml 载体溶液，混合液中其最大浓度不应超过 3.5%。需注意的是，丙氨酰谷氨酰胺注射液不得作为肠外营养液中唯一的氨基酸来源，应与复方氨基酸注射液合用。

适用于肝病、肾病、创伤等患者的疾病适用型氨基酸制剂的疗效是否优于标准的平衡型氨基酸制剂，尚缺乏足够的循证依据。

3. 电解质　电解质广泛分布在细胞内外，参与体内许多重要的功能和代谢活动，对正常生命活动的维持起着非常重要的作用。钠离子的主要功能是参与维持和调节渗透压，同时可加强神经肌肉和心肌的兴奋性，是细胞外液中主要的阳离子。钾离子的主要功能是参与糖、蛋白质和能量代谢，维持细胞内外液的渗透压和酸碱平衡，维持神经肌肉的兴奋性和心肌功能，是细胞内液中主要的阳离子。镁离子的主要作用是激活 ATP 酶和其他多种酶的金属辅酶，尤其在糖原分解过程中起重要作用。钙离子在维持神经肌肉兴奋性、血液凝固、细胞膜功能、多种酶活性、一些多肽激素的分泌和活性方面都起重要作用。磷除了与钙形成骨骼外,还以有机磷的形式广泛分布于体内,它是磷脂、磷蛋白、葡萄糖中间代谢产物和核酸的组成部分,并参与氧化磷酸化过程及形成 ATP 等。肠外营养支持时需补充钠、钾、钙、镁、磷及氯等电解质,维持水、电解质平衡。电解质紊乱是肠外营养支持常见的代谢并发症,因而需根据患者情况个体化补充电解质,尤其是磷的补充,可预防再喂养综合征的发生。常用的电解质制剂一般为单一制剂,主要有 0.9% 氯化钠、10% 氯化钠、10% 氯化钾、15% 氯化钾、10% 葡萄糖酸钙、10% 硫酸镁、25% 硫酸镁、复合磷酸氢钾和甘油磷酸钠等。

4. 维生素　维生素是一类在人体内含量极低的小分子有机物,人体自身不能合成或合成甚少,必须从食物中获得。如果由于疾病或长期摄取不足,就会导致维生素缺乏症。依据其溶解性可分为脂溶性及水溶性两大类,水溶性维生素包括维生素 B_1、维生素 B_2、维生素 B_6、维生素 B_{12}、烟酸、叶酸、维生素 C 和生物素等,脂溶性维生素包括维生素 A、维生素 D、维生素 E、维生素 K。水溶性维生素可经尿排泄,即使大量摄入也不会对人体造成损害,而脂溶性维生素和微量元素的安全剂量范围相对较窄。目前市售的复合维生素制剂有很多,如脂溶性维生素注射液(Ⅰ)、脂溶性维生素注射液(Ⅱ)、注射用水溶性维生素、注射用多种维生素(12)、注射用 12 种复合维生素等。通常情况下,每日 1 支即可满足 1 天的维生素需求。需注意的是,注射用多种维生素(12)与注射用 12 种复合维生素中不含维生素 K,如有需要需单独补充。

5. 微量元素　微量元素是指占生物体总质量 0.01% 以下,且为生物体所必需的一些元素,这些元素参与体内酶的组成、营养物质的代谢、上皮生长、创伤愈合等生理过程,对人体有着至关重要的作用,摄入过量、不足、不平衡都会引起人体生理异常或发生疾病。营养支持在疾病治疗中发挥重要作用,需要营养支持的患者常常已经处于微量营养素耗尽的状态,并且由于疾病因素,微量元素的需要量可能有所增加。微量元素应作为临床营养支持方案的必要组成部分,在肠外营养支持方案中应常规添加静脉用多种微量元素制剂。所必需的主要有 9 种,即锌、铜、硒、铁、钼、铬、锰、碘和氟。临床常用的多种微量元素制剂有注射用多种微量元素(Ⅰ)和注射用多种微量元素(Ⅱ),前者用于婴幼儿,后者用于成人。通常情况下,每日 1 支即可满足 1 天的微量元素需求。

(二)肠外营养制剂的稳定性

通过配制 TNA,实现了简单、高效、省事、节约的理念,但由于成分多合一的复杂性,需对其稳定性高度重视。以下为各成分稳定性问题的注意事项。

1. TNA 中脂肪乳的稳定性　TNA 中一价阳离子(Na^+、K^+)浓度应小于 150 mmol/L,二价阳离子(Ca^{2+}、Mg^{2+})浓度应小于 10 mmol/L,未经稀释的浓电解质溶液不应与脂肪乳直接接触;推荐使用粒径 > 5 μm 的百分比(percent of fat > 5 μm, PFAT5)作为 TNA 中脂肪乳稳定性指标,PFAT5 应小于 0.05%。

2. TNA 中氨基酸的稳定性　通常认为氨基酸在 TNA 中自身稳定,且有助于维持 TNA 的稳定;精氨酸与甲硫氨酸的稳定性受温度与光照影响比较明显。

3. TNA 中维生素的稳定性　TNA 中添加了维生素后应在 24 小时内输注完毕,如

24 小时内不能完成输注，则维生素应在输注前再行添加；含维生素的 TNA 应避免阳光直射；需按药品说明书要求储存及添加维生素制剂。

4. TNA 中微量元素的稳定性　推荐 TNA 中添加微量元素后应在 24 小时内输注，如配制 24 小时内不输注，则微量元素应在输注前再行添加，需按药品说明书要求储存及添加微量元素。

5. 磷酸钙沉淀　优先推荐使用甘油磷酸钠和葡萄糖酸钙作为磷与钙的来源，如使用无机磷酸盐（如复合磷酸氢钾注射液），推荐使用钙磷相容曲线判断是否可能生成沉淀。计算钙盐和无机磷酸盐的浓度应按照两者混合时浓度计算而不能按照最终浓度计算。如需使用无机磷酸盐，但无法保证钙磷相容性时（没有相关的钙磷相容性曲线或其他证据），建议单独输注磷酸盐。

6. 其他沉淀　不推荐在 TNA 中额外补充维生素 C 注射液，以免生成草酸钙沉淀；使用碳酸氢盐时需警惕碳酸钙沉淀的生成。

（三）肠外营养的临床药师工作流程

1. 医嘱审核　临床药师需及时审核 TNA 医嘱，从 TNA 系统的稳定性和相容性及配方合理性（如糖脂比、热氮比、渗透压、液体量等）两个角度提出药学建议，并及时反馈给临床医师。在配制完成的每个 TNA 瓶签上标明推荐的最少输液时间及其他注意事项。

2. 药学问诊　选择重点患者进行药学问诊与查房，问诊前应详细了解患者的一般情况（包括病史、伴发疾病、相关实验室检查指标和辅助检查结果、用药情况及其他治疗措施等），问诊内容主要是对患者目前病情的相关补充，包括评估患者营养状况，询问患者进食与二便情况、体重变化；询问患者用药情况，纠正错误用药，指导正确用药方法；询问药物及食物过敏史；询问生活饮食习惯及烟酒嗜好等。

3. 用药教育　告知患者肠外营养袋使用过程中的注意事项：控制输注速度，缓慢输注肠外营养（40～50 滴/分），一般输注时间以 16～24 小时为宜，切勿随意加快输注速度。合理安排输注时间，尽量避免输注时间过长使患者难以耐受。在滴注过程中应密切关注乳剂外观变化，若 TNA 中含胰岛素应每 1～2 小时轻轻晃动营养袋混匀，以防发生低血糖；若液面出现半透明乳化层需马上摇匀；若析出黄色油滴，则说明出现不可逆油水分层，应马上停止滴注，并通知医务人员；出现任何不适症状及时通知医务人员。

4. 药学监护　临床药师应每天监护患者病情变化，一旦胃肠道情况允许，尽早开始 EN；监护患者生命体征、出入量、相关营养指标（如白蛋白、前白蛋白、运铁蛋白、视黄醇结合蛋白等）和其他生化指标（肝肾功能、电解质、血糖、血脂、血常规等）的动态变化，指导肠外营养方案调整；监护患者是否发生肠外营养相关疾病，如导管相关感染、血栓栓塞或代谢性并发症等；监护肠外营养液的具体使用情况，如输注途径、输注速度和 TNA 外观等，针对依从性较差的患者重复进行用药宣教，并解答患者的其他用药问题。常规开展药学查房，对重点监护患者进行营养评定。患者病情变化或代谢状态改变时，临床药师需与主管医师积极沟通，根据国内外指南和基础营养代谢原理调整营养方案，一旦胃肠功能好转，应尽快恢复肠内营养支持或经口进食。

5. 出院教育 根据患者的个体情况，拟定出院后的营养支持计划，同时仔细交代相关的药物服用建议。

第 5 节 其他药物治疗

AP 患者的药物治疗中，除常规的液体复苏、抗感染、抑酸抑酶、营养支持外，还需针对患者的并发症给予个体化的治疗。AP 患者常伴有胰腺外分泌功能低下或不足，多数患者也会出现腹胀、肠麻痹、腹腔内压增高、肠鸣音减弱，针对胰腺外分泌和肠道动力障碍的症状和体征，可给予胰酶制剂帮助营养物质的消化，给予促肠道动力药物、促排泄药物及中药治疗改善胃肠功能障碍，给予益生菌调节肠道免疫功能，纠正肠道内菌群失调。

一、胰酶制剂

AP 恢复期胰腺外分泌功能处于低下水平，部分患者可出现胰腺外分泌功能不足。约 1/3 的 SAP 患者可出现胰腺外分泌功能不足，发生率高于轻症 AP。随着病情的缓解，AP 患者的胰腺外分泌功能可逐渐恢复。研究数据显示，在中度重症以上 AP 恢复期 4 周时，几乎所有患者均存在胰腺外分泌功能不足，12～18 个月后仍有 80% 以上患者存在胰腺外分泌功能不足，尤其是急性期伴有胰腺坏死的患者。因此，中度重症急性胰腺炎患者开始肠内营养时早期补充胰酶，可有效治疗胰腺外分泌功能不足，提高患者生活质量。胰腺术后的患者由于胰腺原发病、胰腺组织切除、胃肠解剖位置变化、餐后刺激减少、胃排空与胰腺分泌不协调等原因，使得胰酶分泌水平不足以维持正常消化。无论何种原因导致的胰腺外分泌功能不足，胰酶替代治疗均是首选治疗方法。酶替代治疗的作用是通过在进食时补充胰酶，以帮助营养物质的消化，有利于改善消化道症状、提高生活质量、纠正营养不良。

（一）胰酶替代治疗

1. 胰酶替代治疗指征 临床确诊或疑诊胰腺外分泌功能不足，即可行胰酶替代治疗。可根据患者基础疾病、胰腺外分泌功能不足临床症状、胰腺外分泌功能检测、营养不良的客观证据等进行综合评估。

2. 胰酶制剂用法用量 推荐胰腺外分泌功能不足患者餐中服用胰酶制剂，效果优于餐前或餐后服。胰酶制剂用量主要取决于其所含的脂肪酶量，成人推荐初始剂量为 25 000～40 000 IU 脂肪酶/餐，如疗效不佳，可依个体增加剂量，最大剂量可用至 75 000～80 000 IU 脂肪酶/餐。儿童可给予 500～4000 IU 脂肪酶/克膳食脂肪。婴幼儿推荐 500～1000 IU 脂肪酶/克膳食脂肪。婴幼儿也可给予 2000～4000 IU 脂肪酶（母乳喂养者），或 120 ml 婴幼儿配方奶粉。婴幼儿和儿童的推荐最大剂量为 10 000 IU 脂肪酶/（kg·d）。由于残留的胰腺功能难以测量并且会随疾病的进展而变化、摄食量和膳食内容各异，以及有多种商业产品可以选用，所以胰酶补充剂量取决于目标症状的缓解或营养目标的实现情况。

3. 疗效评估 评估指标主要为消化不良症状（脂肪泻、体重减轻、腹胀）及营养状况的改善。胰腺外分泌功能检测亦可协助评估疗效，如 ^{13}C-混合三酰甘油呼气试验检查有助于评价胰酶替代治疗的疗效，而粪便弹性蛋白酶检查只能测定自身胰酶分泌情况，因此不用于评估疗效。

4. 并发症 胰酶替代治疗的不良反应少见且多数较轻，主要包括恶心、呕吐、胃肠胀气、痛性痉挛、便秘和腹泻等。其他罕见并发症有纤维化大肠病和变态反应。

（二）常用胰酶制剂

胰酶补充剂有多种形式，包括迟释制剂、肠溶制剂和非肠溶制剂，这些补充剂含有不同浓度的脂肪酶、蛋白酶和淀粉酶。我国目前临床上常用的胰酶制剂有胰酶肠溶胶囊、米曲菌胰酶片、复方阿嗪米特肠溶片、多酶片、复方消化酶胶囊等。

1. 胰酶肠溶胶囊 每粒胶囊含胰酶 150 mg，相当于胰脂肪酶 10 000《欧洲药典》单位、胰淀粉酶 8000《欧洲药典》单位、胰蛋白酶 600《欧洲药典》单位。其特点是：脂肪酶、淀粉酶、蛋白酶含量均较高，直径＜1.7 mm 的超微微粒极易与食糜充分混合，顺利通过狭窄的幽门，其 pH 敏感肠溶包衣使胰酶在十二指肠的中性或碱性环境下也极易崩解，释放出数百颗肠溶包衣的胰酶超微微粒，保护胰酶不被强酸性的胃液降解或灭活，促进营养物质吸收。起始剂量为每次口服 1～2 粒，每日 3 次，根据症状调整剂量，有效剂量一般为每天 5～15 粒。建议在开始进餐时口服每次总量的 1/2 或 1/3，剩余剂量在进食期间服完。本品宜在进食时饮水整粒吞服，勿碾碎或咀嚼。如整粒吞服有困难（如小孩或老年人），可小心打开胶囊，将胰酶微粒与流质（如果汁）混合后同饮，但该混合液应立即服用，不能保存。患者应始终确保摄入足够的水分，尤其在体液流失增加期间，不然可能会加剧便秘的程度。在 AP 早期，不应口服本品。

2. 米曲菌胰酶片 每片含有胰酶 220 mg（脂肪酶 7400《欧洲药典》单位、蛋白酶 420《欧洲药典》单位、淀粉酶 7000《欧洲药典》单位）和米曲菌霉提取物 24 mg。该制剂在制作工艺上采用 pH 敏感的复合包衣技术，确保胃酶和胰酶分别在胃和小肠准确定位释放。外层胃溶衣在胃内溶解，迅速释放出米曲菌酶，其对胃内的蛋白质、淀粉和纤维素进行分解；内层肠溶衣可保护核心的胰酶免受胃液破坏，保证胰酶在肠道释放，在肠道内发挥消化作用。成人和 12 岁以上的儿童于饭中或饭后吞服一片，老年患者可以安全服用本品。多中心临床研究结果显示，米曲菌胰酶片对各种原因引起的消化不良症状的总有效率较高。但 AP 早期和慢性胰腺炎的急性发作期禁用。

3. 复方阿嗪米特肠溶片 一种新型消化酶制剂，每片含阿嗪米特 75 mg、胰酶 100 mg（淀粉酶 3000IU、蛋白酶 150IU、脂肪酶 3000IU）、二甲硅油 50 mg 及纤维素酶 10 mg。阿嗪米特为一种强效促进胆汁分泌的药物，它不仅可以增加胆汁分泌量，而且还可以增加胰酶的分泌量。二甲硅油可改变气体表面的张力，使气泡破裂融合易于排出，以消除腹部气胀。该制剂具有促进胆汁分泌、补充多种消化酶、减少肠腔气体等多重作用，主要用于因胆汁分泌不足或消化酶缺乏而引起的消化不良，对各种消化不良症状的总有效率较高。一般每次口服 1～2 片，每日 3 次，餐后服用。肝功能障碍、急性肝炎、胆道梗阻及因胆石症导致胆绞痛患者禁用。

4. 多酶片　每片含胰酶 300 mg、胃蛋白酶 13 mg，为肠溶衣与糖衣的双层包衣片，内层为胰酶，外层为胃蛋白酶。一般每次口服 2～3 片，一日 3 次。多酶片在我国用于治疗消化不良有数十年的历史，其不耐酸、稳定性差、不能与食糜充分混合，疗效有限，但由于工艺简单、价格低廉，目前仍是我国基层医疗机构治疗消化不良的常用药物。

5. 复方消化酶胶囊　具有独特的剂型设计，胶囊内含 3 种成分不同、相互独立的膜衣片，分别含有木瓜酶 50 mg、胰淀粉酶 2550 美国药典单位、熊去氧胆酸 25 mg、胃蛋白酶 25 mg、纤维素酶 15 mg、胰蛋白酶 2550 美国药典单位、胰脂肪酶 412 美国药典单位。可分别于胃底、胃窦及十二指肠 3 个不同部位（不同 pH 环境）中崩解释放并发挥作用，针对胃肠道内不同部位的消化特点补充消化酶，以增强对摄入的蛋白质、脂肪、碳水化合物和纤维素的消化及吸收，缓解消化不良症状。由于该制剂含有人工合成的熊去氧胆酸，因此还有一定的促进胆汁、胰液分泌作用，有利于消化不良的治疗。一般每次口服 1～2 粒，每日 3 次，餐后服用，急性肝炎和胆道完全梗阻患者禁用。

以上各制剂在组成成分、工艺特点、临床疗效和禁忌证上各有其特点，为临床医师个体化治疗提供了方便，可根据临床实际需要选用。国内多项多中心临床研究和 Meta 分析结果显示，常用消化酶制剂治疗消化不良的总有效率高，安全性好，不良反应少而轻微。

二、改善胃肠功能障碍药物

AP 患者常出现腹胀、肠麻痹、腹腔内压增高、肠鸣音减弱等肠道动力障碍的症状和体征，SAP 肠道动力障碍可能与多种因素有关。有研究发现，SAP 早期肠道动力障碍与胰腺炎的严重程度及预后密切相关。肠道动力障碍导致肠道细菌在肠道内大量繁殖，致病菌与益生菌比例失调，导致肠道细菌及内毒素移位，造成胰腺坏死组织感染，进一步出现脓毒血症，增加患者的病死率。因此，在探寻 AP 肠道动力障碍机制的同时，需研究相应的防治方法，以便采取相应措施。临床上，对 AP 患者需动态观察腹部体征和肠鸣音改变，同时观察排便情况。目前关于治疗 AP 肠道动力障碍的方法有多种，可给予促肠道动力药物和促排泄药物，也可给予中药治疗，但其疗效仍需进一步研究。病情允许情况下，尽早恢复饮食或实施肠内营养对预防肠道衰竭具有重要意义。

（一）促胃肠动力药

1. 5-羟色胺 4（5-HT$_4$）受体激动剂　激活兴奋型神经元的 5-HT$_4$ 受体，增加食管下部括约肌的张力，增强胃收缩力并且增加胃十二指肠的协调性。

（1）莫沙必利：是 5-HT$_4$ 受体激动剂，通过促动力和抗炎作用增强肠运动。有研究显示莫沙必利可减少机体排气和排便的时间。莫沙必利在我国和其他亚洲国家的临床应用结果显示，其可改善功能性消化不良患者早饱、腹胀、嗳气等症状。尽管其化学结构与西沙必利相似，目前也尚未见单独服用莫沙必利引起尖端扭转型室性心动过速的报道。然而，出于安全考虑，仍应保持警惕，避免莫沙必利与可延长 Q-T 间期的药物合用。

（2）伊托必利：为新一代促动力药物。国内外多项研究结果显示，其能缓解功能性消化不良患者的各项症状，并改善患者生活质量，且耐受性良好。一项随机、双盲、对照研究结果显示，伊托必利对于功能性消化不良的疗效和耐受性均优于莫沙必利。伊托必利与 $5-HT_4$ 受体无亲和力，无 Q-T 间期延长所致的心血管不良事件风险，经黄素单加氧酶（而非 CYP450 酶）代谢，药物间相互作用少，因此具有良好的安全性。老年功能性消化不良患者应优先选用疗效确切、相互作用少、无锥体外系反应和心脏不良反应的促动力药伊托必利。

2. 多巴胺受体拮抗剂　阻断突触前多巴胺受体，增加食管下部括约肌的张力，增强胃收缩力，改善胃十二指肠的协调性，促进胃排空。

（1）甲氧氯普胺：是一线促动力药，它可以通过增强胃窦收缩和减少餐后胃底松弛而加速胃排空。甲氧氯普胺也是治疗胃轻瘫的一线用药，被美国 FDA 批准用于治疗胃轻瘫，治疗时间不得超过 12 周，除非患者的治疗获益超过风险。用药前应先将其液化后再服用，以便于患者吸收。以低剂量（如 5 mg 餐前 15 分钟和临睡时使用）开始治疗，并逐渐增加剂量，直到确认最低有效剂量。常用剂量为每次 5～10 mg，每日 3 次。许多患者可以耐受最高达 40 mg/d（分次服用）的口服甲氧氯普胺治疗，没有明显的不良反应。甲氧氯普胺也可静脉给药、肌内注射或皮下注射。虽然应用经验有限，但对于无法耐受口服药物的患者，甲氧氯普胺可皮下注射给药。肌内注射或缓慢静脉注射 10～20 mg/次，1 日用量不超过 0.5 mg/kg。

与甲氧氯普胺相关的不良反应包括中枢性副作用（焦虑、躁动和抑郁）、高催乳素血症及 Q-T 间期延长。其锥体外系不良反应已使得 FDA 对其发布了黑框警告，这些不良反应包括肌张力障碍及迟发性运动障碍。据统计，甲氧氯普胺导致迟发型运动障碍概率小于 1%；但医务工作者仍应对患者进行充分的宣传教育，以便在出现不良反应时及时停药。一项观察性研究纳入了 479 项关于甲氧氯普胺的锥体外系不良反应的报道，研究发现急性肌张力障碍更可能发生于儿童、年轻男性和女性，而帕金森病反应则更可能发生于年龄较大的成人。

（2）多潘立酮：对于甲氧氯普胺治疗不能缓解症状或有副作用的患者，可考虑一次使用多潘立酮 10 mg，一日 3 次，饭前服用。如果症状持续的话，则增加剂量至一次 20 mg，一日 3 次，睡前额外加用 1 次。多潘立酮治疗糖尿病性胃轻瘫的效力可能类似于甲氧氯普胺，但有关多潘立酮治疗糖尿病性胃轻瘫的试验均为小型试验，且具有方法学上的局限性。

研究表明，多潘立酮可能会延长 Q-T 间期，增加心律失常发生的风险。因国外有该药导致心脏猝死和严重心律失常的报道，故 2012 年加拿大卫生部、2014 年欧洲药品管理局药物警戒风险评估委员会建议 60 岁以上人群应用多潘立酮时，应控制疗程，剂量不宜超过 30 mg/d，且建议仅用于缓解恶心和呕吐症状。因此在使用前应先查心电图，以明确患者基线时的 Q-T 间期是否正常，并在使用过程中注意复查心电图。在监测 Q-T 间期时，若男性>470 毫秒，女性>450 毫秒，则应及时停用多潘立酮。多潘立酮也可致高催乳素血症。

（3）红霉素：是一种促胃动素受体激动剂，可诱发大幅度的胃推进性收缩以加速胃排空。红霉素也可刺激胃底收缩，或至少能抑制在摄入食物后近端胃的调节反应。对于使用甲氧氯普胺和多潘立酮治疗无效的患者，应口服红霉素治疗（液体剂型，一次 40～250 mg，一日 3 次，餐前服用）。因为快速耐受会导致红霉素疗效降低，所以每次口服红霉素治疗不应超过 4 周。与使用红霉素 40 mg 相比，使用红霉素 250 mg 治疗更可能导致腹痛或诱导快速耐受。长期口服红霉素治疗应仅用于其他促动力药治疗无效，且持续显示有超过基线的症状改善并耐受经口喂养的患者。静脉给予红霉素可极大程度地促进胃排空。静脉用红霉素仅用于无法耐受经口摄食的胃轻瘫急性恶化患者。尽管口服红霉素也可促进胃排空，但相较于静脉给药，口服红霉素的效果更弱。一项系统评价纳入了 5 项涉及口服红霉素治疗胃轻瘫的临床试验，60 例患者中有 26 例（43%）的胃轻瘫症状获得改善。然而，所纳入的这些试验均为小型试验（受试者≤13 例）、持续时间短（≤4 周）且有方法学局限性。红霉素的快速耐受及潜在不良反应限制了其用于治疗胃轻瘫。红霉素的不良反应包括胃肠道毒性、耳毒性、诱导产生耐药菌株、Q-T 间期延长及猝死，特别是患者同时使用 CYP3A4 抑制剂时。红霉素可加速胃排空。在住院患者中，可以考虑静脉给予红霉素以治疗胃轻瘫。口服红霉素也有效，但因其发生耐药反应的速度快，可影响长期用药效果。

（二）促排泄药

促排泄药口服后肠道很少吸收，增加肠容积而促进肠道推进性蠕动，产生泻下作用。

1. 硫酸镁 大量口服后其硫酸根离子、镁离子在肠道难被吸收，产生的肠内容物高渗又可抑制肠内水分的吸收，增加肠腔容积，扩张肠道，刺激肠道蠕动。此外，硫酸镁还有利胆作用。每次口服 5～20 g，清晨空腹服，同时饮水 100～400 ml，也可用水溶解后服用。导泻作用较强，量大时可致组织脱水，应大量饮水以加速导泻作用和防止脱水。消化道出血、急腹症患者及妊娠期、经期妇女禁用，肾功能不全者慎用。

2. 乳果糖 乳果糖口服后几乎不被吸收，以原形到达结肠，继而被肠道菌群分解代谢，转化成低分子量有机酸，导致肠道内 pH 下降，并通过保留水分，增加粪便体积。上述作用刺激结肠蠕动，保持大便通畅，缓解便秘，同时恢复结肠的生理节律。成人起始剂量为 30 ml，维持剂量为 10～25 ml，宜在早餐时一次服用。治疗几天后，可根据患者情况酌情减少剂量。根据乳果糖的作用机制，一般 1～2 天可取得临床效果，如 2 天后仍未有明显效果，可考虑加量。可引起肠产气增加和腹胀，剂量大时会致腹痛或腹泻。半乳糖血症、肠梗阻及急腹症患者禁用，糖尿病患者慎用高剂量。

（三）中药治疗

中药治疗胰腺炎历史悠久，AP 作为典型的阳明腑实证，可采用清热解毒利湿、疏肝解郁、活血化瘀、理气止痛、通里攻下等功效的中草药予以治疗。经过多年的研究，目前治疗胰腺炎的中药及方剂已有多种，如传统的大黄、柴芍承气汤、清胰汤及芒硝等。用法也有所不同，除了常规的口服以外，还有灌肠及外敷等，从而使药效能够更好地发挥。常采取多种中药联合应用，如大黄口服与芒硝外敷联合等，可以更好地发挥促胃动力、保护胃黏膜、促进内毒素排出、减少细菌和内毒素移位及抗炎抑菌作用。

1. 大黄 大黄中的番泻苷 A 具有刺激肠蠕动、促进肠液分泌、增加肠张力、软化大便，促进排气、排便，改善肠麻痹的作用，其中的大黄酸蒽酮苷和大黄酸蒽酮则可在小肠吸收后，经肝转化作用于骨盆神经丛和黏膜神经丛，使肠蠕动增加，进而达到导泻的目的。大黄也可调节胃肠激素的分泌，缓解肠麻痹。有研究证实，应用大黄治疗的患者，其血清促胃动素、胆囊收缩素水平升高而血管活性肠肽水平下降，对 SAP 引起的肠麻痹有明显治疗作用。大黄中的芦荟大黄素可改善肠道机械损伤，可促进胃黏膜前列腺素生成，改善胃肠黏膜缺血、缺氧，促进胃肠黏膜损伤的修复。大黄本身对多种革兰氏阳性菌、革兰氏阴性菌及肠道内的厌氧菌有抑制作用，其主要抑菌成分是大黄酸、大黄素、芦荟大黄素等。其具有广谱抗菌作用，能显著抑制肠内细菌移位，加快内毒素的排泄，从而起到抗感染的作用。研究表明其抑菌作用的可能机制是干扰细菌细胞壁的形成和使细胞膜的通透性增加。

2. 柴芍承气汤 柴芍承气汤苦寒泻下，在 AP 肠道功能方面的治疗中可以起到改善肠道动力学，增加肠蠕动泻下以排出细菌和内毒素，保护肠黏膜屏障，减少肠道细菌移位和肠源性内毒素吸收等作用，且有广谱抗菌作用，还可防止内毒素所致弥散性血管内凝血。

3. 清胰汤及芒硝 清胰汤有利于肠蠕动的恢复，可减少肠源性感染，同时还可增加排便，减轻腹胀症状。芒硝具有软坚泻下作用，可刺激肠蠕动，防止肠麻痹，从而缓解腹胀、便秘，降低感染概率。

中药对胰腺炎胃肠功能障碍的治疗作用逐渐得到认可，但必须认识到中药治疗同样也存在不足。中药的泻下作用虽能通过导泻恢复胃肠功能、减轻炎症反应，但也可能会出现相关的并发症。有研究发现，应用中药的患者肛周皮肤水肿、破溃发生率升高，但停止导泻后加强护理均能恢复。另外，与西药相比，中药的研究多停留在疾病防治上，其有效性、安全性的研究相对较少，不良反应不明确，需对其作用机制进行进一步的探究。

三、微生态制剂

微生态制剂指人工繁殖培育获得的有益活菌或死菌及其代谢产物，经过培养、发酵、干燥、加工等特殊工艺制成的微生物制剂，包括益生菌、益生元和合生元三种。微生态制剂服用后直接寄生于肠道，成为肠道内正常的生理性细菌，可调整、重建肠道菌群间的微生态平衡，并呈占位性保护，与肠道黏膜上皮紧密结合形成生物膜，封闭致病菌的吸附、植入。其主要作用为保护肠黏膜、抑制有害菌生长、提高机体免疫力、合成营养物质，保护肝、抗肿瘤，降低血糖、胆固醇等，广泛应用于相关疾病的治疗中。

已有大量研究证实 AP 病程中存在肠道屏障功能障碍，肠黏膜通透性增加，导致细菌移位及内毒血症，诱发机体二次感染，成为胰腺炎死亡的重要原因。肠道菌群参与肠道屏障的构建，治疗 AP 时两者相互影响、相互作用，参与疾病的进展。由于抗菌药物及抑酸剂的广泛使用影响肠道 pH，减弱有益菌定植力，以及肠道动力减弱致肠净化作用减退，促使肠道菌群紊乱。研究发现急性重症胰腺炎患者肠道中菌群比例失调，主要表现为大肠埃希菌为主的肠道需氧菌呈优势生长，而双歧杆菌等厌氧菌受到抑制，数量减少。相关研究也发现 AP 早期运用益生菌可促进谷胱甘肽生物合成，可通过减少氧化应激反应降低炎症反应及胰腺细胞损伤，改善胰腺炎病情。

益生菌通过调节肠道免疫功能和纠正肠道内菌群失调，改善肠道微循环，减少肠源性内毒素的产生和吸收，但目前对 AP 患者是否应该常规使用益生菌治疗尚存争议。《中国急性胰腺炎多学科诊治共识意见》建议对于出现肠功能障碍、肠道菌群失调（如粪便球杆菌比例失调）的 MSAP 患者酌情给予益生菌类药物。但发表在《柳叶刀》上的一项针对多菌种益生菌制剂和安慰剂的多中心、双盲、随机安慰剂对照试验显示，益生菌并未降低胰腺炎患者发生感染性并发症的风险，实际上还增加了因肠系膜缺血而死亡的风险。因此，不推荐益生菌用于 SAP 患者。有研究显示，使用益生菌、蛋白酶抑制剂或早期外科清创对预防感染性胰腺坏死没有益处。早期肠内营养和微生态制剂辅助治疗 SAP可有效改善患者的营养状况，缩短住院时间，减少消化道出血、感染等并发症发生率，降低病死率，疗效优于单独应用肠外营养辅助治疗方式。目前大部分实验局限于体外及动物实验，在益生菌的使用上还需更多的实验及临床研究进一步证实。临床常用的微生态制剂见表 3-8。

表 3-8　临床常用微生态制剂

通用名	商品名	主要成分	用法用量	贮藏条件
地衣芽孢杆菌活菌胶囊	整肠生	地衣芽孢杆菌	成人 0.5g，一日 3 次；儿童 0.25g，一日 3 次（首次加倍）	避光、干燥
双歧杆菌三联活菌胶囊	培菲康	长型双歧杆菌 嗜酸乳杆菌 粪肠球菌	一日 2 次，每次 2～4 粒	2～8 ℃避光
枯草杆菌二联活菌肠溶胶囊	美常安	屎肠球菌 枯草杆菌	12 岁以上儿童及成人： 一次 1～2 粒，一日 2～3 次	常温、干燥、避光
枯草杆菌二联活菌颗粒	妈咪爱	屎肠球菌 枯草杆菌	儿童专用药品 2 岁以下：一次 1 袋，一日 1～2 次 2 岁以上：一次 1～2 袋，一日 1～2 次	25 ℃以下避光干燥
双歧杆菌四联活菌片	思连康	婴儿双歧杆菌 嗜酸乳杆菌 粪肠球菌 蜡样芽孢杆菌	一日 3 次，一次 3 片 重症可加倍服用或遵医嘱服用	2～8 ℃避光
双歧杆菌乳杆菌三联活菌片	金双歧	长型双歧杆菌 保加利亚乳杆菌 嗜热链球菌	一次 4 片，一日 2～3 次	2～8 ℃避光干燥
布拉氏酵母菌散	亿活	冻干布拉氏酵母菌	成人：一次 2 袋，一日 2 次 3 岁以上儿童：一次 1 袋，一日 2 次 3 岁以下儿童：一次 1 袋，一日 1 次	密封、25 ℃以下干燥
复合乳酸菌胶囊	聚克	乳酸乳杆菌 嗜酸乳杆菌 乳酸链球菌	成人一次 1～2 粒，一日 3 次	避光、密封、凉暗处

服用益生菌时应注意以下几点：①需用<40 ℃的温开水送服，以避免制剂中有效成

分受到破坏。②对于不能耐受胃酸的微生物制剂建议饭后服用。原因是益生菌对胃酸很敏感，正常胃液 pH 为 1.8 左右，这样的环境不利于益生菌的存活。在餐后半小时至 1 小时，机体达到了饱腹感，胃酸的分泌有所减少，加之此时食物还在胃中，可以中和胃酸，胃液 pH 有所升高，大大减少了对益生菌的破坏，这期间摄入益生菌是比较适合的。③肠溶制剂应整片或整粒吞服，不可嚼碎。吞咽困难者或婴幼儿服用时，可打开胶囊，将胶囊内药粉与温开水或温牛奶混合后服用。④益生菌应避免与抗菌药同时服用，与抗菌药同服可减弱其疗效。若需同时应用，用药时间建议间隔 2～3 小时以上。⑤铋剂、鞣酸、活性炭、酊剂等能抑制、吸附或杀灭活菌，故应间隔分开服用。

特殊人群使用益生菌时应注意：①很多益生菌制剂中含有乳糖，对于先天性半乳糖血症、葡萄糖和乳糖不耐症，以及乳糖酶缺乏症患者禁用。②部分益生菌制品中添加了牛奶蛋白成分，对于牛奶过敏的患者可能会发生过敏样症状。一旦发生变态反应应及时就医。

微生态制剂中的活菌数量与其疗效密切相关，因此在贮存期间应尽量保持其活菌数量。活菌一般怕热、怕光、怕湿，温度越高，湿度越大，活菌存活时间越短。建议放入冰箱保鲜层，温度控制在 2～8 ℃，避免温度太高或者直射光。活菌制剂的有效期比较短，一般为 24 个月，甚至更短，因此在购买和使用时应注意。

第 2 篇

各　论

第 4 章

胆源性急性胰腺炎的医药协作

急性胰腺炎（AP）的治疗有赖于多学科的通力合作，在多学科治疗模式下，本病的治疗常需要普通外科、消化内科、影像科、介入科、ICU 及中医科等科室的紧密配合。近年来，各大医疗中心的临床药学专业日趋完善，临床药师对 AP 的治疗提供了巨大的支持。临床药师能够结合其专业特长，发挥自身优势，对药物用法、用量及疗程的选择提供科学的方案。另外，对药物不良反应的监控及处理，不仅有利于提高 AP 的治疗效果，同时也为推动 AP 药物治疗合理化、降低药物不良反应发生率、减少药物相关风险等方面提供了重要的临床价值及指导意义。在新模式指导下，将 AP 的治疗精细化与专科化，根据患者临床特点选择个体化治疗模式，有利于推动 AP 治疗理念的革新及治愈率的提高。

第 1 节　胆源性急性胰腺炎的处理

胆石症是急性胰腺炎最常见的发病原因，占病例总数的 35%～60%，有 15%～20% 的患者出现严重的并发症，甚至死亡。对于该病的治疗，目前尚存在争议，问题主要集中于各种干预方式的选择及最佳时机的把握。患者被诊断为胆源性急性胰腺炎后，主要的治疗方案包括非手术治疗、ERCP 和括约肌切开术、胆囊切除术、处理假性囊肿和胰周坏死等。

一、非手术治疗

（一）ICU 治疗

当患者满足《美国危重症医学会指南》定义指标中的 1 项或多项时，则建议转入 ICU 治疗：①心率＜40 次/分或＞150 次/分；②收缩压＜80 mmHg 或平均动脉压＜60 mmHg 或舒张压＞120 mmHg；③呼吸频率＞35 次/分；④血钠＜110 mmol/L 或＞170 mmol/L；⑤血钾＜2.0 mmol/L 或 7.0 mmol/L；⑥血氧分压＜6.65 kPa；⑦pH＜7.1 或 pH＞7.7；⑧血糖＞44.4 mmol/L；⑨血钙＞3.75 mmol/L；⑩无尿；⑪昏迷。同时，对于符合《急性胰腺炎国际共识——2012 年亚特兰大修订版》中定义的 SAP，或需要介入、内镜及外科干预者，也建议转入 ICU 治疗。ICU 治疗是适合 AP，尤其是 SAP 诊治需求的新型医学模式。SAP 早期即急性反应期，以全身炎症反应综合征并发多器官功能衰竭为特点，并由此构成了第一个死亡高峰。SAP 患者早期治疗的敏感性及耐受性存在高度个体性差异，且病情变化快。ICU 有先进的血流动力学监测设备，一方面可给患者以充分复苏和复苏后延续的器官功能支持；另一方面可对全身炎症反应综合征的一系列临床表现和局部病变进行连续监测，故 SAP 患者应早期进入 ICU 治疗。我们认为，入院 24 小时内 APACHE Ⅱ评分＞10 分的患者，应立即收入 ICU。另外，高龄、肥胖（体重指数＞30 kg/m²）、需持续液体复苏、胰腺坏死面积＞1/3 者亦应考虑进入 ICU 治疗。综上所述，早期 ICU 强化治疗是提高 SAP 治愈率的重要环节。ICU 中高新技术、先进设备、专业护理团队、成熟的救治经验及监管措施是成功救治 SAP 患者的关键。

（二）液体复苏

早期液体复苏的目的在于改善因大量液体积聚在"第三组织间隙"导致的微循环障碍，恢复胰腺和其他重要脏器的氧合作用，降低持续性全身炎症反应综合征。早期液体复苏概述如下：①早期补液，发病后 12～24 小时，大量静脉补液对患者治疗最有益；②晶体补液，应用等渗晶体液，首选乳酸钠林格注射液；③快速补液，将补液速度维持在 250～500 ml/h，对于低血压、心动过速者可静脉加压输注，对于高龄、伴有心脏或肾脏疾病的患者应避免补液相关并发症，如容量超负荷、肺水肿和腹腔间隔室综合征等；④评估补液，反复多次评估补液是否充分，调整速度达到大量补液目的。评估液体复苏是否达标的方法可考虑应用以下指标中的 1 项或多项：①心率＜120 次/分；②平均动脉压为 65～85 mmHg；③尿量 0.5～1.0 ml/（kg·h）；④有创性临床指标，如每搏输出量的变化，测定胸腔内血容量；⑤实验室指标，如红细胞比容为 35%～44%。

（三）营养支持

胆源性急性胰腺炎患者需通过肠内或静脉营养维持机体所需，但选择是肠内营养还是静脉营养、何时启动肠内营养、肠内营养给予何种途径、何时开始经口进食等问题一直是医师关注的焦点。建议按照以下原则，尽早启动肠内营养：①即刻，待患者腹痛、腹胀等缓解后，即刻经口进食；②易得，低脂固体食物与流食均可；③方便，鼻胃管与鼻空肠营养管均可，但须权衡患者的耐受性；④有益，早期行肠内营养可以减少菌群移位，降低多器官功能衰竭等并发症的发生率。

（四）预防性应用抗菌药物

在发病 1 周内，大多数胰腺及胰周坏死均为无菌性坏死。因此，不主张早期预防性应用抗菌药物，当合并急性胆管炎、菌血症、肺感染时，则考虑应用。对于多数患者来说，胰腺或胰周感染性坏死一般出现在发病后 3～4 周，此时根据"降阶梯"治疗策略，首选广谱抗菌药物，随后参照细针穿刺活组织检查的细菌培养结果予以调整。优先使用脂溶性强、血胰屏障透过度高的抗菌药物，如碳青霉烯类、喹诺酮类、甲硝唑等，在无明确指征提示合并真菌感染时避免使用抗真菌药物。

二、ERCP

胆源性胰腺炎的主要诱因为结石梗阻或结石通过胆管时刺激胰腺，持续性梗阻增加了合并急性胆管炎的风险。对于影像学检查提示胆汁淤积、胆管扩张，同时合并急性胆管炎症状或体征（如高热、黄疸、腹痛）时，考虑行急诊 ERCP（发病后 24～72 小时）联合内镜下乳头括约肌切开。此外，推荐 ERCP 术后经乳头放置胰管支架或经直肠给予非甾体抗炎药，如双氯芬酸或吲哚美辛等，可降低高危患者出现 ERCP 术后急性胰腺炎加重的风险。

（一）ERCP 手术指征

在制订胆源性急性胰腺炎治疗方案之前，应首先区分有无胆道梗阻，同时亦应明确病例是以原发性胆道疾病为主，还是以继发性胰腺炎为主，从而制订正确、合理的治疗方案。对于伴有胆道梗阻者，应积极采取外科手段，解除梗阻，恢复胆汁畅通。但对于轻度急性胰腺炎，即使伴有梗阻，我们也不主张急于实施 ERCP，可在严密观察病情变化的前提下，给予积极的抗炎对症治疗，一旦病情加重再行 ERCP。因为，当胆管壁炎症水肿消退后，大多数结石可排入十二指肠，可避免行乳头括约肌切开术。有研究表明，轻度急性胰腺炎的早期内镜治疗与常规治疗并无显著差异。在无急性胆管炎的情况下，或无法证实存在持续性胰管或胆道梗阻时，也不主张行急诊或诊断性 ERCP。在临床实践中，决定是否行早期 ERCP 通常基于生物化学和放射学指标，如存在肝酶学改变及扩张的胆总管等。尽管如此，研究表明，常用的生物化学指标和存在胆总管结石的影像学表现对于预测胆源性急性胰腺炎患者是否需要 ERCP 并不可靠，即使应用各种临床预测因子，仅能在术前确诊 37%～42%的接受 ERCP 治疗的患者有胆总管结石。对于伴有梗阻的重症胆源性急性胰腺炎患者，随着内镜介入治疗技术的不断进步，我们越来越不倾向早期的开腹手术，发病早期行 ERCP 联合内镜下乳头切开取出结石，解除胰管、胆管梗阻是治疗胆源性急性胰腺炎的首选方法，目前已达成共识。该方法成功率通常在 90%以上，适用于临床广泛开展。内镜下乳头切开的操作过程中，当遇到结石过大而取石困难、结石量大一次无法取尽或可疑有结石残余时，需同时行内镜下鼻胆管引流和（或）置入支架术。但我们提倡一旦行内镜下乳头切开，应常规留置内镜下鼻胆管引流，首先，这样可预防内镜下乳头切开后 Oddi 括约肌痉挛或水肿引起再次梗阻；其次，后续行腹腔镜胆囊切除术时术中可进行胆道造影，预防胆管损伤的发生。同时，当合并有严重的胆道感染时（如梗阻性化脓性胆管炎），亦可以考虑行内镜治疗，尽快解除胆道梗阻，或者取出结石，或者单纯性内镜下鼻胆管引流，解决胆道梗阻，降低胆道压力。因为发生梗阻性化脓性胆管炎时，往往结石较大，梗阻较重，内镜下取石操作相对困难，直接行内镜下鼻胆管引流避免取石失败或反复操作，避免对 Oddi 括约肌的反复刺激继而加重急性胰腺炎，避免延误时间而导致抢救时机的丧失。对于无胆道梗阻者，应采取积极的非手术治疗原则，动态观察病情变化，严格掌握手术的适应证。如经非手术治疗未缓解或加重，尤其是出现胰周及腹膜后间隙感染时，应尽早手术，以防因感染而导致机体出现"瀑布式"损伤。胰腺炎症控制好转后，择期行腹腔镜胆囊切除术。

（二）急诊 ERCP 手术的争议

急诊 ERCP（通常定义为在胆源性急性胰腺炎发病的 72 小时内）适用于胆管结石合并急性梗阻性化脓性胆管炎的患者，但是对于胆源性胰腺炎的患者，在没有胆管炎的情况下，是否行 ERCP 一直存在争议。多项前瞻、随机、对照试验比较了非手术治疗与 ERCP 对胆源性胰腺炎患者的影响，结果显示急诊 ERCP 并不能被证明可以改善患者的预后，如病死率、多器官功能衰竭情况、胰腺和胰周感染性坏死或坏死性胰腺炎发生率等。有一项研究显示，急诊 ERCP 能够显著减少患者的住院时间。尽管如此，我们仍不主张对非急性胆管炎的患者行急诊 ERCP。此外，内镜检查在胆源性急性胰腺炎中的作用和时机仍存在争议。最近荷兰学者进行的 Meta 分析结果证实，尽管有许多前瞻、随机、对照研究，但目前仍缺乏明确的共识指导 ERCP 的适应证和时机。虽然早期（24～48 小时）ERCP 联合乳头括约肌切开术在治疗胆源性急性胰腺炎相关胆管炎中的作用已经明确，然而，对于轻度或重度胆源性胰腺炎患者，当无明显胆管炎症状时，其作用仍有争议。胆源性急性胰腺炎是由结石迁移影响或暂时阻碍十二指肠乳头造成的，大多数胆源性急性胰腺炎的预后并不严重，通过非手术治疗即可治愈。

三、胆囊切除时机选择

胆源性胰腺炎的最常见原因是胆囊内小结石或微小结石下移，阻塞胰胆管的共同开口。胆囊切除术作为胆源性胰腺炎的一项重要治疗措施可显著降低复发性胰腺炎及胆囊炎、胆管炎的发生率；相反，在未接受胆囊切除的胆源性胰腺炎患者中，复发性胰腺炎的发生率约为 33%。与择期手术比较，在急性胰腺炎同次住院期间行胆囊切除术可明显降低疾病复发风险及住院费用，并不会增加胆囊切除术相关并发症的发生率。因此，目前各版本指南中均建议对胆源性胰腺炎患者应在同次住院期间行胆囊切除术，其方式以腹腔镜胆囊切除术为首选。有研究结果显示，胆源性重症急性胰腺炎患者胆囊切除术时间普遍延后，在一些欧美国家，胆囊切除术一般于患者出院后约 6 周施行。究其原因有以下两点：①忌惮手术相关并发症风险，尤其是对于 SAP 患者，担心其不能耐受"二次打击"；②同次住院期间炎性反应重、术区局部状况差，担心术中转开腹率增加。对于胆源性重症急性胰腺炎胆囊切除术的时机与方式，笔者建议在同次住院期间，待病情平稳、一般状况较好后，考虑可耐受手术时首选腹腔镜胆囊切除术，不能过分追求微创化，常规开腹或腹腔镜胆囊切除术中转开腹手术仍是合理选择。

四、多学科协作

多学科间无缝衔接贯穿 AP 治疗始终，AP 发病因素多元、并发症复杂，决定了多学科治疗在 AP 治疗中的重要作用。胆源性胰腺炎有胆道梗阻或有急性梗阻性化脓性胆管炎者需要行消化内镜治疗。为了针对不同病因选择更为适合的治疗方案，则需要消化内科、ICU、血液透析科、影像科、外科等发挥专科特长，多学科协作。当 SAP 出现肾衰竭、呼吸衰竭、心力衰竭、出血等并发症时，又需要肾内科、呼吸内科、心内科或介入科等发挥专科优势。值得提出的是，近些年来，临床药师已成为 AP 治疗团队中极其重要的组成部分。临床药师的重要性不仅体现在胆源性急性胰腺炎早期治疗过程中的药物选择、药物相互作用及药物不良反应的处理上，还体现在 SAP 后期合并感染的治疗及监测中。在 SAP 多学科综合治疗模式下，胰腺专科医师应担负起积极协调各专业并主导治疗的作用。多学科综合治疗可在临床中针对患者具体发病原因，结合各专业的经验，从整体化、系统化视角参照循证医学证据开展病例讨论，根据患者情况进行"量体裁衣"，制订最合适的治疗方案，以达到各学科之间"无缝衔接"。

第 2 节　胆源性急性胰腺炎典型病例

一、病例一

（一）一般资料

患者，男性，39 岁。因"腹痛、腹胀 3 天，症状加剧 1 天"入院。患者 3 天前进食油腻食物后出现上腹部持续性锐痛，伴肩背部放射痛，同时有恶心、呕吐症状，呕吐物为胃内容物。呕吐后疼痛不缓解，偶伴反酸、发热，未排便 2 天。于当地医院进行治疗，治疗经过不详，近 1 天症状加剧，高热，皮肤、巩膜轻度黄染，门诊医师经查以"急性胰腺炎"收入院。入院时情况：体温 38℃，心率 101 次/分，呼吸 23 次/分，血压 125/90 mmHg，神志清晰，皮肤、巩膜轻度黄染，心肺无异常，腹平坦，上腹可见瘀斑，腹部压痛阳性，移动性浊音（±），肠鸣音 2 次/分，无静脉曲张，双下肢无水肿。

（二）辅助检查

实验室检查：白细胞计数为 $14.5×10^9$/L，血淀粉酶 1771 U/L，尿淀粉酶 17 190 U/L，谷丙转氨酶 263 U/L，总胆红素 97.82 μmol/L，降钙素原 2.45 ng/L，C 反应蛋白 170 mg/L。胰腺 CT（图 4-1）示：胰腺增粗，胰腺边缘毛糙，可见条索影及液体密度影，考虑急性胰腺炎。腹部超声提示：胰腺形态饱满伴回声改变，考虑炎性改变，肝外胆管增宽，肝内胆管结石。磁共振胰胆管造影（图 4-2）示：肝内、外胆管扩张，胆管结石。

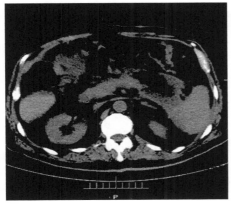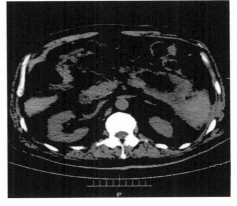

图 4-1　胰腺 CT

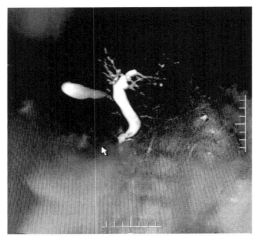

图 4-2 磁共振胰胆管造影

（三）诊治经过

初步诊断：胆源性急性胰腺炎、胆管结石。

患者入院后进一步完善相关检查，给予心电监护、吸氧、禁食水、持续胃肠减压、静脉补液等治疗。给予头孢哌酮/舒巴坦 3.0 g，每 8 小时 1 次，静脉滴注抗感染治疗；生长抑素持续微量泵入；奥美拉唑注射液 40 mg，每 12 小时 1 次，静脉滴注，抑酶治疗；先施行肠外营养，待患者胃肠动力恢复、排气排便后及早实施肠内营养。

虽经严格非手术治疗，但患者病情并未见明显好转，皮肤、巩膜黄染加深，胆红素升至 108.20 μmol/L，全腹压痛、反跳痛加重，体温持续高于 38.5℃，白细胞计数为 18.2×10⁹/L，胃肠减压未抽出胆汁性胃液，B 超示胆囊体积增大，CT 示胰腺周围渗出增加。考虑保守治疗很难奏效，于入院第 4 天行 ERCP 取石术（图 4-3），解除胆道梗阻。术后患者病情逐渐好转，体温 37.5℃，胆红素 63.25 μmol/L，皮肤、巩膜黄染减轻，排

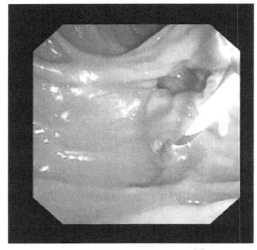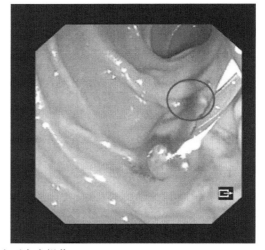

图 4-3 ERCP 取石术中操作

气排便。术后第 7 天患者恢复可,鼻胆管引流(ENBD)管造影显示胆管通畅可拔出 ENBD 管,隔天出院。

二、病例二

(一)一般资料

患者,女性,61 岁。因"上腹部疼痛伴发热 2 天"入院,该患者于 2 天前进食油腻食物后出现上腹部疼痛不适,呈间断性钝痛,伴右肩背部放射痛,无发热,伴有恶心,无呕吐,偶伴腹胀、反酸,无黄疸,无腹泻及便秘,未给予任何处置,为求进一步明确诊治来我院,急诊以"急性胰腺炎"收入院。病程中饮食睡眠差,无排气、排便。既往脑梗死病史 4 年,规律口服阿司匹林肠溶片 0.1g,每天 1 次,饭前口服。入院时情况:体温 36.5℃,脉搏 112 次/分,呼吸 24 次/分,血压 111/89 mmHg,神志清晰,皮肤、巩膜无黄染,心肺无异常。腹饱满,上腹部压痛,无反跳痛,无肌紧张,Murphy 征阴性,肠鸣音 1～3 次/分,双下肢无水肿。

(二)辅助检查

实验室检查:白细胞计数为 10.8×10⁹/L,血红蛋白 107 g/L,血糖 7.67 mmol/L,血淀粉酶 30 U/L,尿淀粉酶 198 U/L,总胆红素 34.6 μmol/L,谷丙转氨酶 133 U/L,谷草转氨酶 87 U/L,降钙素原 0.53 ng/L,C 反应蛋白 65 mg/L。磁共振胰胆管造影(图 4-4)示:肝内胆管、左右肝管未见明显扩张,胰管形态、信号未见明显异常;胆囊不大,胆囊壁厚,其内可见层样低信号影,考虑胆囊结石、胆囊炎。肝胆脾胰腺彩超示:胆囊略大,壁厚、不光滑,胆囊内可见多枚强回声,较大者为 0.9 cm×0.7 cm,肝外胆管未见扩张。胰腺形态饱满,实质回声减低,不均质,考虑急性胰腺炎、胆囊结石、胆囊炎、腹腔积液。胰腺 CT(图 4-5)示:胰腺增粗,边缘毛糙,胰腺体部实质密度不均,局部见低密度影,胰腺周围可见不规则液体密度影及条索影,腹腔积液。

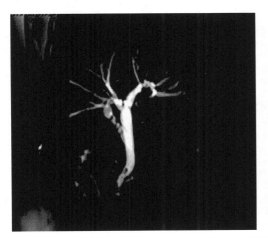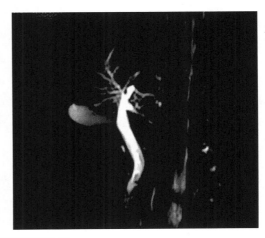

图 4-4 磁共振胰胆管造影

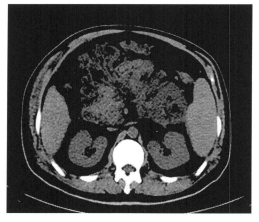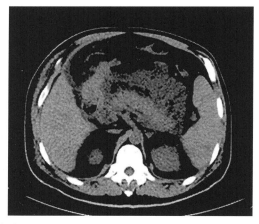

图 4-5　胰腺 CT

（三）诊治经过

初步诊断：胆源性急性胰腺炎、胆囊结石、胆囊炎。

对该患者予以禁食水、胃肠减压、抑制胃酸分泌、抑制胰酶分泌、肠外营养、维持水电解质及内环境稳定等治疗。患者腹痛、腹胀呈持续性加重，复查床旁彩超示腹腔积液增多，遂决定对该患者行超声引导下穿刺置管引流，以超声引导下选择的最佳穿刺点为中心，在超声引导下将引流管置入右侧肾前间隙内，抽出褐色混浊液体，留置并固定引流管（图 4-6）。每天引出褐色液体约 200 ml，穿刺引流后患者腹胀缓解。而后穿刺引流量逐渐减少，患者腹痛、腹胀逐渐消失，恢复进食。待病情平稳后，于入院第 12天行腹腔镜胆囊切除术，术后第 2 天拔除腹腔引流管及穿刺引流管，观察无异常后患者出院。

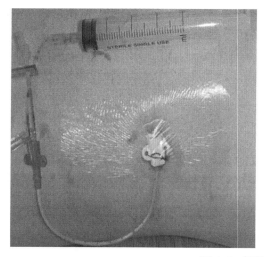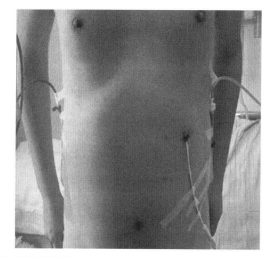

图 4-6　留置并固定引流管

三、病例相关问题答疑

问题 1：胆源性急性胰腺炎抗感染药物的选择原则是什么？病例一患者初始抗感染治疗方案选择头孢哌酮/舒巴坦是否合适？

选用抗菌药物需兼顾病原菌对抗菌药物的敏感性及抗菌药物穿透胰腺组织的能力。抗菌药物穿透胰腺组织的能力主要包括：①根据胰腺组织生理结构的特点，抗菌药物由血液进入胰腺组织需要透过毛细血管内皮细胞层、基底层和腺泡细胞层等结构，由于细胞膜的成分含较多脂类，故极性小、脂溶性抗菌药物容易透过血胰屏障；②抗菌药物与血清蛋白的结合率越低，游离的抗菌药物浓度越高，胰腺中药物浓度越高；③抗菌药物的 pH 越高，胰腺组织中有效抗菌药物浓度越高。按一般规律理解，增大抗菌药物的输注量，增加抗菌药物在血清中的原始浓度，其透入胰液的浓度可随之增加。但由于上述诸多因素的影响，抗菌药物在血清中的原始浓度与其透入胰液的浓度并不呈现明确的正比关系，加之急性胰腺炎患者血管通透性增强，大量液体渗出并滞留于血管外间隙，改变了抗菌药物在体内的剂量分布。在此情况下，盲目增加抗菌药物剂量不能透过血胰屏障的抗菌药物的剂量，不能增加抗感染效果，反而因其在体内的累积而增加不良反应。

有效反映抗菌药物治疗胰腺感染的疗效评估参数是该抗菌药物在胰腺组织中的杀菌指数。根据动物实验及临床研究结果，抗菌药物能透过血胰屏障，有较好的杀菌指数，能用于胰腺感染的药物有：①氧氟沙星和环丙沙星；②亚胺培南；③头孢噻肟、头孢唑肟、头孢他啶、头孢曲松、头孢哌酮/舒巴坦；④美洛西林和哌拉西林；⑤氨曲南；⑥克林霉素；⑦氯霉素；⑧甲硝唑。有实验和临床研究提示，氨基糖苷类和氨苄西林都不能很好地透过血胰屏障，胰腺组织及血液中药物浓度比值仅为 0.10～0.15。氨基糖苷类抗菌药物和青霉素衍生物不能很好地透入胰腺组织内，因而目前临床上已很少将这两类药物作为急性胰腺炎感染的首选抗菌药物。不适合用于胰腺感染治疗的抗菌药物还有头孢唑林、头孢布烯、万古霉素及庆大霉素等。

抗菌药物的药代动力学特点：①氟喹诺酮类药物由于其分子结构中引入了氟原子，对人体组织细胞的穿透力增强，可透过血胰屏障，且由于其蛋白结合率较低（20%～30%），血清中游离药物浓度高，使得透过血胰屏障后进入胰腺组织的药物浓度能达到有效杀菌浓度（0.5 μg/ml）。例如，氧氟沙星给药后胰液中高峰浓度达到 2.7 μg/ml，占血清中该药高峰浓度的 92%，环丙沙星给药后胰液高峰浓度为 1.0 μg/ml，为血清高峰浓度的 36%，其胰液中的杀菌浓度能维持数小时之久。②氨基糖苷类药物虽对革兰氏阴性菌作用强，但其极性大，脂溶性较低，不容易透过血胰屏障，但奈替米星在胰液中的高峰浓度为 3.3 μg/ml，为血清高峰浓度的 40%，其抑菌浓度可维持数小时，临床若需使用，可选用奈替米星。③广谱青霉素类中能较好地透入胰液的药物有美洛西林、哌拉西林；头孢菌素类中能较好地透入胰液的药物有头孢孟多、头孢西丁、头孢噻肟、头孢哌酮；氨苄西林、青霉素、四环素、头孢氨苄、庆大霉素、阿米卡星、链霉素等均不能很好地透入胰液达到抑菌浓度，在临床治疗中不能达到满意的效果。④甲硝唑对各种专性厌氧菌均有强大的杀菌作用，属脂溶性药物，血清蛋白结合率为 20%，易于透过血胰屏障，静脉注射甲硝唑后胰液中的高峰浓度 6.2～8.5 μg/ml，占血清高峰浓度的 76%，是理想的抗厌氧菌药物。

我国的《急性胰腺炎诊治指南（2014）》建议对于非胆源性 AP 不推荐预防性使用抗菌药物，针对部分易感人群（如胆道梗阻、高龄、免疫低下等）可能发生的肠源性细菌移位，可选择喹诺酮类、头孢菌素、碳青霉烯类及甲硝唑等药物行预防感染治疗。对于胆源性因素所致急性胰腺炎，尤其是胆结石、胆道蛔虫和胆管炎所致者，由于解剖关系和胆汁中的细菌容易进入胰腺而引起感染，故对此类患者应及时合理应用抗菌药物。抗菌药物应选择抗菌谱为革兰氏阴性菌和厌氧菌为主，在肝、胆组织和胆汁中形成较高浓度的抗菌药物。绝大部分抗菌药物主要经肾排泄，它们在胆汁中形成的浓度一般低于或相当于血清浓度，因此当患者合并有肾功能不全时，必须减少用药剂量。经肝、肾双器官排泄的抗菌药物，如哌拉西林、头孢哌酮、头孢曲松、氨苄西林等，通常能在胆汁中形成较高的药物浓度（前 3 种可达到血清浓度 10 倍以上），并且在肾功能发生损害时，可转由肝进行排泄，因此这类抗菌药物具有治疗胆道感染（尤其在合并有肾功能不全时）的最佳条件。大多数二代头孢菌素和氨基糖苷类的胆汁浓度低于血清浓度，因此其不是治疗胆道感染的理想抗菌药物。喹诺酮类中氧氟沙星、环丙沙星和三代头孢中的头孢哌酮等均可在胆汁和胰腺组织中形成较高浓度，能很好地发挥杀菌作用。因此，其被推荐为急性胰腺炎的首选抗菌药物，并应联合应用甲硝唑或替硝唑，更好地发挥联合抗菌效应。

患者入院时辅助检查显示白细胞计数为 14.5×10^9/L，腹部超声提示胰腺形态饱满伴回声改变，考虑炎性、胆囊炎、胆囊多发结石、肝内胆管结石。MRCP 提示肝内、外胆管轻度扩张，胆囊多发小结石。腹部 CT 示胰腺增粗，胰腺边缘毛糙，可见条索影及液体密度影，考虑急性胰腺炎。诊断为胆源性急性胰腺炎，且伴有胆囊感染。患者入院后给予头孢哌酮/舒巴坦的初始抗感染方案，头孢哌酮和舒巴坦均能较好地分布到各组织和体液，包括胆汁、胆囊、皮肤、阑尾、输卵管、卵巢、子宫和其他组织及体液中。头孢哌酮/舒巴坦给药后 24 小时，所给剂量的 85% 的舒巴坦和 29.3% 的头孢哌酮经肾脏排泄，余下的头孢哌酮大部分经胆汁排泄，故胆汁药物浓度高，即使患者有严重的肝功能障碍，头孢哌酮在胆汁中仍能达到治疗浓度，其是胆道感染的一线用药。本次抗感染治疗选择头孢哌酮/舒巴坦，品种选择合理。对于严重病例，抗菌药物仅是胆管充分引流的补充，15%～30% 的患者需要经皮穿刺或经 ERCP 放置支架。急性结石性胆囊炎患者手术后继续使用抗菌药物治疗没有获益。

问题 2：如何判断胆源性急性胰腺炎 ERCP 取石术的时机与指征？

目前多数学者认为存在胆道梗阻时早期行内镜下胰管括约肌切开术能降低胆源性急性胰腺炎胆道感染、胰腺脓肿和多器官功能障碍综合征的发生率；如不存在明显梗阻则不需要行急诊 ERCP，可待胰腺炎好转后进行。对预测为重症胆源性急性胰腺炎的患者应 48 小时内行急诊 ERCP，解除胆源性梗阻因素。一种简易胆源性急性胰腺炎急诊治疗评价指标如下：①体温≥38℃；②血清胆红素≥2.2 mg/dl；③胆管扩张≥11 mm；④B 超提示胆管结石。胆源性急性胰腺炎患者以上 4 项指标中 3 项及以上阳性的，应该行急诊内镜治疗。

问题 3：胆源性急性胰腺炎手术治疗的指征是什么？

阵发性的腹部绞痛，经解痉治疗无效，影像检查提示胆囊明显肿大伴胆囊颈部结石嵌顿及胆总管扩张，血淀粉酶及尿淀粉酶持续升高。以上指征说明结石嵌顿或炎症水肿致胆道处于高压状态，须及时减压，解除导致胆源性急性胰腺炎加重的因素。伴有高热的胆源性急性胰腺炎或各种检查提示伴有胰腺坏死组织感染者，须早期手术清除感染的坏死组织及充分引流，在患者情况允许的情况下，尽可能彻底地解决胆道疾病。

问题 4：行肠内营养支持应注意哪些问题？

一般情况下，肠内营养输注以连续滴注为佳，在肠内营养刚开始的 1～3 天，需要让肠道逐步适应，采用低浓度、低剂量、低速度，随后再逐渐增加营养液浓度、滴注速度和投给剂量。一般第 1 天用 1/4 总需要量，营养液浓度可稀释 1 倍，如患者耐受良好，第 2 天可增加至 1/2 总需要量，第 3、4 天增加至全量。在实施肠内营养时，应注意把握 5 个度：①浓度，稀释达渗透压（特别是以氨基酸为氮源的肠内营养制剂），防止腹泻。②速度，控制输注速率，尽量采用肠内营养输注泵，肠内营养的输注速度开始宜慢，一般为 25～50 ml/h，随后每 12～24 小时增加 25 ml/h，最大速率为 125～150 ml/h，如患者不耐受应及时减慢输注速度或停止输注。患者应采取半卧位，减少反流、误吸，防止血糖波动过大，防止管道堵塞，增加胃肠道对肠内营养的耐受性，以达到预计肠内营养输注量。③温度，肠内营养输注泵管可加温至 30～38℃，以增加胃肠道对肠内营养的耐受性，但切忌整体营养制剂直接加热，导致变质。④洁净度，在肠内营养制剂的使用过程中应严格遵守无菌配制原则，配制液宜现用现配，已打开的制剂室温下一般可保存 12 小时，冰箱（4℃以下）可保存 24 小时，建议输注时间 <8 小时。⑤角度，为防止误吸，鼻饲时应抬高床头 30°～45°，鼻饲后半小时内继续保持半卧位。给予肠内营养液前后需用温开水 30 ml 冲管，保持管道通畅，有效预防堵管的发生。

在肠内营养实施过程中，除了评价疗效和营养指标外，并发症及其防治原则也十分重要。临床上常见的肠内营养并发症主要有胃肠道并发症、代谢并发症、机械性并发症和感染并发症。

1. 胃肠道并发症　是肠内营养支持治疗中最常见的并发症，也是影响肠内营养实施的主要因素，主要表现为腹胀、腹泻、肠痉挛、恶心、呕吐、便秘等。当患者出现肠痉挛时，应首先鉴别是否存在机械性肠梗阻或麻痹性肠梗阻，如果存在应及时停止肠内营养，否则按腹胀处理。选择适宜的肠内营养制剂，考虑脂肪含量、是否含有膳食纤维、是否含有乳糖、渗透压情况等，根据患者情况酌情调整；在开始进行肠内营养时应从低浓度、低容量开始，逐渐提高浓度，增加输入量；适当减慢输注速度和浓度，减少输注量；保持营养液适当温度等。

2. 代谢并发症　肠内营养的代谢并发症常与营养制剂的质量、管理、监护等情况相关，主要包括水、电解质紊乱及酸碱代谢异常、糖代谢异常、微量元素异常、维生素及必需脂肪酸缺乏、肝功能异常。实施肠内营养的过程中，注意监测患者的肝肾功能、电解质、血糖、血脂、血常规等的动态变化，根据患者具体指标的变化及临床状态进行适当调整。

3. 机械性并发症　肠内营养的机械性并发症与喂养管的质地、粗细及置管方法和部位有关，主要包括鼻、咽及食管损伤，喂养管堵塞，喂养管拔除困难，造口并发症等。可改置较细、质软的喂养管；选择合适口径喂养管，使用喂养泵持续匀速输注；每次输注后或每输注 2～8 小时，用 20～50 ml 清水冲洗，尽可能应用液体药物，经管给药前后均需用约 30 ml 水冲洗以防堵管，给药时暂停肠内营养。

4. 感染并发症　肠内营养相关的感染并发症主要包括营养液的误吸和污染两方面。营养液误吸主要表现为吸入性肺炎，原因包括床头未抬高，喂养管位置不当，喂养管太粗，胃排空延迟或胃潴留。患者高危因素（如体弱、昏迷、神经肌肉疾患等）可通过输注中床头抬高 30°～45°，调整喂养管位置，选择较细、较软的喂养管，减慢输注速度，改用胃造口或空肠造口等方式有效地避免或缓解其发生。

问题 5：急性胰腺炎创伤递升式分阶段治疗理念是什么？

对于确诊或疑似感染性胰腺坏死的患者，第一步：先行超声引导下的腹膜后入路经皮穿刺置管引流，必要时多根多处引流并定期冲洗。第二步：若效果不佳，则进一步自经皮置管引流的穿刺点做小切口，沿穿刺管逐层扩创、逆行进入病灶部位，行坏死组织清除术。第三步：若效果仍不理想，则果断经腹或腹膜后行开放性手术。

问题 6：经皮置管引流的过渡性作用和临床意义是什么？

1. 手术时机的适当延迟为病灶的充分液化、局限及其外周纤维包裹的充分形成争取时间，促使病灶有望经一次手术即可解决。

2. 避免了早期手术带来的相关不良后果，如出血、肠穿孔、胰瘘、胰腺功能不足等。

3. 以微创的方式，既缓解了病情，又避免早期手术对患者的"二次打击"。

4. 为第二阶段外科干预提供"路标"，即"顺藤摸瓜法"行坏死组织清除术可通过穿刺点做小切口。

5. 改变了以往疑似感染性胰腺坏死即手术治疗的观念。

问题 7：病例二中患者入院后是否需要停用阿司匹林肠溶片？

随着我国人口老龄化，越来越多的患者在围手术期可能合并基础疾病，需接受抗凝和（或）抗血小板治疗。各种类型的抗凝和（或）抗血小板药物，如阿司匹林、氯吡格雷、华法林、肝素等广泛应用于临床，主要用于急性心肌梗死及脑卒中的二级预防、动脉外科手术或介入手术后的抗凝治疗及预防大手术后深静脉血栓和肺栓塞等。而胰腺炎患者常需经过外科操作治疗。如患者既往服用抗凝药物，药物导致的凝血功能障碍将成为手术安全的威胁之一。因此，对于该类患者，抗凝药物如何使用应引起医师的关注及重视。

《抗血小板治疗中国专家共识》（2013 年）对非心脏外科手术的围手术期抗血小板药物治疗给出以下建议：①择期手术尽可能推迟至置入金属裸支架 6 周或药物洗脱支架 12 个月后；②围手术期需中断抗血小板药物者，术前 7～10 天停药，缺血风险高的人群用低分子量肝素替代；③根据手术出血风险分级调整抗血小板药物，酌情减量或停药。单用阿司匹林的患者，风险低可继续使用，风险高应停用；双联抗血小板治疗患者，风险低仅停氯吡格雷，风险高均停用；④根据手术出血严重程度，必要时输注血小板和采用特殊止血方法。该共识根据手术出血风险不同，将各种有创操作和外科手术分为很高危、高危、中危、低危和很低危等五类（表 4-1）。超声引导下穿刺置管引流属于低危出血风险，如患者单独应用阿司匹林，可在引流操作期间继续使用，无须停药；如患者同时应用阿司匹林和氯吡格雷，仅停用氯吡格雷即可。而胰周坏死组织清创引流术属于腹部大手术，出血风险较高，无论采用单联或双联抗血小板治疗，均应全部停用。

表 4-1　各种手术的出血风险分级表

手术类型	出血风险分级
神经外科手术（颅内或脊柱外科手术），肝外科大手术（肝切除术、肝移植术、门静脉高压分流术或断流术）	很高危
血管外科和大外科（腹主动脉瘤修复术及主动脉-股动脉旁路移植术），腹部外科大手术（胰十二指肠切除术、胆道肿瘤切除术、前列腺切除术），下肢关节外科大手术（髋关节、膝关节置换术），口腔外科手术，肺叶切除术，外科肠道吻合手术，肾穿刺活组织检查或结肠多部位活组织检查	高危
其他腹腔、胸腔及关节外科手术，永久心脏起搏器或除颤仪置入术	中危
腹腔镜胆囊切除、腹股沟疝修复术，皮肤或眼外科手术，胃镜或肠镜检查，骨髓或淋巴结活组织检查，心包腔、胸腔、腹腔、关节腔穿刺术	低危
单个拔牙、洗牙，皮肤活组织检查及小肿瘤切除，白内障手术，冠状动脉造影术	很低危

围手术期应用抗血小板药物期间，应注意监护是否有牙龈出血、皮肤瘀斑、黏膜出血、血尿、鼻出血等情况发生，并定期进行凝血功能监测。氯吡格雷如在常规服药时间的 12 小时内忘记服用，应立即补服一次标准剂量，并按照常规服药时间服用下一次剂量；超过常规服药时间的 12 小时后未服用，患者应在下次常规服药时间服用标准剂量，剂量无须加倍。

本患者应用抗血小板药物主要用于脑血管病的二级预防，且为单独使用阿司匹林。如仅进行超声引导下穿刺置管引流，根据指南可继续应用阿司匹林，但考虑胰腺炎患者早期需禁食水，且胰腺炎病情变化迅速，处理相对复杂及多样化，涉及外科操作较多，故建议该患者入院时停止服用阿司匹林，出院后可正常服用阿司匹林。

第5章

高脂血症性急性胰腺炎的医药协作

随着人们生活水平的提高，越来越多的人出现饮食方式不合理，使得高三酰甘油血症（hypertriglyceridemia，HTG）诱发的胰腺炎呈逐年上升趋势。高脂血症已成为继胆道系统疾病之后急性胰腺炎的第二大病因。同时，部分无高脂血症的急性胰腺炎患者，发病后也出现血脂的升高，而这部分患者多表现为重症急性胰腺炎。因此，急性胰腺炎与高脂血症两者可能互为因果。针对高脂血症性急性胰腺炎病因的降脂治疗涉及血液净化，应用胰岛素、肝素及其他降脂药物等诸多方面，因此，如何应用以上治疗措施将是高脂血症性急性胰腺炎治疗的关键，医药协作模式通过合理化的临床治疗及用药将最大限度体现对于该病诊治的优越性。

第1节　高脂血症性急性胰腺炎的处理

HTG 是诱发 AP 的主要病因之一，根据中华医学会外科学分会胰腺外科学组制订的《急性胰腺炎诊治指南（2014）》，符合急性胰腺炎的诊断标准，同时伴有静脉乳糜血或血清三酰甘油＞11.3 mmol/L，可诊断为高脂血症性急性胰腺炎（hyperlipemic acute pancreatitis，HLAP）。HLAP 时三酰甘油经胰脂肪酶分解为有毒的游离脂肪酸，因此胰腺及胰周产生大量的游离脂肪酸，而游离脂肪酸能够直接损伤胰腺的腺泡和血管内皮细胞，导致胰腺的局部缺血和酸性环境，引发大量细胞因子入血，致毛细血管内皮细胞受损和诱导大量血小板聚集及血管收缩；同时血液黏稠度增加，血液呈高凝状态，微血栓形成，高浓度的乳糜颗粒阻塞毛细血管，加之诱发酸中毒，进一步加重腺泡细胞的炎症、水肿和坏死。三酰甘油升高的程度与急性胰腺炎的严重程度相关，因此对于 HLAP 的处理，除常规的早期液体复苏、胃肠减压、营养支持及抑制胰酶分泌外，还应注重对于此类患者的血脂管理以降低疾病的严重程度及复发风险。

一、入院评估及初始处理

对于有 HTG 危险因素的急性胰腺炎患者，应疑诊为高脂血症性胰腺炎。由于患者三酰甘油水平与急性胰腺炎的严重程度相关，一项最终纳入 201 例急性胰腺炎患者的统计研究表明，HTG 是预测持续性器官衰竭的独立危险因素，因此对于包括高脂血症性急性胰腺炎在内的所有病因引起的胰腺炎患者都应在入院 48 小时检测患者的血清三酰甘油水平以对疾病的严重程度进行有效的预测及评估。另外，应明确高三酰甘油血症的病因，为后续治疗提供适当的依据。HTG 常见病因包括：①原发性 HTG，指由遗传基因缺陷或基因突变、饮食习惯改变、生活方式及其他自然环境等所致的脂质代谢异常；②继发性 HTG，包括糖尿病控制不佳、妊娠、酒精、服用雌激素类药物及甲状腺功能减退等。

高脂血症性胰腺炎的初始处理方式应与其他病因所致的急性胰腺炎相同，即积极地进行支持治疗与密切观察病程进展。支持治疗主要以内科治疗为主，包括早期液体复苏、胃肠减压、营养支持、抑制胰酶分泌、芒硝外敷及灌肠等操作；而对于早期出现器官衰竭的患者，应加强重症监护、稳定内环境及保护器官功能。

二、针对性降脂治疗

2019 年发表在 *Gut* 上的最新研究发现，HTG 是急性胰腺炎修复延迟的风险因素，而应用非诺贝特治疗急性胰腺炎大鼠能够减轻胰腺坏死并增加胰腺腺泡细胞的增殖。因此，对于高三酰甘油血症性胰腺炎，在规范化治疗急性胰腺炎的基础上，积极地降低患者血脂将有利于疾病严重程度的控制并帮助急性胰腺炎恢复。这些降脂治疗主要包括血液净化、应用胰岛素和（或）肝素治疗、降脂药物应用、饮食调整及基因治疗等。

（一）血液净化

目前血液净化技术已广泛应用于高脂血症性胰腺炎的治疗中，血液净化主要是通过某种特定的血液净化装置将患者血液引出体外，清除或替换部分致病物质，最终达到净化血液、治疗疾病的目的。其用于治疗 HLAP 的机制主要是调控炎性反应及纠正体内水、电解质紊乱及酸碱失衡，及时清除患者血清中过量的三酰甘油，阻断脏器功能进一步恶化及减弱体内全身炎症反应综合征。为了更加迅速地降低 HLAP 患者的血脂以阻断三酰甘油的代谢产物对胰腺及全身其他脏器的持续损伤，近年来越来越多的医疗机构开始采用血液净化疗法，常用的模式包括血液透析、血液滤过、血液灌流、血浆置换和连续性血液净化治疗等。

1. 血液透析　是目前最常用的血液净化疗法之一。其方法主要是将体内血液引出体外，经带有透析器的体外循环装置，透析器的另一侧主要为与人体体液浓度相似的电解质溶液（透析液），通过生物物理机制，完成对溶质及水的清除和转运。其基本原理是通过弥散、对流及吸附清除血液中各种内源性和外源性毒素，通过超滤和渗透清除体内多余的代谢产物及潴留的水分，同时纠正水、电解质紊乱和酸碱失衡，使透析患者机体内环境接近正常，从而达到治疗的目的。

血液透析常见的物质交换方式包括以下三种：

（1）弥散：是清除溶质的主要机制，主要依靠浓度差经透析器转运，转运的能量来源主要是溶质分子的不规则运动。

（2）对流：即溶质伴随溶剂一起通过半透膜，不受溶质分子量及浓度梯度影响，跨膜动力主要来自于膜两侧的静水压差。

（3）吸附：主要通过正负电荷的相互作用或范德瓦耳斯力等选择性吸附某些物质，包括物理吸附和化学吸附，最终达到治疗的目的。其原理决定了其对小分子物质清除率更高，且清除作用更有效。

相关研究表明，对重型 HLAP 的患者在给予常规治疗的同时，在床旁给予一次或多次血液透析治疗可使部分患者三酰甘油逐渐降至正常，症状、体征缓解。血液透析用于治疗 HLAP 取得了较满意的治疗效果。

2. 血液滤过　是模仿正常人肾小球滤过和肾小管重吸收的原理，以对流方式清除体内过多的水分和致病毒素，通过自身血压或人工泵形成的压力，使血液流经体外特制滤器：一方面通过滤过膜滤出大量液体和溶质，另一方面需补充与滤过物质等量的电解质溶液作交换，以达到血液净化的目的。滤过膜孔径范围内所有溶质均以相同速度跨过滤过膜，滤过膜截留分子质量为 40～60 kDa（略低于肾小球滤过膜而明显高于血液透析），血液滤过不需要透析液，溶质和水的清除完全依靠对流作用。与血液透析相比，血液滤过具有对血流动力学影响小、中分子物质清除率高等特点，可作为血液透析的一种补充方法。血液滤过特别适合急慢性肾衰竭伴有多器官衰竭及病情危重的患者。因其清除溶质的机制主要为对流及跨膜压的作用，故溶质清除多少取决于滤过物质的量及滤过膜的特点。滤过膜的主要特点包括：①滤过分子类型明确，以保证顺利通过代谢产物（包括中分子物质），而仍保留蛋白质等大分子物质；②与蛋白结合能力差，能免于形成覆盖膜覆盖滤过膜，影响滤过率；③材质特点优异，无毒、无致热原，且与血液生物相容性好；④滤过率较高，其主要用于清除血液中的中小分子溶质，而且能有效控制患者的体液、电解质和酸碱平衡。大量研究表明，连续性静脉-静脉血液滤过能有效快速地降低血液中的胰酶水平，在一定程度上能减轻胰液对组织器官的直接损伤，并能有效降低各类炎症介质对组织器官的再次损伤。

血液滤过的缺点是对小分子毒素清除效果不如血液透析，为克服这一缺点，可在血液滤过的同时在滤过器内灌入透析液，将血液透析和血液滤过联合起来，通过弥散和对流两种机制清除溶质，这一方法称为血液透析滤过。其在一定单位时间内能够比单独的血液透析或血液滤过清除更多的中小分子物质，也能更好地应用于 HLAP 的治疗中。

3. 血液灌流　能够通过特制的吸附器装置，清除血液中的内、外源性致病物质而达到血液净化的目的，是临床常用的一种血液净化方式，其吸附器具有特异性配体或具有广谱解毒效应。血液灌流治疗高脂血症的可能机制是通过范德瓦耳斯力吸附作用，吸附灌流器吸附剂的孔径大小范围之内的血脂颗粒。血液灌流器主要吸附中大分子物质，吸附物质的分子质量为 500～20 000 kDa。临床常用的一种灌流器为 HA-330 树脂血液灌流器，其特点鲜明且优势多，主要包括孔径、孔容大，树脂包膜厚度小，血液相容性好，吸附量大等特点，其主要吸附介质为分子质量为 50～5000 kDa 的中分子物质，对炎性细胞因子及其他大分子毒素吸附特异性强，特别对脂溶性物质吸附性好。

血液灌流的特点为清除大分子量、脂溶性高、可与蛋白结合的毒物或药物。血液灌流可有效清除血液中的细胞因子和炎性介质，抑制炎症反应，减轻对组织脏器的损害，重构机体免疫平衡网络。张建国等研究发现，使用血液灌流后血清三酰甘油、胆固醇和低密度脂蛋白水平均较治疗前明显降低，其中三酰甘油下降最为明显，提示血液灌流可有效地清除脂质。有研究表明，血液灌流器对各种毒素的吸附在 120～180 分钟后达吸附平衡，所以高脂血症的血液灌流治疗时间应至少达到 120 分钟。

高脂血症中胆固醇、三酰甘油异常升高，其黏度增加与血浆蛋白相互作用，一方面引起红细胞聚集能力上升，血小板聚集性增加；另一方面可引起红细胞膜中成分变化，胆固醇析出，膜流动性降低，红细胞变形能力下降，最终导致全血黏度增加。同时高脂血症患者血液处于高凝状态，易引起灌流器内血栓形成，对该类患者可适当使用抗凝剂，如常用的低分子量肝素，可通过活化加速乳糜的降解，降低血清三酰甘油水平，进一步改善血液高凝状态，减少微循环血栓的形成，改善胰腺微循环，增加胰腺血供；并且低分子量肝素还会减少致炎性细胞因子的生成。血液灌流能弥补连续性静脉-静脉血液滤过对炎症介质清除作用的不足，如最为重要的炎症介质肿瘤坏死因子，其在人体内生物活性形式是三聚体，分子质量达到 54 000 kDa，且释放后与可溶性受体结合，不可能以对流方式通过滤过膜的形式清除，即使能够吸附也很快达到饱和，而血液灌流对其有良好的清除作用，从而减轻"瀑布式"连锁炎性反应，有利于机体恢复。

血液净化装置中的聚酯纤维能够被三酰甘油阻塞，削弱后期对循环中的中分子物质的吸附作用。而使用血液灌流的方式能够充分吸附三酰甘油，进而降低后期血液滤过时聚酯纤维被阻塞的程度，使后期的连续性血液净化能更有效地清除毒素及炎性因子。有研究表明，早期进行血液灌流和血液透析滤过均能降低肿瘤坏死因子、IL-1 及 IL-6 的水平，且能明显改善微循环，维持内环境稳定，使患者预后更好。

4. 血浆置换　治疗性血浆置换是一种体外血液净化技术，其基本过程是将患者血液由血泵引出体外，经过血浆分离器分离血浆和细胞成分，去除致病性血浆或选择性地去除血浆中的某些致病因子，然后将细胞成分、净化后的血浆及所需补充的置换液输回体内。血浆置换主要是利用血细胞分离机的分离作用，在体外将患者的血液有效分离为血浆和血细胞（包括红细胞、白细胞、血小板），将含致病物质的血浆舍弃，用等量的置换液替换，最后把分离后的血细胞和置换液一起回输到患者体内。利用膜分离技术将患者的血浆和血细胞分离出来，旨在去除大分子量物质，这些物质包括致病性自身抗体、免疫复合物、冷球蛋白、骨髓瘤轻链蛋白、内毒素和含胆固醇的脂蛋白。应用于高脂血症性胰腺炎中，血浆置换能够在快速有效地降低三酰甘油水平的同时降低血液中炎性介质的浓度以减轻胰腺局部及全身炎症反应。在进行治疗性血浆置换的患者中，每个周期后应测量一次三酰甘油水平，当血浆三酰甘油水平低于 5.6 mmol/L 时即可停止血浆置换治疗。

血浆置换的作用机制可以归纳为以下四项。

（1）血浆置换可以及时并迅速有效地清除疾病相关性因子，如免疫复合物、抗体、同种异体抗原或改变抗体、抗原之间量的比例，这是血浆置换的主要机制。血浆置换对致病因子的清除要较口服或静脉内使用免疫抑制剂迅速而有效。

（2）血浆置换有非特异性的治疗作用，可降低血浆中炎性介质如补体产物、纤维蛋白原的浓度，改善胰腺炎相关症状。

（3）血浆置换增强了吞噬细胞的吞噬功能和网状内皮系统的清除功能。

（4）血浆置换可以从置换液中补充机体所需物质。

值得说明的是，大多数血液净化治疗不属于病因治疗，因而不影响疾病的基本病理过程，所以同时针对病因的处理是不可忽视的。血浆置换用于治疗 HLAP，可将高浓度脂质血浆弃去，并将分离出的血液有形成分输回体内，可有效将血浆中过高的三酰甘油去除，并补充异体血浆、免疫物质、白蛋白和凝血因子等，以改善内环境紊乱，降低胆红素和内毒素水平，促进患者临床症状的改善。

一般单次治疗清除血浆在 1 个血浆量左右，同时需要向体内输注新鲜冰冻血浆，以补充丢失的凝血因子及白蛋白等物质。但大量异体血浆的输注可能导致输血相关并发症，如发热反应、过敏反应和疾病传染等。有研究提示，单次血浆置换能有效减少 HLP 患者血清三酰甘油浓度、总住院天数、入住 ICU 天数、总体病死率、局部并发症及系统性并发症的发生率等。而双重血浆置换则通过一次膜把血细胞和血浆分离，之后通过二次膜把其中的大分子物质与中小分子物质分离，最后中小分子物质同血细胞一起输回体内，而大分子物质如三酰甘油则被排出体外。这种方法选择性强，保留了血浆里中小分子成分如白蛋白、凝血因子等，因此，不需要额外补充异体血浆，而丢弃的血浆量少，使得每次双重血浆置换可以处理 2 个以上血浆量，从而可以清除更多的三酰甘油。有研究表明，2 次连续的血浆置换，三酰甘油水平分别降低 73% 和 82%，首次血浆置换后血浆黏稠度下降 50%，迅速改善了重症急性胰腺炎患者的病情。

综上所述，血浆置换与双重血浆置换均可有效地治疗 HLAP。两者相比较，双重血浆置换避免了输注异体血浆引起的相关并发症，清除血清三酰甘油效率更高，可在单次的基础上巩固治疗高脂血症性急性胰腺炎，能够更快速、有效、安全地缓解患者腹痛症状和减少患者的住院时间。

然而在治疗高脂血症性胰腺炎中是否应常规应用治疗性血浆置换仍存在诸多争议。多项研究探讨了血浆置换作为治疗高脂血症性胰腺炎的 HTG 的干预措施。然而，研究中存在显著的方法学差异，并且主要为回顾性观察研究和病例报道。同时，并非所有研究都描述了实现三酰甘油浓度降低所需的血浆置换次数，且血浆置换的方案也有所不同。虽然以上研究结果表明血浆置换可以降低 72.7% 的治疗前三酰甘油浓度，但血浆置换组 30 天病死率为 7.2%，这与所述急性胰腺炎所有病因的 5% 的病死率风险没有显著差别。虽然大多数研究报道了治疗前 APACHE Ⅱ 评分，但只有两项研究报道了治疗后的 APACHE Ⅱ 评分。一项研究显示，APACHE Ⅱ 得分略有改善，从治疗前的 14 分降至 10 分；而 Nakhoda 等发现，APACHE Ⅱ 评分仅仅从 19 分降至 17 分。因此得出结论，三酰甘油浓度的降低并未显著改善可测量的临床严重程度。有一项研究发现，尽管血浆置换能够降低三酰甘油的水平，但并未影响胰腺炎的原发性和继发性并发症发生率及病死率。He 等进行的单中心随机对照研究表明应用高容量血液滤过在 9 小时内便能实现三酰甘油浓度的快速降低，但三酰甘油浓度的快速降低并未在临床结果及治疗花费上取得优势。最近一份从当地的 30 名患者的研究中得出结论，接受血浆置换与否对于患者的发病率和病死率没有显著差异。这些发现也与美国血浆透析学会的血浆置换应用委员会的建议一致。血浆置换用于治疗高脂血症性胰腺炎的用途归属于Ⅲ类，其描述了在疾病状态下血浆置换的应用，其中现有证据不足以明确其风险或益处。上述声明表明，不能支持常规使用血浆置换作为高脂血症性胰腺炎的一线治疗。

以上结果表明，虽然通过血浆置换降低高脂血症性胰腺炎患者的三酰甘油浓度是可行的，但在总体发病率和病死率方面血浆置换并未带来明显的益处，因此不应鼓励其常规使用。在未来需要高等级的循证医学证据来明确血浆置换是否应作为高脂血症性急性胰腺炎的标准治疗。

5. 连续性血液净化治疗（continuous renal replacement therapy，CRRT）　是指一组体外血液净化的治疗技术，是所有连续、缓慢清除水分和溶质治疗方式的总称，治疗时间为每天 24 小时或者接近 24 小时，血流动力学稳定，具有可以有效清除血液中的大分子物质、改善炎症状态、精确控制容量负荷及调节免疫功能等优势，在临床危重症患者的救治中发挥着重要的作用。

CRRT 可迅速纠正电解质紊乱及酸碱失衡，维持机体内环境稳定。有研究表明，CRRT可以迅速减少重症急性胰腺炎时内环境中的炎症因子，调节机体免疫功能，同时清除部分三酰甘油，减轻炎症反应，预防 SIRS 及多器官功能障碍综合征（multiple organ dysfunction syndrome，MODS）的发生。

CRRT 的治疗模式主要包括连续性静脉-静脉血液滤过（continuous veno venous hemofiltration，CVVH）、连续性静脉-静脉血液透析滤过（continuous veno venous hemodiafiltration，CVVHDF）、连续性静脉-静脉血液透析（continuous veno venous hemodialysis，CVVHD）等模式，根据病情不同，可以联合血浆置换等治疗技术。联合治疗有较好的临床疗效，能改善患者预后。一项临床研究显示，CRRT 联合血液灌流、血浆置换治疗较单纯 CRRT 能够更迅速地降低血脂、炎症因子水平，阻断 SIRS 的发生，明显改善呼吸功能、肝肾功能，降低胰腺及胰周组织炎症，有效减少并发症发生率，改善预后，显著降低病死率及缩短住院时间。CRRT 已被广泛用于治疗急性肾衰竭、败血症、MODS 和其他重症疾病且取得较好的效果。CRRT 可清除 SAP 病程中炎症介质，如TNF-α、IL-6、IL-8 及心肌抑制因子，从而阻断 SIRS 的连锁反应，纠正败血症和炎症反应。一篇病例报道称 CRRT 能够有效治疗 HTG 导致的重症急性胰腺炎。另一项研究表明，双重滤过血浆置换联合 CRRT 治疗高脂血症性胰腺炎 48 小时后能够显著降低APACHE Ⅱ评分、C 反应蛋白及三酰甘油水平，有效改善患者的临床症状及预后。然而CRRT 治疗高脂血症性胰腺炎的可靠性及有效性仍需通过高等级的临床试验来验证。

（二）静脉注射胰岛素和（或）肝素

胰岛素可通过刺激脂蛋白脂酶合成和增加其活性来促使乳糜微粒及极低密度脂蛋白代谢为甘油与游离脂肪酸，同时也可通过抑制脂肪细胞中的激素敏感性脂肪酶以减少三酰甘油的分解释放入血。因此，对于糖尿病控制不佳的高脂血症性胰腺炎患者，应用胰岛素既可降低血糖，又可改善三酰甘油水平。在接受静脉胰岛素治疗的患者中，应每 12 小时监测一次三酰甘油水平，同时每小时测量一次血糖，并根据测量结果调整胰岛素输注速度。低分子量肝素能够激活脂蛋白脂酶，加速乳糜微粒降解，降低三酰甘油浓度，同时能够促使血管内皮细胞释放组织纤溶酶原激活物，加速血管内皮修复，保护血管内皮的完整性，使血栓素活化和血小板聚集减少，从而起到抗血栓的作用。

选择何种方式应用胰岛素尚存争议。Thuzar 等比较了静脉注射胰岛素+禁食、静脉注射胰岛素+未禁食、皮下应用胰岛素治疗对于血脂的影响。在首个 24 小时，禁食联合静脉注射胰岛素组的三酰甘油浓度降低 87%，单独使用静脉注射胰岛素可使三酰甘油浓度降低 40%，而皮下注射胰岛素仅能降低 23% 的三酰甘油水平。因此，虽然非侵入性胰岛素治疗无疑是可取的，但也需要仔细评估其疗效。Afari 等进行了一项类似的回顾性研究，对比了皮下注射胰岛素、静脉注射胰岛素和静脉注射胰岛素联合血浆置换的三种治疗方式，而与 Thuzar 的研究结果相反，这项研究表明单独皮下注射胰岛素可以使三酰甘油浓度降低 79%，而在静脉注射胰岛素组中三酰甘油水平降低了约 85%，24 小时后三酰甘油浓度降低了 92%。同时，他们还报道应用胰岛素和血浆置换治疗的患者并发症发生率较高。Coskun 等的研究涉及 12 名患者，在常规静脉注射胰岛素后 3 天内三酰甘油浓度从 11.30～13.96 mmol/L 的水平降至＜5.65 mmol/L，并且没有直接治疗相关的并发症。一项基于 7 年数据的回顾性研究表明，在入院后 3 天内接受胰岛素联合葡萄糖治疗，26% 的患者三酰甘油浓度可降至正常，而在第 5 天时这个比例达到了 79%。该领域唯一的随机对照研究是一项单中心前瞻性试验，将 66 例高脂血症性胰腺炎患者随机分为接受高容量血液滤过治疗和接受低分子量肝素+胰岛素治疗两组。研究发现高容量血液滤过在 9 小时内达到了将三酰甘油浓度降低至＜5.65 mmol/L 的指标，而胰岛素组则需要 48 小时。然而，研究并未发现对于主要或次要结果的改善。

肝素对于高脂血症性胰腺炎的治疗作用存在较大争议，尽管很多研究或病例报道采用肝素或肝素联合胰岛素来降低三酰甘油水平。但需要注意的是，肝素降低三酰甘油的效果多为暂时性的，长期应用肝素可清除内皮细胞表面的脂蛋白脂酶，从而导致血清三酰甘油水平再次升高，同时应用肝素还会增加出血风险。

（三）饮食、生活习惯调整及药物干预

膳食措施是迄今为止被公认的严重 HTG 的唯一潜在的成功治疗方式，对于预防高脂血症性胰腺炎的发病或反复发作至关重要。传统的管理策略侧重于通过控制三酰甘油和胆固醇来解决高脂血症，而在药物干预之前，更应强调如确保选择健康饮食和定期锻炼等生活方式因素的调整。美国国家胆固醇教育计划中提及的减重步骤 I 和 II 的膳食方式与三酰甘油浓度的降低相关。

除此以外，有多种类型的抗高脂血症药物可用于降低严重高脂血症患者的三酰甘油水平。使用的药物包括贝特类、烟酸及其衍生物和 ω-3 脂肪酸。烟酸的使用因其多重不良反应而受到广泛的质疑。ω-3 脂肪酸治疗由于其可接受的低不良反应的特性而被继续广泛研究。有一些研究提出，对于这些高脂血症患者，多药联合治疗比单药治疗更有效。在一项随机、双盲、安慰剂对照试验中，与非诺贝特单药治疗的结果相比（53.8%），使用 ω-3 脂肪酸和非诺贝特的联合治疗使三酰甘油中位值浓度降低了 60.8%，但两组间并无统计学差异。HMG-CoA 还原酶抑制剂（他汀类药物）的作用也存在争议，虽然一些研究表明它对于 HLAP 具有保护作用，但也有学者报道他汀类药物可能引发胰腺炎。Charlesworth 等对 784 例急性胰腺炎患者进行的回顾性队列研究发现，其中 2.3% 的患者患有高脂血症性胰腺炎。对所有患者进行保守治疗，并用他汀类药物和贝特类或 ω-3 脂肪酸治疗。结果显示，在初次治疗和最后一次随访之间血清三酰甘油浓度平均降低 94.5%。此外，治疗还包括饮食和生活方式的干预，包括减少酒精摄入等。所有患者平均随访 6 年，该队列无复发或死亡。这表明通过多学科团队提供的早期有针对性的治疗

可以得到有利的结果。内分泌学会通过其分配的工作组提出了评估和治疗 HTG 的建议。生活方式和饮食干预已被作为高脂血症患者的初始治疗。在药理学上，贝特类药物被推荐作为一线治疗药物。然而，贝特类药物可能诱发胆汁淤积，并且可能对肾、肝和肌肉有潜在毒性。

（四）基因治疗

基因治疗为具有高脂血症且有潜在遗传因素的患者提供了一种新的治疗方向。家族性脂蛋白脂酶缺乏症也被称为家族性乳糜微粒血症，它是一种具有常染色体隐性遗传功能的基因突变，编码了 8 号染色体短臂上的脂蛋白脂酶。从儿童期开始，这些受试者的功能丧失导致了乳糜微粒血症和复发性胰腺炎的风险增加。基因组学领域的进步和基因转移中病毒载体安全性的发展促使了欧洲委员会批准的首个用于家族性脂蛋白脂肪酶缺乏症的基因治疗。阿利泼金（Alipogene tiparvovec，AAV-LPL）是一种腺相关病毒基因治疗药物，含有脂蛋白脂酶基因构建体的单核苷酸多态性和相关的组成型表达启动子（LPLS447X）。LPLS447X 是一种正常发生的多态性，在 20% 的高加索人中发现且与脂蛋白脂酶的功能突变相关。单次肌内注射高剂量的病毒基因构建体，开放标签的临床试验（CT-AMT-011-01）中血浆三酰甘油浓度降低达 40%，然而其治疗的效果是短暂的，三酰甘油浓度在 12 周后又恢复到治疗前水平。在长期随访期间，22 名患者中 6 名受试者发生的严重不良事件与注射病毒载体本身相关。尽管该项基因治疗已被批准，但这种新型治疗方式的高昂费用是其在临床试验之外未被广泛接受进入临床的主要原因。其他潜在的靶点，如载脂蛋白 CⅢ 的反义抑制作为 3 期临床试验的潜在治疗靶点显示出前景。另一个新出现的靶点是血管生成素样 3（*ANGPTL*3）基因，其拮抗作用能够诱导小鼠和人类中三酰甘油水平的降低。

第 2 节　高脂血症性急性胰腺炎典型病例

一、病例一

（一）一般资料

患者，男性，38 岁，身高 175 cm，体重 90 kg。该患者于 1 天前无明显诱因出现上腹部疼痛不适，呈持续性锐痛，伴有肩背部放射痛，伴发热、恶心、呕吐，呕吐物为胃内容物，呕吐后疼痛缓解不明显，无腹泻，未排气排便，无尿，门诊医师以"急性胰腺炎"收入院。既往史：2 型糖尿病病史 5 年。否认高血压、心脏疾病、心脑血管疾病史。入院时情况：体温 38.0℃，脉搏 110 次/分，呼吸 18 次/分，血压 110/70 mmHg。一般状态较差，皮肤、巩膜无黄染，浅表淋巴结未触及肿大。颈软，双侧对称，颈静脉无怒张，颈动脉搏动正常，气管居中，双侧甲状腺未触及肿大。胸廓对称无畸形，双肺呼吸音清，未闻及干湿啰音。心律齐，无病理性杂音及额外心音。腹平软，未见胃肠型及蠕动波，无腹壁静脉曲张，未触及包块，无压痛及反跳痛，无肌紧张，肝脾未触及，Murphy 征阴性，移动性浊音阴性，肝浊音界存在，肠鸣音正常。

（二）辅助检查

实验室检查：白细胞计数为 15.01×10^9/L，中性粒细胞百分比 80.8%，C 反应蛋白 166 mg/L，降钙素原为 0.23 ng/ml，谷丙转氨酶 70 U/L，谷草转氨酶 72 U/L，γ-谷氨酰转移酶 426 U/L，碱性磷酸酶 604 U/L，总胆红素 43.68 μmol/L，肌酐 153 μmol/L，钙 2.43 mmol/L，钾 3.94 mmol/L，钠 133.7 mmol/L，总胆固醇 9.8 mmol/L，三酰甘油 15.5 mmol/L。腹部 CT（图 5-1）示：胰腺水肿增粗，胰周可见液性渗出，左侧肾前间隙增宽，提示急性胰腺炎。胸部 CT：双肺下叶炎症，双侧胸腔积液（图 5-2）。

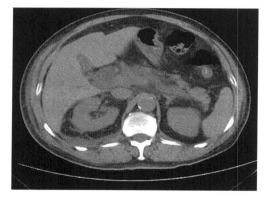 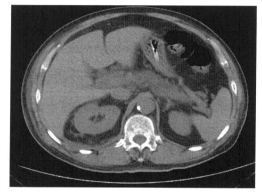

图 5-1　腹部 CT

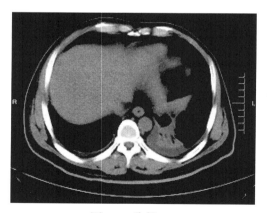

图 5-2　胸部 CT

（三）诊治经过

初步诊断：重症急性胰腺炎、高三酰甘油血症、2 型糖尿病。

患者一般状态差，急性病容，无尿 18 小时，病情进展迅速，出现心动过速、呼吸困难等症状，入院后立即转入 ICU 治疗。给予心电监护、吸氧、禁食水、持续胃肠减压、静脉补液、抑酸抑酶、应用降脂药及预防感染等对症治疗。患者病情发展迅速，于入院当天出现急性呼吸衰竭、肾衰竭，床旁彩超示右侧胸腔积液，进行胸腔穿刺引流，引流出淡红色液体 100 ml，胸腔积液送细菌培养，血脂检测示乳糜血，具体数值未检出，ICU 给予机械通气和 CRRT。补充诊断：多器官功能衰竭、腹水、胸腔积液。入院后 15 天，床旁彩超示胆囊张力增大，胆囊壁增厚，胆汁透声差。体格检查：右上腹压痛阳性，Murphy 征阳性，决定行超声引导下胆囊造瘘术（图 5-3），引流出墨绿色胆汁样液体 200 ml，患者状态好转，3 天后停用呼吸机，拔气管插管。

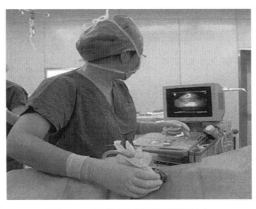

图 5-3　超声引导下胆囊造瘘术

　　入院后 30 天，患者腹部 CT（图 5-4）示：胰周积液内可见"气泡征"，提示继发感染，行胰周坏死组织清创引流术，术中留取部分脓液行细菌培养，留置引流管 5 枚（图 5-5）。腹腔引流管持续负压引流，术后患者发热，最高达 38.8℃。实验室检查：白细胞计数为 19.98×10^9/L，中性粒细胞百分比 93.24%，降钙素原 1.59 ng/L，谷丙转氨

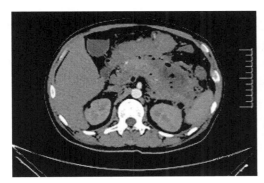 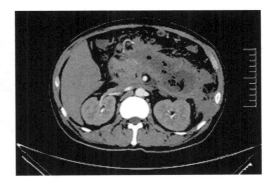

图 5-4　腹部 CT

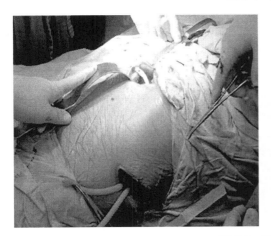 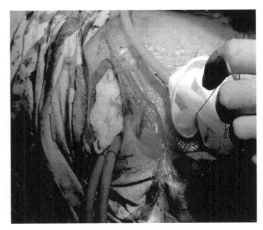

图 5-5　留置引流管

酶 40.8 U/L，谷草转氨酶 45 U/L，白蛋白 23.7 g/L，γ-谷氨酰转移酶 366.4 U/L，碱性磷酸酶 645.9 U/L，尿素 2.16 mmol/L，肌酐 36.7 μmol/L，钙 2.04 mmol/L，钾 4.29 mmol/L，钠 134.2 mmol/L。术后复查肺部 CT：双肺下叶及右肺上叶炎性病变，双侧胸腔积液，心包积液，左肺舌段可见条索影。腹部 CT：胆囊炎、胆囊结石，脾大，脾内低密度、局部梗死，腹腔术后改变，胰腺边缘毛糙、包裹性积液、积气。脓液细菌培养：大肠埃希菌。请临床药师会诊，根据药敏结果使用亚胺培南西司他丁。应用抗感染方案 24 小时，患者状态好转，体温 37.2℃，降钙素原 0.47 ng/L。患者病情稳定，停 CRRT，待生命体征平稳后转入胰胆外科，给予肠内营养，术后 15 天拔除胆囊造瘘管，术后 20 天拔除腹腔引流管出院。嘱其口服非诺贝特进行降血脂治疗。

二、病例二

（一）一般资料

患者，男性，38 岁。因"上腹疼痛伴发热 20 天，加重 1 周"入院。该患者于 20 天前无明显诱因出现上腹部疼痛不适，呈持续性钝痛，而后出现发热，最高体温 38.1℃，于当地医院诊断为"急性胰腺炎"，给予抑酸、抑酶和补液治疗后逐渐缓解。1 周前出现发热，体温最高达 39℃，伴有寒战，未给予任何处置，为求进一步诊治转入我院，急诊科医师以"重症急性胰腺炎继发感染"收入院。既往有胆囊结石、肾结石病史，高血压病史 4 年，控制欠佳，2 型糖尿病。入院时情况：体温 37℃，脉搏 94 次/分，呼吸 16 次/分，血压 121/99 mmHg，一般状态欠佳，皮肤、巩膜无黄染，心肺无异常。腹饱满，未见胃肠型及蠕动波，无腹壁静脉曲张，无手术瘢痕，上腹部可触及巨大肿块，上腹部压痛，无反跳痛，无肌紧张，肝脾未触及，Murphy 征阴性，移动性浊音阴性，肝浊音界存在，肠鸣音 3～5 次/分，双下肢无水肿。生理反射存在，病理反射未引出。

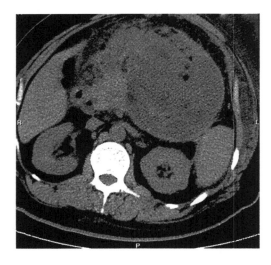

图 5-6　胰腺 CT 平扫

（二）辅助检查

实验室检查：白细胞计数为 $10.8×10^9$/L，血红蛋白 97 g/L，血糖 8.67 mmol/L，血淀粉酶 30 U/L，尿淀粉酶 204 U/L，总胆红素 10 μmol/L，降钙素原 1.53 ng/L，C 反应蛋白 165 mg/L，总胆固醇 1.88 mmol/L，三酰甘油 1.19 mmol/L。胰腺 16 层螺旋 CT 平扫（图 5-6）示：胰腺体尾部混杂密度影，形成囊性包裹，其内可见气体密度影；肝周积液、左侧胸腔少量积液。

（三）诊治经过

初步诊断：胰腺周围脓肿、重症急性胰腺炎、高血压、2 型糖尿病。

患者入院后予以禁食水、胃肠减压、抑制胃酸分泌、抑制胰酶分泌、肠外营养、维持水、电解质及内环境稳定等治疗方式。胸腔彩超示：双侧胸腔积液。腹部彩超示：脂肪肝，胰腺区囊肿，腹腔肠管胀气，腹腔少量积液并提示胸腔积液。行超声引导下腹腔积液穿刺置管引流术和超声引导下胸腔穿刺置管引流术（图 5-7，图 5-8）。胸腔引流管引流出淡红色血性液体 200 ml，腹腔引流管引流出脓性液体 500 ml，而后每天引流量逐渐减少，体温仍持续发热，并呈现逐渐增高趋势，体温最高达 39℃，给予亚胺培南 1.0 g，每 8 小时 1 次，静脉滴注抗感染治疗，症状未见明显好转。与家属沟通后患者于入院第 7 天行腹腔镜下胰腺坏死组织清创引流术。术中情况：五孔法，进镜探查，上腹部可见巨大隆起性病变，于胃下缘打开脓肿壁，可见脓性液体喷出，适当敞开脓肿壁，引流出约 1500 ml 脓液，充分冲洗腹腔，于脓腔内置入两枚引流管（图 5-9）。术后第 1 天患者体温 38.2℃，白细胞计数为 12.22×10^{9}/L，血红蛋白 96 g/L，血糖 10.98 mmol/L，白蛋白 23.4 g/L，继续抗炎、营养支持及对症治疗，给予血糖监测，纠正低蛋白血症。术后对腹腔引流管持续负压吸引，间断以生理盐水冲洗，继续抑制胃酸分泌、抑制胰酶分泌治疗，患者术后第 3 天出现发热，体温 38.5℃，术中脓液培养报告提示为屎肠球菌（氨苄西林耐药，万古霉素、利奈唑胺、替加环素敏感）。给予利奈唑胺注射液 600 mg，每 12 小时 1 次，静脉滴注行抗感染治疗。患者术后第 5 天体温降至正常，且排气、排便，试饮少量温水后渐进流食，术后无明显并发症，术后第 18 天复查全腹部 CT（图 5-10）示：胰腺形态不整，胰周可见液体条索影，腹腔置管术后改变，胰腺术后改变。患者于术后 20 天带引流管出院。

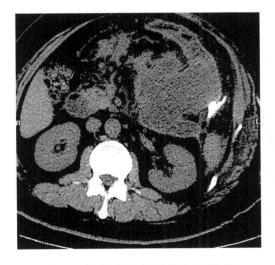

图 5-7　超声引导下腹腔穿刺置管引流

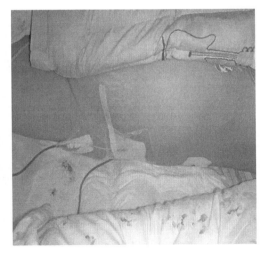

图 5-8　超声引导下胸腔穿刺置管引流

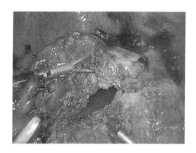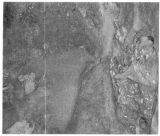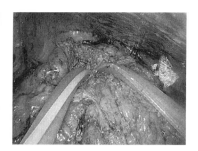

图 5-9　脓腔内置入引流管

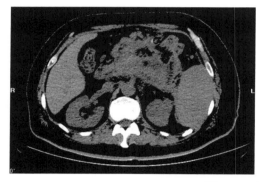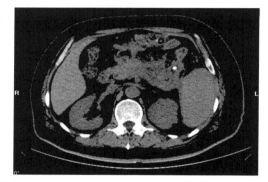

图 5-10　复查全腹部 CT

三、病例相关问题答疑

问题 1：病例一患者入院时是否应使用抗菌药物？

急性胰腺炎是否合并感染很难预测，可能和急性期肠道菌群移位有关，且胰周积液范围越大越容易感染。前期临床研究证实，预防性应用抗菌药物不能显著降低 AP 病死率，不能减少胰腺外感染率，也不能降低外科手术率，并且容易导致耐药菌出现和二重感染。因此，对于非胆源性胰腺炎不推荐预防性使用抗菌药物。美国胃肠病学会《急性胰腺炎处理指南》建议无菌坏死性胰腺炎和 SAP 均不预防性使用抗菌药物。但 2015 年《日本急性胰腺炎治疗指南》推荐 SAP 发病 72 小时内应预防性使用抗菌药物。日本一项荟萃分析显示，SAP 发病 72 小时或住院 48 小时内预防性应用抗菌药物可以显著降低患者的病死率和感染性并发症的发生率。也有荟萃分析表明，预防性应用抗菌药物不能显著降低感染性胰腺坏死的发生率，但可以降低坏死性胰腺炎的病死率。我国《急性胰腺炎诊治指南（2014）》表明针对部分易感人群（如胆管梗阻、高龄、免疫低下等）可能发生的肠源性细菌移位，可选择喹诺酮类、头孢菌素类、碳青霉烯类及甲硝唑等药物行预防感染治疗。目前不推荐预防性应用抗真菌药物。然而，尚不明确真菌感染是否与更高的病死率有关。

该患者既往有糖尿病病史，入院时伴有 SIRS，考虑为高脂血症性重症急性胰腺炎，对于这类患者是否需要预防性使用抗菌药物国内外尚未达成共识，故预防性使用头孢菌素类抗菌药物是可以接受的。

问题 2：病例一患者进入 ICU 后行 CRRT 的目的是什么？

目前，HLAP 的发病率显著升高，患者起病急，病情复杂，疾病变数大，对患者身体危害极大，发病早期即可出现 SIRS，甚至可致患者死亡，所以对此类患者进行早期治疗尤为重要。研究显示，由 HTG 引起的急性胰腺炎患者的病情较血脂正常者更严重，并发症发生率和病死率更高，因此早期降低血脂水平尤其是三酰甘油水平是防止胰腺进一步受损及病情加重的关键，在治疗方面的重点就是尽快降低患者血清中的三酰甘油水平。当高脂血症的病因确认后，可采用一系列手段达到迅速降低血脂的目的，以防止三酰甘油的代谢产物对胰腺及全身其他脏器的持续损伤。为了更加迅速地降低 HLAP 患者的血脂水平以阻断三酰甘油的代谢产物对胰腺及全身其他脏器的持续损伤，近年来越来越多的医疗机构开始采用血液净化疗法，有研究表明单次的血液净化可使血清三酰甘油水平降低 49%～80%。

近年来，有研究表明 CRRT 不仅能够清除血液中的炎症因子，还可以有效清除血液中的三酰甘油成分。另外，有研究表明血浆置换也可以有效地降低血脂水平，产生较少的并发症，并对急性胰腺炎患者的症状有一定程度的缓解。总之，血液净化治疗已逐渐成为 HLAP 的一种有效的治疗手段。因此，该患者应用 CRRT 的主要目的为快速清除患者血中的三酰甘油及炎症因子，减轻患者炎症反应，保护器官功能，因此对于该患者选择 CRRT 是恰当的。

另外，研究表明血液净化也可用于预防 HLAP 的复发。Stefanutti 等回顾性分析了连续接受血液净化治疗的 17 例难治性高脂血症患者的临床资料，其中有 12 名患者（70.59%）既往有急性胰腺炎病史，结果提示血液净化治疗能有效维持血清三酰甘油的水平低于 11.30 mmol/L 并预防胰腺炎的复发，但作者未注明该研究的随访时长。

问题 3：血液净化治疗对治疗胰腺炎常用药物清除的影响有哪些?

血液净化治疗可以通过加速物质排出改变许多毒物和药物的代谢曲线，从而导致体内毒物或药物代谢时间缩短。因此，血液净化治疗可加速体内药物代谢，使得治疗胰腺炎的常规药物在治疗过程中无法维持正常的血药浓度，这对于血药浓度稳定性要求比较高的药物如生长抑素无疑会降低其疗效，甚至可能因为血药浓度骤降而引起症状反弹，病情加重。

1. 血液净化对药物清除率的影响因素

（1）滤过膜对药物清除率的影响：血滤器对药物的清除能力受膜的材料、膜面积、孔径的大小及滤器膜的通透性的影响。聚砜膜的通透性＞聚丙烯腈＞醋酸纤维素，高分子合成膜如聚丙烯腈等对中大分子药物的清除能力强，而纤维素膜对小分子药物的清除能力强，膜的面积越大，药物的清除能力越强。此外，不同类型滤过膜吸附能力也不同。一项研究通过体外模型研究血滤器对阿米卡星清除率的影响时发现，聚丙烯腈过滤器对阿米卡星的吸附作用显著大于聚酰胺过滤器。

（2）透析液流速对药物清除率的影响：透析液流速通过影响对流的速率而影响药物的清除率。有研究证实连续性动脉静脉血液透析时，随着流速的增大，对各种溶质的清除率也随之增加。因此，在相同治疗模式下，透析液流速越大，药物的清除率越大。

（3）过滤器使用时间对药物清除率的影响：对于大多数药物，CRRT 对它的清除是依靠对流或扩散的原理。在血液流经过滤器的最初数分钟里在原有膜表面形成一个蛋白质二级膜，滤过膜变厚阻碍对流溶质的清除。多项研究显示，通过 CRRT 治疗感染性休克时发现细胞因子的清除率受过滤器使用时间的影响，溶质的清除率随过滤器使用时间的延长而显著降低。早期的报道指出，过滤器平均寿命约 24 小时，随着技术的改进，枸橼酸等抗凝药的使用，过滤器和管路的寿命增加。现在制造商在说明中建议可使用 48～72 小时。

（4）CRRT 模式对药物清除率的影响：目前重症监护室最常用的治疗模式是 CVVH、CVVHD 和 CVVHDF。不同模式清除溶质及药物的原理也不同。有报道显示，当在任何给定的透析/超滤流速时药物的清除率为 CVVH＞CVVHDF＞CVVHD。

2. 血液净化治疗对不同药物的清除率

（1）生长抑素：为天然的十四肽，具有抑制胰腺内外分泌的作用，目前广泛应用于治疗急性胰腺炎。生长抑素可结合胰腺细胞表面生长抑素受体，抑制腺苷酸环化酶的活性，继而降低胰腺分泌胰酶的功能，最终从源头上抑制胰酶的分泌，是治疗急性胰腺炎的核心药物。但生长抑素半衰期短，如不给予静脉持续泵入很难维持血药浓度以达到疗效，因此应在血液净化治疗的过程中针对性地补充生长抑素以避免血药浓度降低而影响疗效。在治疗急性重症胰腺炎的血液净化治疗过程中，增加生长抑素输注速度能更好地减轻炎症反应，提高临床疗效，降低并发症和死亡风险。

（2）质子泵抑制剂：是一种胃酸分泌抑制剂，可选择性、非竞争性地抑制壁细胞膜中的质子泵（H^+-K^+-ATP 酶），从而阻断胃酸分泌终端步骤，产生强效、剂量依赖性抑制胃酸分泌作用。临床广泛应用于危重症患者的应激性溃疡的预防及消化道出血的治疗。质子泵抑制剂有强而持久的抑制胃酸分泌的作用，从而阻断了胃酸引起的胰腺高分泌状态，减弱或消除了胰腺的外分泌作用，从而达到治疗胰腺炎的目的。奥美拉唑是一种常见的质子泵抑制剂，在临床上有广泛的应用，可使急性胰腺炎的病程缩短，临床疗效较满意。奥美拉唑入血后主要和血浆蛋白结合，其结合率为 95%～96%，在体内完全被肝微粒体酶系统催化，超滤液测定结果提示 CRRT 对奥美拉唑的影响较小。

（3）抗菌药物：由于 CRRT 对抗菌药物的药物清除率的影响，早在 2005 年通过全面回顾 Medline 文献，制订了成人危重患者接受 CRRT 时常用抗菌药物的推荐剂量。一项研究中 4 例接受 CVVH 治疗的患者接受 20 mg/kg 的万古霉素静脉滴注 1 小时，并在给药后 4 小时、24 小时、36 小时监测血药浓度，结果显示给药 24 小时仅 1 例可检测到万古霉素浓度（5.2 mg/L），可见 CRRT 增加了药物的清除率，因此需要加大万古霉素的用量。Ulldemolins 等认为 CRRT 对 β-内酰胺类（如美罗培南、哌拉西林和头孢曲松）的清除率增加，因此在首次应用药物时需要额外增加剂量，同时在以后的每天应检测血药浓度以调整用药剂量。而一项药理学研究显示，CRRT 可能会增加氟康唑和莫西沙星的清除率，有必要调整有关药物剂量。另有研究表明，建议的 10 mg/kg 的阿米卡星负荷剂量可能因为 CRRT 的清除作用而导致血药浓度不足，当用 25 mg/kg 的最大剂量时患者血清的峰值浓度大于 64 mg/L，这相当于欧洲委员会的药敏试验浓度的 8 倍，氨基糖苷类具有较大肾毒性，因此在应用时要做好血药浓度的监测。

综上所述，随着近年来 CRRT 技术在临床当中的广泛应用，对于 CRRT 对药物清除率影响的研究也日益增多。滤器膜的材料、面积、孔径大小，透析液/超滤液流速，过滤器使用时间，不同模式及药物本身的特点等都会影响药物的清除率，并且引起临床应用药物时的剂量调整。

问题 4：现存的预测急性胰腺炎严重程度的指标及体系有哪些？

预测指标：年龄、严重的合并症、肥胖（BMI>30 kg/m²）、长期严重酗酒、血细胞比容、血肌酐、尿素氮、C 反应蛋白、IL-6、IL-8 和 IL-10 等。

预测体系：急性生理学及慢性健康状况评分（APACHE Ⅱ）、APACHE Ⅱ加肥胖指标评分（APACHE-O）、格拉斯哥（Glasgow）评分、无害性急性胰腺炎评分（HAPS）、PANC 3 评分、日本急性胰腺炎严重程度评分（JSS）、胰腺炎结局预测评分系统（POP）、急性胰腺炎严重程度床旁指数（BISAP）等。

问题 5：病例一患者应用非诺贝特是否合适，患者的用药教育是什么？

该患者应用非诺贝特是适宜的，非诺贝特为氯贝丁酸衍生物类血脂调节药，是治疗高三酰甘油血症的常用药物，可使三酰甘油水平降低 40%～50%。有报道称，高脂血症性胰腺炎患者在常规治疗基础上加用非诺贝特能快速、显著地降低三酰甘油水平，减轻胰腺损伤，促进患者各项机能恢复。非诺贝特的应用大大缩短了患者住院日程，减少了医疗成本。非诺贝特每天服用 1 粒，与食物同服，且不可与其他贝特类药物同时服用。用药过程发生较多的不良反应为肝功能检测异常，呼吸系统疾病如哮喘、腹痛和背痛等，建议在治疗最初的 12 个月每隔 3 个月检测氨基转移酶水平，当谷丙转氨酶和谷草转氨酶升高至正常值 3 倍以上时应停止治疗。另有报道称，应用非诺贝特可引起肌毒性，对于出现弥散性肌肉痛、肌炎、肌痛性肌肉痉挛、肌无力伴或不伴肌源性磷酸肌酸酶明显升高（超过正常值 5 倍以上）的患者，应及时告知临床药师或临床医师。用药期间应注意定期监测血脂水平，当恢复正常时，非诺贝特应减量使用。此外，高三酰甘油胰腺炎患者也应注意生活方式的转变，饮食上控制高胆固醇、高脂肪、高糖食物的摄入，多食用富含膳食纤维的食物，戒烟戒酒，并进行适量运动。

问题 6：病例二患者为何选择腹腔镜胰周清创引流术？

腹腔镜在早期手术干预中对机体干扰小、创伤小、术后恢复快，腹腔镜下也可对胰腺坏死病灶适当清除，降低腹腔及腹膜后压力，在胰周准确放置引流，有利于术后的灌洗。在 SAP 的感染期，腹腔镜手术主要需解决胰周大量渗出液的引流问题，手术方式要力求简单有效，建立通畅引流即可，到达胰腺的路径可经胃结肠韧带、肝胃韧带、横结肠系膜或后腹膜等，如经胃结肠韧带进入小网膜囊后，吸净渗出液，分离胰腺坏死组织，在胰周及小网膜囊内放置引流管，于盆腔最低位处放置腹膜透析管，术中不要盲目扩大胰腺切除范围，术后加强腹腔冲洗治疗，以稀释和引流富含胰酶及炎性介质的腹腔渗液。腹腔镜下手术视野范围广，可以对整个腹腔、盆腔、胰周脓肿及小网膜囊等进行准确的探查和充分的引流。同时还可根据探查情况针对病因治疗，如行腹腔镜胆囊切除术、胆总管切开取石术、T 管引流术等。

问题 7：腹腔镜胰周清创引流术相对于常规开放手术的优势在哪里？

传统的开腹手术操作对腹腔内的损伤无疑加重了全身循环、代谢的紊乱，打破了机体的防御机制，破坏了局部及全身的防御屏障，导致并发症及病死率增高。急性胰腺炎的腹腔镜治疗方式的优势在于：创伤小，视野清楚，操作确切，对于 SAP 感染期的腹腔积液引流效果好，恢复快，术后并发症少，病死率低，对腹腔脏器影响小。与开放式手术相比较，还可多次行腹腔镜胰腺坏死组织清创引流。

问题 8：针对病例二患者的屎肠球菌感染，抗菌药物选择是否适宜？

肠球菌属是肠道的正常栖居菌，为革兰氏阳性菌，成双或短链状排列，卵圆形，无芽孢，无荚膜，部分肠球菌有稀疏鞭毛。肠球菌对许多抗菌药物表现为固有耐药，如复方磺胺、头孢菌素、克林霉素和低浓度的氨基糖苷类等。目前，肠球菌属是革兰氏阳性菌中仅次于葡萄球菌属的重要医院感染病原菌。其中对人类致病者主要为粪肠球菌和屎肠球菌。在临床分离菌中粪肠球菌占 85%～95%，屎肠球菌占 5%～10%，其余少数为坚韧肠球菌和其他肠球菌。

肠球菌可引起全身多部位的感染：①粪肠球菌所致的尿路感染，绝大部分为院内感染，其发生多与留置导尿管、其他器械操作和尿路结构异常有关。一般表现为膀胱炎、肾盂肾炎，少数表现为肾周围脓肿等。②肠球菌所致腹腔、盆腔感染多为肠球菌与大肠埃希菌或脆弱拟杆菌两者之一的混合感染。由于在这些部位肠球菌为正常寄殖菌之一，其致病作用较难评价。抗感染治疗若不覆盖肠球菌并将其清除，有时会无效。③肠球菌引起的败血症，院内感染败血症中肠球菌所致者低于凝固酶阴性葡萄球菌和金黄色葡萄球菌，入侵途径多为中心静脉导管、腹腔、盆腔化脓性感染，泌尿生殖道感染，烧伤创面感染等。④心内膜炎，5%～20%的心内膜炎由肠球菌引起。多种菌败血症合并心内膜炎者较单一肠球菌显著为少。⑤肠球菌脑膜炎罕见。⑥肠球菌还可引起外科伤口、烧伤创面、皮肤软组织及骨关节感染。虽然痰液或支气管分泌物中经常分离到肠球菌，但该菌很少引起呼吸道感染。⑦很少引起原发性蜂窝织炎。有文献报道称，老年人和在重症监护室的患者也可被肠球菌感染而引起肺炎。

近年来，由于抗菌药物的广泛应用，原本就对 β-内酰胺类、氨基糖苷类抗菌药物具有内在抗药性的肠球菌耐药性进一步扩大，逐渐形成了多重耐药菌。在我国，耐万古霉素肠球菌（vancomycin resistant enterococcus，VRE）感染的发生率呈逐年上升趋势，VRE已成为医院感染的重要病原菌之一。

肠球菌由于其细胞壁坚厚，对许多抗菌药物表现为固有耐药。其耐药性包括固有耐药、获得性耐药。肠球菌对青霉素敏感性较差，对头孢菌素类耐药。肠球菌对青霉素耐药的主要机制为细菌产生一种特殊的青霉素结合蛋白（PBP5），从而导致耐药。此种耐药以屎肠球菌多见。肠球菌对氨基糖苷类的耐药性有两种：①中度耐药性（MIC 为 62～500 mg/L），由细胞壁渗透障碍所致，此种耐药菌对青霉素或糖肽类与氨基糖苷类合用敏感；②高度耐药性（庆大霉素 MIC≥500 mg/L、链霉素≥2000 mg/L），由细菌产生质粒介导的氨基糖苷类钝化酶 APH（2″）-AAC（6″）所致，此种耐药使青霉素或糖肽类与氨基糖苷类的协同作用消失。因此，测定氨基糖苷类的耐药程度对临床治疗有重要参考意义；虽然体外药敏显示肠球菌对磺胺甲噁唑-甲氧苄啶敏感，但由于体内肠球菌可利用外源叶酸，因此该药失去抗菌作用。

肠球菌在使用万古霉素治疗时，通过合成低亲和力的黏肽前体，细菌的黏肽链端成分发生改变，D-丙氨酰-D-乳酸或 D-丙氨酸-D-丝氨酸代替了 D-丙氨酸-D-丙氨酸，改变了万古霉素的作用位点，导致 VRE 的产生。VRE 耐药基因可分为 *Van*A、*Van*B、*Van*C、*Van*D、*Van*E 和 *Van*G。VRE 耐药基因可以转移给金黄色葡萄球菌等其他革兰氏阳性菌。自万古霉素耐药的肠球菌出现，其危害愈发突出。其在医院所有病房中广泛传播，一些机体抵抗力低下的人群感染发生率可能更高。

肠球菌感染的治疗主要根据其是否对万古霉素耐药来确定：①万古霉素敏感肠球菌感染的治疗，粪肠球菌可根据感染部位选用替加环素、达托霉素、万古霉素、替考拉宁、利奈唑胺、磷霉素等进行抗感染治疗。其中，粪肠球菌对万古霉素、替考拉宁敏感性好，推荐使用；屎肠球菌可根据感染部位选用替加环素、达托霉素、利奈唑胺、磷霉素等进行抗感染治疗，其中屎肠球菌对利奈唑胺敏感性好，推荐使用。②耐万古霉素肠球菌感染的治疗，耐万古霉素肠球菌可在肠道内定植，严重的耐万古霉素肠球菌感染通常发生在抵抗力低下的患者，且常常有严重基础疾病，其有效的抗菌药物治疗显得尤为重要。通过检测细菌对抗菌药物（如氨苄西林、庆大霉素、万古霉素、红霉素、氯霉素、利福平、多西环素、米诺环素、喹诺酮类、利奈唑胺等）的敏感度以确定使用何种药物治疗。同时可使用抗菌机制不同的抗菌药物联合使用，以增加药物的敏感性。

对于 VRE 感染的患者，总的抗菌药物使用原则是检测细菌对所有可能获得的抗菌药物的敏感度，根据药敏结果选择敏感的抗菌药物予以治疗。对于不同部位感染 VRE 的患者，综合抗菌药物敏感性及抗菌药物在该组织的聚集浓度，决定使用何种抗菌药物。对于腹腔感染的患者，若对万古霉素和替考拉宁均耐药（VanA 基因型），可选用：①若菌株对青霉素类敏感，大剂量氨苄西林/他唑巴坦（每天 8～12 g，间隔 4～6 小时）。②氨苄西林/舒巴坦（每次 3 g），间隔 6 小时+链霉素（每次 0.5～1.0 g），间隔 12 小时；或庆大霉素 1.0～1.7 mg/（kg·d），每 8 小时 1 次。③利奈唑胺 600 mg，间隔 12 小时 1 次。④替加环素首剂 100 mg，其后 50 mg，间隔 12 小时 1 次。若对万古霉素耐药而对替考拉宁敏感或部分敏感（VanB 基因型），可选用：①替考拉宁 0.4 g/d，2 次/天。②联合使用替考拉宁 0.4 g/d+庆大霉素 1.0～1.7 mg/kg；替考拉宁 0.4 g/d+环丙沙星（或其他喹诺酮类抗菌药物）每次 200～400 mg，间隔 12 小时。③利奈唑胺 600 mg，间隔 12 小时 1 次。④替加环素首剂 100 mg，其后 50 mg，间隔 12 小时 1 次。

针对该患者选用利奈唑胺注射液 600 mg，每 12 小时 1 次，静脉滴注，治疗屎肠球菌感染是合适的。肠球菌已成为医院感染的重要病原菌，该菌的传播流行给医院感染的控制和预防带来极大困难。由于我国对万古霉素的临床应用广泛，医师对耐万古霉素肠球菌愈发关注。临床应正确地掌握对肠球菌属的治疗对策，通过微生物检测选择合理的抗菌药物进行治疗，严格控制万古霉素的应用，以延缓耐药性的产生，阻止 VRE 感染的传播和扩散，避免 VRE 感染引起严重的院内感染和多重耐药菌株的产生。

第6章

酒精性急性胰腺炎的医药协作

　　中国自古以来就有酒文化，饮酒也是现代人社会交往的重要形式，目前国内的酗酒情况没有欧美国家常见。2017 年欧洲的一项基于工作年龄患者的回顾性研究表明，在所有类型的胰腺炎患者中，酒精性胰腺炎患者占比高达 71.4%，酗酒是导致胰腺炎的最普遍因素，而在中国这一占比位居第 3 位，位于胆源性胰腺炎及高脂血症性胰腺炎之后，约为 10%。然而，酗酒诱发的急性胰腺炎具有易复发、易转化为慢性胰腺炎等特点，因此其不仅会增加患者的痛苦和医疗开销，还会对社会卫生经济学产生严重的不良影响。因此，在处理酒精性急性胰腺炎的同时如何联合医药模式减少酒精性急性胰腺炎的复发和转为慢性炎症尤为重要，其中多种模式的酒精控制位于预防酒精性急性胰腺炎复发的核心地位，应给予高度重视。

第 1 节　酒精性急性胰腺炎的处理

　　胰腺炎可由多种因素诱导，常见病因包括胆石症、酗酒、高脂血症、外伤等。酒精通过多种因素诱导胰腺产生炎症。酒精能够刺激胆囊收缩素-肠促胰酶素的分泌，在短时间内造成胰管内高压，同时酒精能够刺激十二指肠壁而波及十二指肠乳头，导致其水肿及 Oddi 括约肌痉挛，进一步增加胰管内压力，从而诱发胰腺炎症。另一方面，酒精代谢后产生的乙醛能够激活胰腺星形细胞，促进胰腺纤维化的发生，同时释放大量炎症因子而导致胰腺损伤。

一、酒精性急性胰腺炎的临床预后特征

　　明确酒精性急性胰腺炎的临床预后特征，酒精性急性胰腺炎多见于男性，好发年龄为 40～49 岁。一项基于 3260 名胰腺炎患者流行病学调查的研究表明，在酒精性急性胰腺炎中，重症急性胰腺炎占比要显著高于其他病因所致的急性胰腺炎类型，尤其在女性患者和大于 60 岁的酒精性急性胰腺炎患者中，重症急性胰腺炎占比显著高于其在胆源性、高脂血症性和特发性急性胰腺炎中的比例。另外，有报道称酒精性急性胰腺炎较其他类型急性胰腺炎更容易发生胰周液体积聚。

　　酒精性急性胰腺炎的临床预后具有以下特性：①易复发，一项瑞典的回顾性研究结果表明，酒精是导致急性胰腺炎复发的常见因素，约占所有复发性胰腺炎的 30%；而 2012 年在一项日本的研究中同样发现，酒精是导致复发的最常见病因，占比达到了 38%，同

时酒精性的复发性急性胰腺炎患者更年轻；2016 年的研究表明，24%的酒精性急性胰腺炎患者若干年后出现了疾病复发，而胆源性急性胰腺炎的复发率仅为 12%，酒精是急性胰腺炎复发的独立危险因素。②病死率高，四川大学华西医院对 347 例重症急性胰腺炎患者的回顾性研究结果显示，酗酒显著增加重症急性胰腺炎患者并发症发生率、感染率及病死率。③易转化为慢性胰腺炎，2008 年一项日本的研究表明，摄入酒精的重症急性胰腺炎患者更容易转化为慢性胰腺炎，其中摄入酒精转化为慢性胰腺炎的重症急性胰腺炎患者转化率为 33%，而未摄入酒精的患者的转化率仅为 13%。2016 年一项荷兰的多中心研究同样也得出了一致性的结论。慢性胰腺炎严重影响患者的生存质量，而酒精性慢性胰腺炎患者的生存质量相较于非酒精性慢性胰腺炎的患者更低。

二、酒精性急性胰腺炎的临床处理

（一）一般治疗

鉴于酒精性急性胰腺炎的临床特点，对于酒精性急性胰腺炎的检测及处理应更加积极谨慎。酒精性急性胰腺炎的治疗和管理遵循与其他原因引起的急性胰腺炎相同的原则，但在住院期间或出院后加入酒精戒断干预。这些原则包括准确的诊断，高质量的支持性治疗，识别和避免并发症，以及预防复发。为了实现这一目标，临床医师采用目标导向的液体治疗，使用生理盐水或乳酸钠林格注射液，及时给予镇痛药和止吐药，并根据需要补充电解质。目前的建议还是在疾病发作后 24 小时内尝试早期进食，而不是保持患者的禁食。虽然现在没有明确推荐的饮食类型，但相比于从液体膳食缓慢推进到固体膳食，直接进食低脂肪、软的或固体食物与较短的住院时间相关。对于无法耐受经口进食的患者，通过管饲的肠内营养优于全胃肠外营养。美国胃肠病学会目前不建议在重症急性胰腺炎和坏死性胰腺炎中预防性应用抗菌药物，但可以用镇痛药（应避免应用强效阿片类药物）和（或）胰酶替代疗法来控制慢性胰腺炎疼痛。在其他药物选择失败的情况下，抗氧化剂可能会对患者有所帮助。当疼痛难以进行药物控制时，可行内镜或手术治疗。

（二）戒酒

针对酒精性胰腺炎患者，除以上的常规处理手段外，戒酒占据病因治疗的核心地位。有报道称，入院期间提供简短的酒精干预已被证明可减少酒精使用及由急性胰腺炎所致的再次住院治疗。类似的研究结果还见于 2013 年芬兰的研究，证实了首次急性胰腺炎后进行戒酒治疗能够预防急性胰腺炎的复发。然而在现阶段中国医师如何帮助患者进行有效的酒精干预仍相对困难，主要通过健康宣教的形式开展，这种酒精干预的效果恐难尽如人意。2018 年《柳叶刀》杂志针对 1990～2016 年 195 个国家和地区的 2800 万患者进行了分析，最终得出结论，酒精的使用是全球疾病负担的主要风险因素，并导致严重的健康损失；全因病死率和癌症的风险也随着酒精消费水平的提高而上升，而最小健康损失的酒精消费水平应为零。这些结果表明，在全球范围内修订酒精控制的政策并重新关注降低总体人口酒精消费水平是十分必要的。另外，一些研究表明，吸烟、肠道微生态及基因突变导致酒精性胰腺炎的易感性增高，因此以上因素也可作为酒精性急性胰腺炎治疗的潜在靶点和前进方向。

<h1 style="text-align:center">第 2 节　酒精性急性胰腺炎典型病例</h1>

一、病例一

（一）一般资料

患者，男性，56 岁，身高 175 cm，体重 70 kg。因"右上腹疼痛 1.5 个月，间断性发热 1 个月"入院。现病史：该患者于 1.5 个月前大量饮酒后出现右上腹部剧烈疼痛，呈持续性锐痛，伴严重腹胀、后背部放射痛，有恶心、呕吐，呕吐物为胃内容物，呕吐后疼痛缓解不明显，伴发热。无黄疸，无腹泻及便秘，于当地医院就诊，诊断为"急性胰腺炎"。因持续高热、严重腹胀、腹痛入当地 ICU 治疗，行超声引导下腹腔穿刺引流，机械通气，胸腔置管引流等，间断发热，先后应用头孢哌酮/舒巴坦、亚胺培南/西司他丁及替加环素等药物，28 天后状态好转返回病房。后出现反复发热，体温 39℃左右，遂来我院就诊，急诊以"重症急性胰腺炎"收入院。病程中饮食、睡眠差，小便正常，大便次数少，体重无明显减轻。既往史：2 年前及 1 年前有急性胰腺炎病史，2 型糖尿病病史 10 年，血糖控制不佳；个人史：饮酒 10 年，日饮白酒 5 两；吸烟 10 年，日吸烟 10 支。入院时情况：体温 38.5℃，心率 84 次/分，呼吸 20 次/分，血压 156/78 mmHg，一般状态尚可，皮肤、巩膜无黄染，浅表淋巴结未触及肿大，颈、胸廓对称无畸形，双肺呼吸音清，未闻及干湿啰音，心律齐，无病理性杂音及额外心音。腹平软，未见胃肠型及蠕动波，无腹壁静脉曲张，上腹部触及包块，上腹部压痛、反跳痛，无肌紧张，肝脾未触及，Murphy 征阴性，移动性浊音阴性，肝浊音界存在，肠鸣音正常。已放置空肠营养管，左侧胸腔可见引流管，剑突下可见腹腔引流管一根，引流出淡红色液体 50 ml，右侧腹部可见腹腔引流管一根，无液体流出，下腹部可见腹腔引流管一根，无液体流出。

（二）辅助检查

实验室检查：血淀粉酶 810.00 U/L，尿淀粉酶 1374.20 U/L，白蛋白 36.10 g/L，白细胞计数为 11.45×10^9/L，中性粒细胞百分比 66.54%，淋巴细胞百分比 21.14%，C 反应蛋白 58.40mg/L，降钙素原 1.76 ng/ml。腹部 16 层螺旋 CT 平扫（图 6-1）示：胰腺增粗，边界模糊，胰尾密度增高，腹腔积液。

（三）诊治经过

初步诊断：重症急性胰腺炎、2 型糖尿病。

患者入院后给予心电监护、吸氧、禁食水、持续胃肠减压、静脉补液等治疗。发热超过 38℃时进行血细菌培养。血细菌培养及鉴定结果为耐药鲍曼不动杆菌（仅对替加环素、庆大霉素敏感）。临床药师建议用药方案为替加环素 50 mg（首剂加倍），每 12 小时 1 次，静脉滴注；头孢哌酮/舒巴坦 3.0 g，每 6 小时 1 次，静脉滴注。

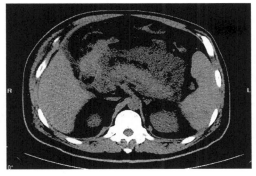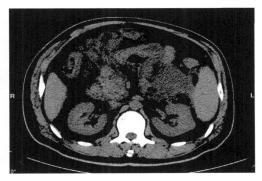

图 6-1　腹部 CT 平扫

　　该患者于入院后 20 天行胰腺坏死组织清创术，于上腹可扪及包块处做横切口，以注射器穿刺包块可抽出脓性液，沿穿刺针分离破入脓腔，见脓液溢出，留取部分脓液行细菌培养，脓腔内见淤泥样黑褐色坏死组织，清除坏死组织，置入引流套管 3 枚。于右侧腹壁 PCD 穿刺引流管纵行切开腹壁约 7 cm，沿 PCD 管分离进入右侧腹膜后脓腔，见有脓液及坏死组织流出，置入引流套管 3 枚。于左侧腹壁纵行切开腹壁约 7 cm，分离进入左侧腹膜后脓腔，见有脓液及坏死组织流出，置入引流套管 4 枚。术后复查腹部 CT 示：胰腺边界模糊，胰周少量积液（图 6-2）。

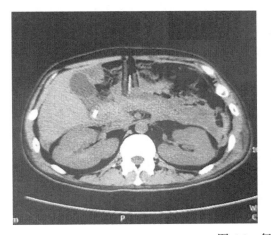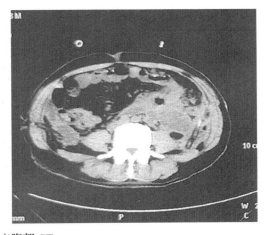

图 6-2　复查腹部 CT

　　术后患者一般状态可，无发热，腹腔引流淡血性液体每天约 150 ml，逐日减少。术后第 3 天行脓液细菌培养示：肺炎克雷伯菌（ESBL 阳性）。C 反应蛋白 88.7 mg/L，白细胞计数为 11.04×10^9/L，降钙素原 0.75 ng/ml。临床药师再次会诊，决定停用替加环素，继续应用头孢哌酮/舒巴坦。引流管持续负压冲洗引流。术后第 9 天，患者间断发热，最高可达 38.5℃，腹腔引流约 100 ml 混浊液体。（1，3）-β-D 葡聚糖检测示 236 pg/ml，给予氟康唑注射液 400 mg（首剂加倍），1 天 1 次，静脉滴注。术后第 12 天患者不再发热，3 天后停用所有药物。患者状态好转，于术后 20 天带管出院，嘱其定期复查，严格戒酒。口服胰酶肠溶胶囊 0.3 g，1 天 3 次。

二、病例二

（一）一般资料

患者，男性，35岁。因"上腹疼痛伴恶心、呕吐2天"入院，该患者于2天前大量饮酒后出现右上腹部疼痛，呈持续性锐痛，伴有恶心、呕吐、腹胀及发热，未给予任何治疗，未排气、排便。为求进一步明确诊治来我院，急诊医师以"急性胰腺炎"收入院。入院时情况：体温37.6℃，脉搏106次/分，呼吸18次/分，血压131/89 mmHg，神志清晰，皮肤、巩膜无黄染，心肺无异常。腹饱满，上腹部压痛，无反跳痛，无肌紧张，Murphy征阴性，上腹部触及包块，肠鸣音弱，双下肢无水肿。生理反射存在，病理反射未引出。

（二）辅助检查

实验室检查：白细胞计数为 17.04×10⁹/L，血红蛋白 100 g/L，血小板计数为304.4×10⁹/L，血清总钙1.91 mmol/L，血淀粉酶27 U/L，尿淀粉酶296 U/L，白蛋白23.8 g/L，总胆红素 13.1 μmol/L，降钙素原0.89 ng/L，C反应蛋白112 mg/L。肝胆胰脾彩超示：腹腔胀气，胰尾显示不清，考虑胰腺炎。胰周异常回声，考虑积液，胆汁淤积，肝、脾未见明显异常。胰腺16层螺旋CT平扫（图6-3）示：急性胰腺炎、腹水、胆囊密度增高。

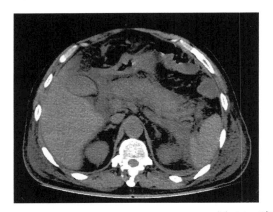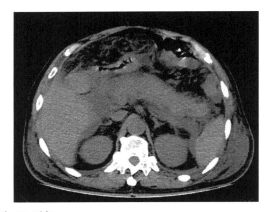

图6-3 胰腺CT平扫

（三）诊治经过

初步诊断：酒精性急性胰腺炎。

对患者予以禁食水、胃肠减压、抑制胃酸分泌、抑制胰酶分泌、肠外营养支持、维持水电解质和内环境平衡等非手术治疗。入院第2天因病情加重、呼吸困难转入ICU，行血液滤过及对症支持治疗。经上述治疗后，于入院第10天患者症状好转，转入普通病房继续治疗。继续治疗的患者逐渐经口进食，5天后出现体温升高，最高达38.7℃，给予厄他培南1.0 g，1天1次，静脉滴注抗感染治疗，效果欠佳。床旁腹部彩超示腹水，胆囊增大，胆汁淤积。胰腺CT平扫示：胰周大量渗出，形成包裹性积液，其内可见气体密度影。血常规：白细胞计数为21.0×10⁹/L，血红蛋白89 g/L，胆红素79 μmol/L，降钙素原 4.21 ng/L，C 反应蛋白 383 mg/L。给予超声引导下穿刺置管引流，引出黏稠的脓液，送细菌培养，3 天后细菌培养结果示：肺炎克雷伯菌，临床药师根据药敏结果调整抗菌药物方案。上述方案治疗 5 天后症状无明显缓解，遂决定行外科干预治疗，经胃结肠韧带入路打开网膜囊，穿刺确认脓腔，打开脓腔见大量黏稠脓液，清除坏死组织，反复冲洗脓腔，止血，于脓腔内放置多枚引流管，适当缝合切口（图 6-4）。术后给予短期肠外营养支持治疗，长链脂肪乳注射剂 150 g+复方氨基酸注射液 18AA-Ⅱ42.5 g+注射用 12 种复合维生素 3500 U+10%葡萄糖注射液 50 g+50%葡萄糖注射 125 g+胰岛素 35 U+10%氯化钾注射液 3 g+10%葡萄糖酸钙注射液 1 g，患者出现发热，最高 38.4℃。复查血细胞分析：白细胞计数为 12.45×10⁹/L，降钙素原 0.32 ng/ml，C 反应蛋白 62 mg/L；临床药师会诊后认为该患者出现的发热不排除由脂肪乳引起，遂停用脂肪乳注射液。停药后第 2 天，患者体温趋于正常，复查腹部 CT 示：胰腺炎、少量腹水、腹腔引流术后改变（图 6-5）。术后每天经引流管给予持续负压吸引，患者肠功能恢复良好，营养状

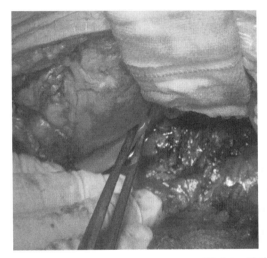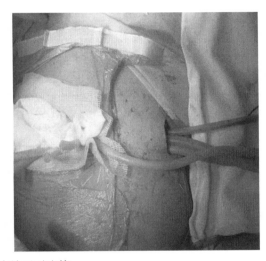

图 6-4　脓腔内放置引流管

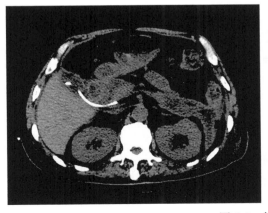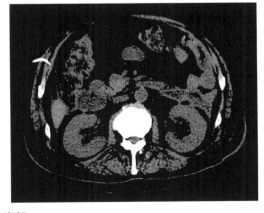

图 6-5　复查腹部 CT

况逐渐好转。复查血常规：白细胞计数为 $8.6 \times 10^9/L$，血红蛋白 92 g/L，降钙素原 0.14 ng/L，C 反应蛋白 56 mg/L，停用所有药物。引流管引流量逐渐减少，逐个拔除引流管，于术后 1 个月痊愈出院。

三、病例相关问题答疑

问题 1：重症急性胰腺炎外科干预的指征及时机有哪些？

重症急性胰腺炎外科干预的指征包括：①重症急性胰腺炎早期虽经非手术治疗，但脏器功能仍出现难以缓解的进行性损害或腹内高压及腹腔间室综合征者，应急诊手术；②胆源性胰腺炎有胆道梗阻者行急诊手术，或经内镜下 Oddi 括约肌切开取石并放置内支架或鼻胆管行胆道引流，无胆道梗阻者后期行胆囊切除术；③在非手术治疗过程中，如出现胰腺坏死感染、胰周脓肿等感染并发症，应及时中转手术；④无菌性坏死或胰腺假性囊肿，如病灶＞6 cm（3 个月以后），或出现感染症状，或消化道压迫症状或全身性反应症状，则应行外科干预治疗。

问题 2：病例一中患者应用抗真菌药物是否适宜？

氟康唑因其抗菌效果佳、生物利用度好、价格便宜等优势已成为临床应用最为广泛的一类抗真菌药物，其对念珠菌、隐球菌、球孢子菌有效，而对曲霉菌无抗菌作用。其作用机制是抑制细胞色素 P450 酶介导的 14α-固醇去甲基化，使麦角甾醇合成受阻，破坏真菌细胞壁的完整性，抑制其生长繁殖。氟康唑为时间依赖性药物，具有较长抗菌后效应，其主要的药效学指标为 AUC_{0-24h}/MIC，对于浅部真菌感染要求 $AUC_{0-24h}/MIC \geqslant 25$，而深部真菌感染 $AUC_{0-24h}/MIC \geqslant 100$ 才能保证足够的治疗效果。氟康唑主要以原型的形式经尿液排泄，接受多剂量氟康唑治疗的肾功能受损患者，如肌酐清除率＞50 ml/min，则不用调整剂量，而当肌酐清除率≤50 ml/min 时，剂量应减半。由于肝功能受损患者氟康唑的应用数据有限，肝功能不全患者应慎用。《2016 年美国感染病学会念珠菌病临床实践指南》建议对于临床上有证据支持存在腹腔内念珠菌感染和念珠菌感染高危因素的患者，包括近期腹腔手术、吻合口漏及坏死性胰腺炎，应考虑行经验性抗真菌治疗。可静脉或口服氟康唑，首剂 800 mg，继以 400 mg/d，但仅限于非危重症及考虑不可能为氟康唑耐药念珠菌感染的患者。因此，该患者应用氟康唑是适宜的。临床药师在患者用药过程中应对其进行监护，氟康唑在应用中最常见的不良反应包括头痛、腹痛、腹泻、恶心、呕吐，谷丙转氨酶、谷草转氨酶、血碱性磷酸酶含量升高和出现皮疹。对于肝功能异常的患者，应密切观察患者有无更严重肝损害发生。应告知患者严重肝反应的提示症状（严重乏力，食欲减退，持续恶心、呕吐和黄疸）。如出现上述症状，患者应立即停药并告知临床药师或临床医师。另有报道称，氟康唑与心电图的 Q-T 间期延长有关，用药中应注意观察心脏是否出现不适，可监测心电图。此外，氟康唑是肝药酶 CYP2C9、CYP2C19 的强效抑制剂和 CYP3A4 的中效抑制剂，如同时应用经 CYP2C9（如氟西汀、舍曲林、丙戊酸钠等）、CYP2C19（如奥美拉唑、地西泮、丙米嗪、苯妥英钠等）、CYP3A4（如红霉素、西沙必利、奎尼丁等）代谢且治疗窗较窄的药物，可减缓药物的代谢，造成血药浓度的升高，需密切监测。

问题 3：如何帮助患者实施戒酒管理？

饮酒可使酒精性胰腺炎的发生及复发风险增加。Andriy 等进行了系统的文献检索，以研究酒精摄入量与胰腺炎之间的关联，共纳入了 7 项研究，157 026 名参与者和 3618 例急性胰腺炎病例，研究发现酒精摄入量<40 g/d 时，男性的酒精性胰腺炎发病风险无明显区别，但女性患者的发病风险降低。当酒精摄入量>40 g/d 时，无论急性、慢性胰腺炎，无论男性、女性，发生酒精性胰腺炎的风险均会明显升高。

对于酒精性急性胰腺炎，多篇文献报道针对性的戒酒治疗可使患者受益。Nikkola 等考察了胰腺炎再次复发与初次胰腺炎发作后戒酒的关联，18 位患者满足戒酒状态（2 个月内酒精摄入量少于 24 g），随访的 5 年时间内，均未再次发生胰腺炎；其余 100 位患者未做到严格的酒精控制，34%的患者在随访期间至少发生 1 次胰腺炎。结果表明，初次胰腺炎发作后严格控制饮酒对于预防胰腺炎的复发具有重要意义。另一项纳入 120 例酒精性急性胰腺炎患者的随机对照试验，将患者分为重复干预组（$n=59$）及初始干预组（$n=61$），重复干预组每 6 个月介入 1 次，初始干预组仅在入院当天进行简单教育，记录随访期 2 年内各组胰腺炎的复发情况。结果表明，两组初始 6 个月复发率无显著差异，6 个月后重复干预组胰腺炎复发率显著低于初始干预组（$P=0.02$）。一项纳入 22 个随机对照实验，7619 例患者的荟萃分析，其纳入对象不仅局限于胰腺炎，而且包含全部饮酒人群，发现干预组酒精摄入量明显低于对照组，且进一步亚组分析表明饮酒干预可使男性获益，而女性获益不明显。《2018 年美国胃肠病学会指南：急性胰腺炎的初期处理》亦建议在明确患者为酒精性急性胰腺炎后，应立即进行饮酒的管理。

与部分国家已形成完善的酒精管控及干预体系相比，我国对饮酒的干预尚处于起步阶段，对于如何实施饮酒干预管控仍存在诸多疑惑。沈靖等报道了戒酒互助小组对酒精性肝病患者饮酒行为自我管理的影响，提出戒酒互助小组干预可明显改善酒精性肝病患者对酒精的依赖和渴求程度，从而降低复发率，因此值得临床推广应用。虽然其研究对象为酒精性肝病而非酒精性胰腺炎患者，但其戒酒互助小组的职责划分、具体干预措施等内容仍可为酒精性胰腺炎患者戒酒管理提供参考。该文章采用入院接受 1 次 10～15 分钟的健康教育作为常规干预，在此基础上给予每周 1 次的戒酒互助小组干预治疗，疗程为 1 年。

戒酒互助小组干预措施如下：

（1）组建戒酒互助小组，由 5 名医护人员组成（其中 1 名具有国家二级心理咨询师资格证），全部成员应对相关知识系统学习并考核合格后方可进行工作。

（2）采用电话回访、家访面谈、PPT 讲座、现场交流会等形式进行干预。

（3）干预内容主要包括：①认知干预，详细讲解饮酒的危害等；②给患者介绍一些常用的非药物性戒酒方法，如饮茶、嚼口香糖、看报纸、看电视等；③饮食调节，鼓励患者健康饮食；④对于出现谵妄、四肢末端颤抖、恶心呕吐等戒断综合征的患者，应逐步减少摄入的酒精量，采取行为干预；⑤家庭干预；⑥组织 PPT 讲座、病友交流会等；⑦设定个体化戒酒目标。临床药师在戒酒互助小组中亦可发挥重要作用，可通过检索相关文献进行资料收集，为患者进行科普讲座及面对面沟通，并可参与完成电话回访等后期随访工作。

上述措施无效的情况下，可考虑应用药物进行戒酒治疗，部分学者研究了药物对酒精戒断的疗效。目前报道较多的药物为托吡酯、纳曲酮及阿坎酸，各研究观点并未达成共识。现将每种药物的相关研究及相互之间的疗效对比情况总结如下。

托吡酯作为一种新型抗癫痫药广泛应用于临床，除抗癫痫作用外，其在临床中还有多方面的治疗作用，其中对酒精依赖的治疗多有报道。Johnson 等进行的一项随机对照试验将 371 位患者随机分为托吡酯组（n=183）及安慰剂组（n=188），研究为期 14 周，托吡酯在降低重度饮酒天数方面作用显著。Rubio 等亦表明托吡酯可减少酒精渴求次数及酒精饮用量，认为其用于治疗酒精依赖患者安全有效。一项纳入 7 个随机对照试验的 1125 位参与者的荟萃分析考察了托吡酯治疗酒精滥用的效果，将参与者分为节制饮酒、重度饮酒、心理渴求三个亚组。结果表明，与对照组相比，托吡酯对节制饮酒（P=0.07）、重度饮酒（P<0.01）患者有作用，但对心理渴求患者（P=0.07）作用不明显。美国 Robert 进行的一项多中心随机对照试验研究了托吡酯（每次 100 mg，1 天 2 次）连续治疗 12 周对戒酒成功患者再次饮酒的疗效，结果表明托吡酯组酒精戒断后复发比率与对照组无显著差异（P=0.58），即托吡酯用于控制复发无效。总体来讲，托吡酯临床耐受良好，仍有患者出现相关不良反应，尤其是在剂量偏高的情况下。一项托吡酯治疗精神紊乱的综述性研究报道了 896 位患者最常见的不良反应依次为感觉异常/麻木（12.9%）、恶心/呕吐（6.2%）、认知障碍（5.4%）、头痛（5.1%）、头晕（5.0%），用药过程中，临床药师应对以上方面进行监护来发挥作用。

纳曲酮作为阿片类受体拮抗剂，临床上主要作为阿片类依赖者脱毒后预防复吸的辅助药物。纳曲酮对酒精依赖患者的疗效亦多有报道，其是否有助于改善酒精依赖仍未达成共识。一项多中心、双盲、随机对照实验考察了纳曲酮对酒精依赖及酒精滥用患者的疗效，共纳入 169 例酒精依赖患者和 6 例酒精滥用患者，将其随机分成纳曲酮组（n=90）和托吡酯组（n=85），结果显示纳曲酮可降低酒精渴求程度。同时该篇文献亦提及研究过程中纳曲酮相关的不良反应，头痛、上呼吸道感染、恶心、失眠及呕吐的发生率占全部不良反应的前五位，与对照组相比，多数不良反应无显著差异，而恶心、厌食、疼痛的发生显著增多。Henry 等纳入 315 位患者对纳曲酮的疗效进行了研究，纳曲酮组在首次饮酒时间、治疗期间饮酒天数及节制饮酒占比方面作用显著。研究过程中观察到患者出现头痛、恶心、疲劳、背痛等不良反应。John 等进行的一项试验所纳入人群为 627 例男性严重酒精依赖患者，随机分成纳曲酮长期应用组（50 mg/d，治疗 12 个月）、纳曲酮短期应用组（纳曲酮应用 3 个月，安慰剂治疗 9 个月）、对照组（安慰剂治疗 12 个月），纳曲酮治疗组与对照组在总体复发率、复发天数上并无显著差异，研究者认为纳曲酮对男性重度酒精依赖患者无效。此外，该篇文献亦报道了纳曲酮应用期间的不良反应，按照发生率由高到低依次为疼痛、流感样症状、头痛、后背痛、损伤、恶心、无力等，但与对照组比较后均无显著性差异。有研究结论与 John 的结论类似，虽然纳曲酮在降低每天酒精摄入量及首次饮酒天数方面显示出一些优势，但并无统计学意义。药师在治疗期间可对纳曲酮在神经系统、消化系统、疼痛等方面的不良反应进行监护。

　　部分文献进一步比较了托吡酯和纳曲酮在改善酒精依赖方面的疗效，试图选择出效果最佳的药物。其中一项研究纳入了 102 例酗酒患者，比较治疗 3 个月后与用药前 ASI、OCDS 评分，结果表明两组治疗后评分情况好于用药前，且有统计学意义。纳曲酮及托吡酯对酒精依赖患者均有疗效，且托吡酯有优于纳曲酮的趋势，但该研究未能提供足够的统计学证据。另一项研究将 155 名患者随机分为纳曲酮组（50 mg/d）、托吡酯组（300 mg/d）及对照组进行试验，发现托吡酯组与对照组比较，在首次恢复饮酒时间、累计戒酒时间及 4 周后仍保持戒酒状态的患者比例等方面均有显著优势，但纳曲酮组与对照组比较均无显著差异，认为其对酒精依赖无效。另一项荟萃分析比较了纳曲酮（50 mg/d）和托吡酯（300 mg/d）治疗酒精依赖的疗效，结果表明托吡酯在 OCDS、ASI、WHO/DAS 等评分中均显著优于纳曲酮，即其在减少酒精摄入量及酒精依赖方面优势明显。

　　阿坎酸为另一个研究较多的用于治疗酗酒的药物。Sass 等考察了阿坎酸控制酒精依赖的疗效，共纳入 272 位患者，药物治疗 48 周后停药随访 48 周，结果表明阿坎酸组持续节制饮酒比率（P=0.005）、节制饮酒天数占比（P<0.001）及治疗期间完全戒断比例（P=0.003）均显著高于对照组。研究过程中，不良反应发生较少，主要为腹泻和头痛。阿坎酸被证实可安全有效控制酒精依赖。另一项荟萃分析纳入 20 个随机对照试验和 4087 例患者，在 6 个月内持续戒断率及 12 个月的总体成功率方面，阿坎酸组均表现出显著优势，其对保持酒精戒断状态具有明显疗效。Mason 等研究了阿坎酸分别对于男性和女性酒精依赖患者的疗效及安全性，荟萃分析涉及 1317 名女性及 4794 名男性患者，结果表明，阿坎酸在提高节制饮酒比率及未大量饮酒比例方面均有显著效果，此外其用药依从性好于对照组。男性、女性在所有结果中均未表现出显著差异。Mason 等同样肯定了阿坎酸的疗效，并归纳了阿坎酸应用过程中的不良反应为腹泻、腹胀、消化不良及呕吐。药师在用药过程中应注意监护消化系统、神经系统相关不良反应。

　　亦有报道提及阿坎酸与纳曲酮的疗效比较。Carmen 等纳入 33 项实验进行荟萃分析，得出阿坎酸及纳曲酮对于酒精依赖治疗均有效，阿坎酸可使患者更好地保持节制状态，而纳曲酮对于控制饮酒量疗效更佳。两种药物均安全有效，耐受性好，但纳曲酮不良反应稍多于阿坎酸。Maisel 等进行了大样本的荟萃分析，纳入 1970～2009 年的 64 项随机对照试验，所得结论与 Carmen 等一致。

　　控制饮酒对于避免酒精性胰腺炎的发生和复发均有重要意义，临床医师及药师在戒酒管理中亦可发挥重要作用。在戒酒互助小组中，临床药师可通过检索相关文献进行资料收集，为患者进行科普讲座及面对面沟通，并可参与完成电话回访等后期随访工作。对于行为干预无效，必须应用药物治疗的患者，药师在其用药过程中可对其进行全面的用药交代，告知患者药品用法用量及相应不良反应，提高患者依从性，并对其不良反应发生进行监护。

　　问题 4：患者出院应用胰酶肠溶胶囊时应接受哪些出院教育？

　　应告诉患者：①胰酶肠溶胶囊应该随餐整粒吞服，不要碾压或咀嚼，初始剂量每餐 1～2 粒，常用量为每餐至少服用 2～4 粒。②应避免用热水服药，以免失去活性，用药期间偶有腹泻、便秘、胃部不适、恶心和皮肤反应，应确保摄入足够的水分，避免加剧便秘的程度，过量服用可能促发高尿酸尿和高尿酸血症，注意监测尿酸。③出院后禁烟酒，规律进食，选择易消化的食物，切忌油腻食物和暴饮暴食；注意休息，适当活动。

问题 5：急性胰腺炎的分期有哪些？

急性胰腺炎的病情变化具有动态性，根据两个常见的病死率高峰将其分为早期和后期。①早期：一般指发病 1 周内。急性胰腺炎早期的病理学变化主要表现为大量细胞因子"瀑布式"释放，胰腺或胰周炎性水肿、出血，形成液化或坏死，甚至出现全身炎症反应综合征。早期阶段，评估急性胰腺炎严重程度主要依靠器官功能衰竭的持续时间，如器官功能衰竭持续时间＜48 小时，称为短暂性器官功能衰竭；如持续时间＞48 小时，则称为持续性器官功能衰竭。当多个器官同时或相继出现功能衰竭时，称为多器官功能衰竭。②后期：可从发病 1 周持续到数周甚至数月，一般指存在全身炎症反应综合征症状或局部并发症，常见于中度重症胰腺炎或重症急性胰腺炎患者。局部并发症的评估主要依赖影像学检查，但是形态学变化与器官功能衰竭程度及急性胰腺炎严重程度不成正比。有学者认为，早期的全身炎症反应综合征是可以逆转的，应避免疾病进入后期，但抗炎反应综合征可能加重感染风险，该机制有待于进一步研究。

问题 6：急性胰腺炎的手术时机如何把握？一旦明确有腹腔内继发感染，是立即做手术？还是延迟做手术？

1. 出现腹腔内感染即手术，宁"早"一点。

2. 出现腹腔内感染对症处理，缓解感染症状，尽可能"晚"一点。

3. 出现腹腔内感染，采用创伤递升的序贯疗法，如超声引导下的穿刺置管、腹腔镜技术下脓肿引流术，若难以解决，则积极外科手术干预。

问题 7：病例二中脂肪乳引起患者发热的原因是什么？

在急性胰腺炎的整个病程中，如何合理地使用营养支持是一个复杂而又值得深究的问题。原则上，应选用阶段性营养支持，根据患者不同阶段的胃肠道功能状态、生理病理特点及代谢紊乱特征调整营养治疗方案。

此病例中，患者再次出现发热，而停止使用脂肪乳时症状消失。考虑可能是使用脂肪乳造成肠道屏障功能损害、肠道细菌移位。其中细菌移位及感染发热的主要机制如下：①肠内固有菌群造成的失调；②肠黏膜破坏或功能丧失导致的肠道通透性增高；③宿主免疫功能受损。相关研究证实，输注脂肪乳过程中大量的多不饱和脂肪酸容易引起脂质过氧化，而氧化脂肪酸被认为是炎症的潜在诱因。长链脂肪乳中的一些不饱和脂肪酸是人体内炎症介质的前体，可诱导全身炎症反应和免疫抑制。因此，对于急性胰腺炎患者来说，长链脂肪乳的不良反应较多且并不适用。在脂肪乳的应用过程中，脂质过氧化是不可避免的。造成脂质过氧化的机制为自由基从脂肪酸侧链中夺取氢原子可启动脂质的过氧化。脂肪酸侧链双键数目越多则越容易失去氢原子，不饱和双键在理论上易受自由基的攻击，产生链式反应，因此多不饱和脂肪酸特别容易发生过氧化。另外，单线态氧可直接与脂肪酸反应产生过氧化。二十碳的多不饱和脂肪酸在体内氧化酶的作用下产生一系列生物活性物质，同时产生大量自由基。而自由基可破坏生物膜的脂质结构，损伤 DNA，增加组织脂质过氧化。近年来研究发现，脂肪乳在体外实验就能明显增加脂质过氧化的发生，大量的氧化脂肪酸也可能诱发体内炎症反应。也有临床研究发现，肠外营养尤其是脂肪乳的使用会增加导管感染、肠黏膜屏障功能损害的风险。因此，肠内营养在急性胰腺炎的应用中反而越来越受到重视。甚至有研究表明，早期肠内营养能明显降低感染等并发症的发生率。

肠道作为人体最大的免疫器官，是防御微生物感染的第一道屏障，肠道的免疫监视作用与以下几种因素有关：①肠蠕动，可预防肠内容物淤积及细菌异常生长；②抑制因子，多位于肠上皮表面保护层；③免疫球蛋白，防止细菌和病毒黏附；④细胞与细胞连接，维持组织完整性；⑤黏膜下巨噬细胞和肠相关淋巴组织，调节免疫防御功能。

急性胰腺炎时，因长时间使用脂肪乳使免疫监视机制受损，促进肠黏膜或肠内免疫细胞释放前炎症因子，这些炎症因子会加重全身炎症反应，这种恶性循环进一步抑制肠道免疫监视作用并促使细菌移位。而肠内营养可保护肠黏膜屏障并使细菌和内毒素移位率下降，所以对于该类患者应尽早开启肠内营养治疗，避免肠外营养加重胆汁淤积及全身炎症反应。

第7章

妊娠期急性胰腺炎的医药协作

妊娠期女性会出现各种生理上的改变，如雌激素和孕激素的增加、胆囊排空延迟、胆固醇分泌增多及增大的子宫造成胆道的压迫，加上对于营养的特别注重所导致的大量高脂、高糖等不科学的膳食结构，使得妊娠期女性出现胆道疾病和高脂血症的危险增加，而这些正是导致急性胰腺炎的两大最主要病因，故妊娠期女性比普通人群有较高的胰腺炎发病率，并且易发生重症急性胰腺炎。另外，出于对胎儿安全性的考虑，妊娠期急性胰腺炎的治疗有其特殊性，在治疗过程中如何选择药物，如何能够在缓解病情的同时最小化对母婴的伤害，以及如何把握一些有创操作的时机与指征都是医药协作模式下的重要议题。

第1节　妊娠期急性胰腺炎的处理

妊娠期急性胰腺炎是一种罕见但严重的疾病，如果诊治不及时，将严重威胁母婴健康。妊娠期女性的生理功能发生很大变化，同时胎儿的存在又给治疗增加了多重困难，因此如何安全有效地缓解病情对于母婴的健康至关重要；另外，无论何种类型的胰腺炎对妊娠妇女和胎儿的危害都很大，因此预防显得尤为重要。

一、入院评估及初始处理

在处理妊娠期胰腺炎患者前，应明确以下几个重要问题：①患者急性胰腺炎诊断是否明确（排除其他疾病）？②如果明确患有胰腺炎，其严重程度如何？③其病因为何？④妊娠处于什么时期？为了回答这几个问题，我们需要在患者入院时对患者的病情进行综合评估。

（一）临床症状与实验室检查

急性胰腺炎的常规诊断标准并非针对妊娠期患者，但目前仍将非妊娠期患者中应用的标准用作妊娠期间诊断急性胰腺炎的标准。该疾病常出现在妊娠晚期或产后早期，可出现有上腹痛、恶心、呕吐、厌食、发热等症状，同时伴有血清淀粉酶或脂肪酶活性升高。然而在病情评估中，妊娠期急性胰腺炎的诊断可能很困难。妊娠相关的血液和生化改变可能对急性胰腺炎的诊断和严重程度的评估产生影响。血清淀粉酶和脂肪酶水平是诊断妊娠期急性胰腺炎的可靠标志物。尽管有研究表明妊娠并不会引起血清淀粉酶和脂肪酶的变化，其水平也不会随孕周的改变而改变，但仍应考虑妊娠期间血清淀粉酶和脂肪酶活性增加的情况。有文献报道称，血清脂肪酶水平比诊断急性胰腺炎的血清淀粉酶水平具有更好的敏感性和特异性。因此，对于妊娠期女性，血清淀粉酶或脂肪酶水平高于正常值 3 倍对诊断急性胰腺炎具有很好的预测价值。另外，与非妊娠期急性胰腺炎患者一样，根据患者个人及家族病史、是否酗酒及应用药物、实验室检查和影像学等资料进行病因学调查，对于评估妊娠期胰腺炎的严重程度十分必要。

（二）影像学检查

腹部超声检查对妊娠期妇女具有安全且快速、无创的特点，可作为了解病情和辅助治疗的首选检查，并且它的灵敏度比 CT 扫描更高，但由于胎儿及肠管胀气的影响，超声对于胆总管结石的探查并不敏感。磁共振成像是一种检测妊娠期急性腹部和盆腔疼痛病因的准确技术，在超声检查结果不明确时应考虑进行磁共振检查。磁共振检查可提供有关急性胰腺炎及局部并发症的信息，包括水肿、假性囊肿等。而磁共振胰胆管造影能够清晰地显示胆道及胰管系统内的情况，相较于内镜下逆行性胰胆管造影在检查方面具有无创性的特点。因此认为，磁共振胰胆管造影对于患有妊娠期急性胰腺炎的母体及胎儿都相对安全。磁共振检查还具有即使应用造影剂也不会引起任何胎儿毒性的优点，而 CT 扫描时应用的碘化造影剂可诱发胎儿甲状腺功能减退症。因此，磁共振检查的非侵入性和不必进行全身麻醉的特性可作为妊娠期急性胰腺炎患者的首选检查方式。尽管 CT 检查能准确地反映急性胰腺炎的炎症程度、病变范围及局部并发症情况并有助于评估预后，是目前公认的诊断急性胰腺炎的"金标准"，但对胎儿有辐射暴露的风险，易造成孕妇流产、胎儿畸形或胎儿精神发育迟缓等不良后果。因此，在整个孕期都不建议将 CT 检查作为妊娠期急性胰腺炎的首选检查方式，但当疾病诊断不清、病情危重时仍建议及时行 CT 检查以明确诊断。超声内镜检查术同样是一种侵入性检查，在检测胆总管结石时，超声内镜检查术具有接近 100% 的阳性预测值，并且在许多情况下优于磁共振胰胆管造影。

由于存在辐射的风险、术后可能发生胰腺炎和具有更安全的检查手段，内镜下逆行性胰胆管造影在仅作为检查方式方面已经失去其价值。内镜下逆行性胰胆管造影可将并发症的风险分别从 5% 增加到 10%，并将死亡的风险由 0.1% 提高到 0.2%。然而，内镜下逆行性胰胆管造影在临床中的治疗作用是无可挑剔的。持续性胆道梗阻能够增加急性胰腺炎的严重程度并易患化脓性胆管炎。内镜下逆行性胰胆管造影联合十二指肠乳头切开术能够取出导致梗阻的结石并引流淤滞的感染性胆汁。一些文献报道显示，内镜下逆行性胰胆管造影可以成功地用于治疗妊娠期引起症状的胆总管结石，而其存在的主要问题是对胎儿有害的电离辐射。一项研究通过长期随访 15 名妊娠妇女，报道了在妊娠期间应用内镜下逆行性胰胆管造影对于妊娠妇女及胎儿的影响，预计胎儿辐射暴露剂量低于公认的致畸水平。因此，妊娠期应用内镜下逆行性胰胆管造影对于妊娠妇女及胎儿都是安全的，但也应仅限于治疗性的适应证，并采取额外的术中安全措施。Kahaleh 等研究了1995 年 1 月至 2003 年 8 月在妊娠妇女中进行的 17 次内镜下逆行性胰胆管造影，有文献报道称平均孕龄为 18.6 周，平均 X 线放射检查时间为 14 秒。通过限制 X 线放射检查时间，同时应用铅衣屏蔽骨盆，避免使胎儿直接受线，此时胎儿的放射剂量可以减少到远低于最大允许剂量。而在内镜下逆行性胰胆管造影之前执行磁共振胰胆管造影或超声内镜检查有助于鉴别诊断，从而减少检查次数。

二、妊娠期急性胰腺炎的治疗

针对妊娠期与非妊娠期急性胰腺炎的处理方法在原则上基本相同，但由于妊娠期急性胰腺炎合并产科相关特性，与治疗非妊娠期急性胰腺炎上也存在诸多不同，包括营养支持、抗菌药物的应用、针对胆石症或局部并发症的外科干预时机及是否需要进行产科相关干预等。

（一）营养支持治疗

尽管肠外营养在产科患者的应用中可以取得良好的临床结局，但经中心静脉直接置入导管的全肠外营养继发并发症的发生率高于非妊娠患者。因此，在妊娠期间需要肠外营养时，经外周插入的静脉导管可能是更好的选择。对于重度急性胰腺炎患者，通过空肠喂养的肠内营养优于全肠外营养。肠内营养一方面有助于维护肠黏膜细胞结构和功能的完整性，保持肠道微生态稳定，刺激消化道激素、酶及分泌性免疫球蛋白 A 的分泌，减少肠源性感染的发生；另一方面可反射性刺激胃肠道动力恢复，加速"胃肠激活"。肠内营养的途径主要有鼻胃管、鼻肠管、经胃造瘘和经空肠造瘘等，常用的主要有鼻胃管和鼻肠管。Chang 等对 3 项前瞻性随机对照研究行荟萃分析发现，鼻胃管与鼻肠管两种途径进行营养支持治疗急性胰腺炎时，两者在病死率、呼吸道感染、营养相关性腹泻等指标方面均无明显差异。而在选择肠内营养的时机方面，2018 年美国胃肠病学会指南指出，应早期（24 小时内）经口进食；无法耐受经口进食者推荐肠内管饲而非肠外营养；重症及坏死性胰腺炎选择鼻胃管还是空肠营养管无特殊推荐。与全肠外营养相比，肠内营养可降低患者的病死率，以及降低患者的多器官衰竭、全身性感染和需要手术干预的发生率。因此，肠内营养并非简单的营养方式，而是预防感染的重要手段，同时应用肠内营养可避免全肠外营养所带来的其他风险。

（二）抗菌药物的应用

根据 2018 年的美国胃肠病学会针对急性胰腺炎的指南，是否常规预防性应用抗菌药物已基本达成共识，即使对于可预测的重症急性胰腺炎或坏死性胰腺炎也不应常规预防性应用抗菌药物。一项 3354 名急性胰腺炎患者的回顾性研究表明，常规的早期预防性应用抗菌药物对重症急性胰腺炎患者没有显著的临床益处，但可能增加医院获得性感染的风险。仅在胰腺外感染，如胆管炎、导管获得性感染、菌血症、尿路感染及肺炎时常规应用抗菌药物。妊娠期间选择抗菌药物十分困难，而在疑似胆道感染的患者中，仍需选用适量的抗菌药物进行治疗，而这一做法是没有争议的。对于妊娠期患者，担心抗菌药物经胎盘转移至胎儿并具有致畸性的风险。因此，妊娠妇女在患病期间对于抗菌药物选用应尤其慎重，除了妊娠妇女的治疗需要外，还应考虑药物对胎儿生长发育的安全性和不利影响。同时，妊娠妇女对用药也怀有慎重的心理，有时会因关心胎儿的安危甚于自身机体的病情，导致了该群体用药的复杂性。《按对妊娠的危险性等级的药物检索表》

是根据药物对胎儿的危害性而进行危害等级（A、B、C、D、X 级）划分的分类表。甲硝唑可自由穿过胎盘，但最近的研究并未显示出甲硝唑与致畸作用风险增加有关。亚胺培南属于碳青霉烯类抗菌药物，具有广谱活性。目前，就其对胎儿的风险而言，它被归类为 C 类。有限的动物研究显示没有致畸风险或胎儿不良反应，目前尚缺乏人体数据。喹诺酮类被归类为 C 类，因为在一些动物研究中已经注意到不良反应。然而在人体内没有足够的研究，收益可能超过风险。氨苄西林/舒巴坦和哌拉西林/他唑巴坦被归类为 B 类，尚没有人体风险的证据。以上的方案可作为合并胰腺外感染的初始治疗，而后续治疗都应根据血培养结果调整抗菌药物的使用。

（三）胆石症的处理

胆囊结石是胆源性急性胰腺炎的主要病因，胆囊结石可引起胆道梗阻，诱发胆道感染及炎症反应，最终导致胆源性急性胰腺炎的发生。对于患有胆囊结石和胆总管结石的妊娠妇女，一方面要考虑以何种方式治疗胆总管结石；另一方面要考虑胆囊切除术的时机和方法，其决定性的影响因素包括妊娠的孕周、胆总管是否扩张、是否合并胆管炎及急性胰腺炎的严重程度。存在胆囊结石的急性胰腺炎患者需要进行早期胆囊切除术的评估，以防止妊娠晚期再次发生急性胰腺炎，妊娠晚期胰腺炎的发生可能对母婴的生命安全造成更加严重的威胁。妊娠中期是进行手术的最佳时期，因为在此期间胎儿的器官发生完成且子宫的增大不足以影响腹腔镜手术的视野，同时有研究表明，妊娠中期的胆囊切除术对母亲和胎儿都是安全的。与开放性手术相比，妊娠妇女行腹腔镜胆囊切除术与非妊娠患者行腹腔镜手术具备相同优点，包括减少了住院时间、麻醉药使用，并能够迅速恢复正常饮食。妊娠期手术的适应证包括症状严重的梗阻性黄疸、难治性的急性胆囊炎和腹膜炎。依据四项回顾性研究的系统性分析，比较了妊娠期患者进行开腹胆囊切除术与腹腔镜胆囊切除术，结果未发现两种方式对于母体或胎儿临床结局有任何显著差异。一项有关妊娠期进行腹腔镜胆囊切除术的回顾性研究发现，107 名在妊娠期间进行胆囊切除术的患者大部分是在妊娠中期进行的，而在妊娠的第一和第三期分别仅有 10 名和 16 名患者。文献报道的 16 名患者中只有 2 名（12.5%）在妊娠晚期发展为早产，并且这些患者使用宫缩抑制剂治疗的临床结局良好，具有很好的母婴存活率。还有一种观点认为，在有必要进行外科手术时，腹腔镜胆囊切除术可以选择任何 3 个月安全地进行，但这仍是少数人的观点。因此，如有必要，还是选择在妊娠中期进行胆囊切除术。

内镜下逆行性胰胆管造影联合括约肌切开术和胆管取石适用于以下几种情况：重症急性胰腺炎合并胆管炎和持续性胆道梗阻的患者、胆囊切除术后效果不良的患者及妊娠早期和妊娠晚期不适合进行胆囊切除术的患者。当检查发现胆总管结石并且由于妊娠而必须延迟胆囊切除术时，胆道括约肌切开术而非胆囊切除术是较为合适的。胆道括约肌切开术已证实可以有效预防胆源性胰腺炎的进一步发作，可作为高风险患者胆囊切除术的替代方法。对于没有明显胆汁淤积的重症胰腺炎患者的内镜下逆行性胰胆管造影适应证是有争议的。此时，没有证据表明在妊娠期间所有胆汁淤积患者都需要内镜下逆行性胰胆管造影。治疗性括约肌切开术在处理没有胆总管结石的急性胰腺炎患者中的作用仍然存在争议。一些人主张胆道支架放置，而非括约肌切开术和结石取出，这样可以消除由括约肌切开术所导致的并发症。其中有人在 10 例患者中放置了胆管支架，最终所有患者均正常分娩。然而，胆管支架可能导致支架闭塞、胆管炎及需要第二次手术的风险。

（四）高脂血症的处理

高三酰甘油血症是急性胰腺炎的第二大常见原因。在妊娠晚期，血清三酰甘油水平能达到 3 倍的提升。这可能是由雌激素诱导的三酰甘油合成增加和极低密度脂蛋白分泌所导致的。高三酰甘油血症在家族性高脂血症的患者中可能更严重，也使他们更易患胰腺炎。急性胰腺炎还可能使妊娠期血栓性血小板减少性紫癜和妊娠高血压综合征复杂化。而药物和酒精中毒是妊娠期胰腺炎极为罕见的病因。妊娠期高三酰甘油血症性胰腺炎对妊娠妇女和胎儿的威胁很大，目前对妊娠期高三酰甘油血症治疗尚无正式建议。单纯的低脂饮食或与 ω-3 脂肪酸联合应用可以有效控制三酰甘油水平，并且可以预防胰腺炎的发生。患有高三酰甘油血症的妊娠妇女应该使用这种饮食来保持三酰甘油水平低于 10 mmol/L。此外，相同的治疗方法可用于随后的妊娠，以预防妊娠期高三酰甘油血症的发生，然而这些建议仅仅是基于案例报道的。需要注意的是，他汀类药物在妊娠期是禁忌使用的。动物模型研究表明，他汀类药物与妊娠不良结局有关。而有限的来自人体的病例报道表明，他汀类药物并不是主要的致畸因素，但也应在确认妊娠后停药。在家族性高三酰甘油血症的情况下，妊娠期间应用血浆置换可预防胰腺炎和早产。此外，在本病例报道中，血浆置换对母亲和胎儿没有不良影响。在非妊娠人群中，血浆置换被证明是一种安全有效的治疗方法，适用于常规药物治疗失败的严重高三酰甘油血症。

（五）产科相关处理

在治疗急性胰腺炎的过程中必须严密监测胎儿情况，有早产征象者可以通过给予硫酸镁抑制宫缩，使胎儿尽可能维持到足月。对于 28 周及以上的妊娠妇女可使用地塞米松促进胎儿肺成熟，防止早产儿呼吸窘迫综合征的发生。妊娠期重症急性胰腺炎的治疗是否需终止妊娠仍是个有争议的问题。有学者认为终止妊娠后胰腺炎的症状能够有所缓解。然而有学者主张不应把终止妊娠列为妊娠期胰腺炎的常规治疗原则。近来有些报道则表明，分娩后患者的状况反而更差。对于多数患者来说，急性胰腺炎并不是进行治疗性流产、引产及分娩的适应证。

第 2 节　妊娠期急性胰腺炎典型病例

一、病例介绍

（一）一般资料

患者，女性，35 岁，孕 34^{+4} 周，进食油腻食物后不规则腹痛 2 天。入院后考虑急性胰腺炎可能，予以留置胃管、禁食，给予生长抑素抑制胰酶分泌，给予抗菌药物抗感染治疗，并行抑酸、导泻、营养支持等对症治疗，给予硫酸镁、地塞米松等解痉、促胎儿肺成熟治疗。腹痛有所缓解，情况稳定。既往史：糖尿病病史 2 年，空腹血糖 9 mmol/L，餐后 2 小时血糖 15 mmol/L，皮下注射胰岛素行降糖治疗。体格检查：体温 38.5℃，脉搏 102 次/分，呼吸 20 次/分，血压 123/77 mmHg，心肺听诊无异常，全腹压痛、反跳痛，肌紧张，肝区、肾区无叩痛，移动性浊音阳性，宫高 34 cm，腹围 109 cm，胎儿体重 3300 g，腹部张力较高，触诊不清，臀先露，胎方位左骶前，胎头未入骨盆，胎心率 143 次/分，胎心位于脐左下方，无宫缩。

（二）辅助检查

B 超示：①宫内妊娠，单活胎，臀位；②脐带绕颈 1 周；③羊水偏少（羊水深度 69 mm）；④腹腔内肠管扩张（最宽 41 mm）；⑤肝前区积液（19 mm）。入院后采集静脉血，血样呈现乳糜状。给予降脂治疗后复查血常规：白细胞计数为 $21×10^9$/L，血红蛋白 124 g/L，血小板计数为 $177×10^9$/L，中性粒细胞百分比 91.2%。血清淀粉酶 1023 U/L，尿淀粉酶 8762 U/L，血钙 1.9 mmol/L，三酰甘油 30.56 mmol/L，总胆固醇 5.34 mmol/L。

（三）诊治经过

患者入院后给予胃肠减压、禁食水、抗炎、抑酸、抑酶、营养支持、抗感染等对症治疗；第 3 天，腹痛加剧，尤以左下腹明显，出现压痛和反跳痛，但未向肩部放射，腹胀，肛门无排气、排便。家属要求结束妊娠，于当天行剖宫产术分娩一个女婴（图 7-1），体重 2670 g，Apgar 评分 9 分。术中抽取腹水，呈褐色混浊，红细胞计数为 $1.7×10^{11}$/L，淀粉酶 4078 U/L。腹水送细菌培养未见细菌生长。

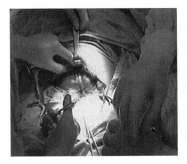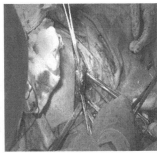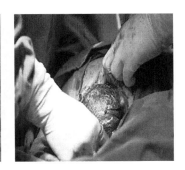

图 7-1　剖宫产术

术后诊断：急性胰腺炎，宫内妊娠 35 周。

术后给予胃肠减压、禁食水、抗炎、降脂、抑酸、抑酶、营养支持对症治疗。术后第 2 天患者出现体温升高，最高达 39.0℃，白细胞计数为 $18×10^9$/L，中性粒细胞百分比 88.5%，降钙素原 3.04 ng/L，C 反应蛋白 251.0 mg/L，术后第 4 天仍发热，复查肺及胰腺 CT 示右上肺感染，右上肺不张，左侧胸腔积液，胰腺水肿增粗、边缘毛糙，胰周可见少量渗出，较前减少。遂决定行左侧胸腔穿刺置管引流术，引出混浊胸腔积液约 600 ml。胸腔积液送细菌培养结果：肺炎克雷伯菌（ESBL 阳性）。临床药师会诊，建议给予厄他培南 1.0 g，1 天 1 次，静脉滴注抗感染治疗。胸腔每天引流量约 60 ml，体温逐渐下降至正常。术后 12 天腹部伤口间断拆线。术后第 13 天右上肺部分肺不张基本好转，患者出院，嘱其继续降脂治疗，定期复查肝肾功能。

二、病例相关问题答疑

问题 1：妊娠期急性胰腺炎具有怎样的临床表现和诊断特点？

急性胰腺炎临床上有水肿型和出血坏死型。前者常见，以上腹部穿透性疼痛，放射至下腹部、肩和背部为特征，体检有低热，上腹有压痛。后者病情严重，常有板状腹和休克征，亦有恶心、呕吐和腹胀，下腹部或脐周可见皮肤变色。极少数患者起病急剧，常无明显胰腺炎症状，而迅速出现休克、败血症、心律失常、心力衰竭、急性呼吸窘迫综合征、肾衰竭、弥散性血管内凝血、代谢性酸中毒或昏迷等，病死率达 70% 以上。妊娠合并急性胰腺炎，特别是妊娠晚期，由于子宫增大，腹部膨隆，胰腺位置相对较深，同时炎症刺激引起子宫收缩，体征大多不典型，诊断与鉴别诊断较困难。

妊娠期急性胰腺炎的诊断仍然是依据血清淀粉酶和尿淀粉酶的水平。血清淀粉酶经常在症状出现 2～12 小时增高，在 3～4 天恢复正常。尿淀粉酶水平的增高可以提高诊断急性胰腺炎的准确性，其他疾病如胆囊炎、消化性溃疡穿孔等急腹症，尿淀粉酶的数值多数较小，对鉴别诊断有帮助。

问题 2：妊娠期急性胰腺炎的药物如何选择？

妊娠期急性胰腺炎多主张保守治疗，应考虑病因和患者自身情况及胎儿的生长状况选用不同的治疗方法。除充分的液体复苏、纠正内环境紊乱、减轻器官损害等治疗外，抗感染、营养支持、解痉止痛、抑酸抑酶等治疗过程中避免不了药物的应用。由于妊娠期的特殊性，在用药过程中除了要达到治疗效果外，还需注意药物对胎儿的影响，减少药物对妊娠结局的影响，用药安全性应与有效性并重。妊娠 3 个月至足月是胎儿的形成期，器官已大体形成，此时生殖系统与中枢神经系统可因有害药物致畸，但一般对其他器官不致畸，若致畸因素的作用强度大、持续时间长，则可能会对胎儿的生理功能和生长发育产生影响。在药物治疗的安全性方面，临床药师根据患者病情及临床经验，参照美国食品药品监督管理局对妊娠期药物分级的建议合理选用药物。

美国食品药品监督管理局根据药物对胎儿的危害性将其分为 A 到 X 级，共 5 级。

A 级：在设对照组的药物研究中，在妊娠前 3 个月的妇女未见到药物对胎儿产生危害的迹象（并且也没有在其后 6 个月具有危害性的证据），该类药物对胎儿的影响甚微。B 级：在动物繁殖研究中（并未进行妊娠妇女的对照研究），未见到药物对胎儿的不良影响。或在动物繁殖性研究中发现药物有不良反应，但这些不良反应并未在设立对照的、妊娠前 3 个月的妇女中得到证实（也没有在其后 6 个月具有危害性的证据）。C 级：动物研究证明药物对胎儿有危害性（致畸或胚胎死亡等），或尚无设立对照的妊娠妇女研究，或尚未对妊娠妇女及动物进行研究。本类药物只有在权衡对妊娠妇女的益处大于对胎儿的危害之后，方可使用。D 级：有明确证据显示，药物对人类胎儿有危害性，但尽管如此，妊娠妇女用药后绝对有益（如用该药物来挽救妊娠妇女的生命，或治疗用其他较安全的药物无效的严重疾病）。X 级：对动物和人类的药物研究或人类用药的经验表明，药物对胎儿有危害，而且妊娠妇女应用这类药物无益，因此禁用于妊娠或可能妊娠的患者。

妊娠期用药注意事项：①妊娠期用药，避免多个药物处方，尽可能选择 B 级药；②不要只考虑到用药，应该把注意力集中到疾病上，因为疾病可以给母亲和胎儿带来更多的危险；③不是仅仅药物可以致畸，还要注意到其他的各种致畸的可能性，在用药时应对患者进行危害分析；④要注意早期妊娠是胎儿身体各部分及器官的分化阶段，药物致畸容易发生在此阶段，中、晚期妊娠用药的安全性增加，但某些药物，如乙醇，对胎儿的危害特别是神经系统，是贯穿妊娠整个阶段的。无妊娠期分级的药物不意味着对妊娠妇女是绝对安全的，应参阅完整药品信息中"妊娠妇女及哺乳期妇女用药"部分。例如，大部分外用药物都没有妊娠期分级，因为一般情况下，只有微量的外用药物可以经皮吸收入体内。但是，如果长期、大面积使用外用药物，体内的药物含量会增加。另外，一些中药、中成药及饮片也无妊娠分级，但是妊娠期应用也要引起足够的重视。

1. 抗感染药物　为预防继发性感染及并发症，原则上应使用广谱、高效、易通过血胰屏障的抗菌药物。妊娠期和哺乳期对抗菌药物的选择应首先考虑药物对胎儿的影响；其次考虑抗菌活性，做到治疗母体而不影响胎儿。至今尚无 A 类抗菌药物，尽量选用 B 级药及已证实对胚胎无害的药物，少用 C 级药和对妊娠妇女安全性不确切的新药，不宜选用 D 级和 X 级。妊娠哺乳期推荐应用的抗菌药物有青霉素类、头孢菌素类、大环内酯类（酯化物除外）抗菌药物。妊娠哺乳期慎用或尽量避免使用的抗菌药物有喹诺酮类、硝基咪唑类、克林霉素类和万古霉素。妊娠哺乳期禁用的抗菌药物有氯霉素类、四环素类、磺胺类。β-内酰胺类药物属于快速杀菌剂，在美国食品药品监督管理局危险分级中属于 B 级，在临床应用时间长，大量资料证明是妊娠期使用安全的抗菌药物，所以该患者应用厄他培南进行抗感染治疗。抗菌药物应根据病情轻重调整剂量及疗程，在孕期使用应权衡利弊，以保证疗效和胎儿的安全。

2. 抑酸抑酶药物

（1）质子泵抑制剂或 H_2 受体拮抗剂：可通过抑制胃酸的分泌而减少促胰酶的分泌，进而降低胰酶的分泌，同时也可预防应激性溃疡的发生。没有一项研究显示质子泵抑制剂会增加胎儿畸形发生风险，也未被指出具有任何胎儿毒性。*Drugs During Pregnancy and Lactation*（第 3 版）指出，质子泵抑制剂可在妊娠期间使用。西咪替丁、雷尼替丁、法莫替丁及尼扎替丁均为 B 级妊娠用药。其中西咪替丁和雷尼替丁在过去 30 年中已被广泛用于妊娠期消化道症状的治疗，无明显致畸病例报道。质子泵抑制剂除奥美拉唑为 C 级妊娠用药，兰索拉唑、泮托拉唑、埃索美拉唑和雷贝拉唑都为 B 级妊娠用药，见表 7-1。

表 7-1　常用抑酸药物的妊娠分级

药物类别	药物名称	FDA 分级	备注
H_2 受体拮抗剂	西咪替丁	B	本药能通过胎盘屏障，妊娠妇女禁用，以避免引起胎儿肝功能障碍
	雷尼替丁	B	本药可通过胎盘
	法莫替丁	B	妊娠妇女慎用本药

续表

药物类别	药物名称	FDA 分级	备注
质子泵抑制剂	奥美拉唑	C	国外流行病学研究结果表明，奥美拉唑对妊娠妇女或胎儿/新生儿的健康无不良影响；奥美拉唑可被分泌入乳汁，尚不知对婴儿的影响。建议妊娠期和哺乳期妇女尽可能不用本品
	兰索拉唑	B	大鼠口服兰索拉唑的试验中可见胎仔血浆中兰索拉唑药物浓度比母体血浆中药物浓度高。对于妊娠妇女和可能妊娠的妇女，建议只有在判断治疗的益处大于风险时方可使用本品
	泮托拉唑	B	动物实验没有显示泮托拉唑有生殖毒性或对胎儿有害，但还没有在妊娠妇女中进行充分且良好对照的研究。此药只有在妊娠期间确实需要时方能使用
	埃索美拉唑	B	动物实验没有显示出埃索美拉唑对动物胚胎或胎仔发育有直接或间接的损害，尚缺乏妊娠妇女用药的临床经验，妊娠妇女慎用本药
	雷贝拉唑	B	对于妊娠妇女或有可能妊娠的妇女，只有在其治疗有益性大于危险性的前提下方可使用

（2）生长抑素类制剂：可抑制胰腺的内、外分泌，从而改善胰腺的生理功能；有文献报道 10 例妊娠期急性胰腺炎患者在接受生长抑素治疗后，新生儿并未出现畸形及异常情况。奥曲肽在妊娠妇女中使用的数据非常有限（不超过 300 例），且约 1/3 病例的妊娠结局不详。大部分报道是在奥曲肽上市使用后接收到的，50%以上来自肢端肥大症患者。大多数妇女是在妊娠的前 3 个月暴露于奥曲肽，剂量范围为皮下注射 100～1200 μg/d，或长效奥曲肽每月 10～40 mg。在妊娠结局已知的病例中大约有 4%报道了先天异常，未确定这些病例与奥曲肽存在因果关系。作为预防措施，妊娠期间最好避免使用奥曲肽。

（3）乌司他丁等蛋白酶抑制剂：在广泛抑制胰酶释放及其活性的同时，还可对溶酶体膜起到稳定作用，改善胰腺组织微循环，减少相关并发症的发生。这些药物均属美国食品药品监督管理局妊娠分级 B 级，但尚不确定其对胎儿的影响，因此不推荐临床对妊娠妇女常规使用。

3. 促胃肠动力药物 急性胰腺炎患者常出现腹胀、肠麻痹、腹腔内压增高、肠鸣音减弱等肠道动力障碍的症状和体征。为缓解肠道动力障碍，必要时需应用促胃肠动力药物。其中常用药物甲氧氯普胺为美国食品药品监督管理局妊娠分级 B 级；多潘立酮为美国食品药品监督管理局妊娠分级 C 级，建议避免使用；莫沙必利和伊托必利妊娠分级不明确，妊娠妇女用药安全性尚未明确，建议避免使用。

4. 解痉、止痛药物 腹痛明显时可用维生素 K_3（美国食品药品监督管理局妊娠分级 B 级）解痉，减轻疼痛。盐酸哌替啶、硫酸阿托品虽有止痛、防止括约肌痉挛、减少胰液胃液的分泌，但均为美国食品药品监督管理局妊娠分级 C、D 级药物，妊娠期应慎用。

5. 调脂药物 他汀类属美国食品药品监督管理局妊娠分级 X 级，对胎儿有致畸的危害性，妊娠期禁用。贝特类与烟酸属于 C 级，有文献报道称非诺贝特能安全用于妊娠期高三酰甘油血症。普罗布考为美国食品药品监督管理局妊娠分级 B 级，但对血三酰甘油的影响小，对于高脂血症性急性胰腺炎效果不佳。目前妊娠期无安全而有效的调脂药物，需饮食调节来控制三酰甘油水平，待开发适合妊娠期用的新的调脂药物。若血脂控制不佳，胰腺炎有再发迹象，可考虑血浆置换以控制血脂。

问题 3：妊娠期急性胰腺炎如何进行营养支持？

妊娠期高脂血症性急性胰腺炎较为罕见，但危害性大，在营养治疗上有其特殊性。近年来，随着生活水平的提高和饮食结构的改变，发病率有上升趋势。一旦发生妊娠期急性胰腺炎，将对母婴健康及生命安全造成严重威胁。

1. 妊娠期急性胰腺炎营养代谢特点　目前文献报道，多数妊娠期急性胰腺炎患者在妊娠前就伴有脂质代谢紊乱、三酰甘油水平升高或乳糜状血，并认为妊娠期胰腺炎可能与妊娠期高脂饮食、脂肪分解旺盛有关。妊娠期高热量、高糖类、高饱和脂肪酸和高胆固醇饮食会诱发妊娠期高脂血症，从根本上讲高脂血症与急性胰腺炎又是互为因果的关系。有研究显示，一方面高脂血症是诱发急性胰腺炎的风险因素，高脂血症在代谢时产生大量脂肪酸，除与白蛋白结合外，剩余的以游离形式存在，这些游离脂肪酸具有组织和细胞毒性，加重胰腺自身消化及血液微循环障碍，导致急性胰腺炎发生。另一方面，急性胰腺炎的高应激、高代谢状态促进脂肪分解代谢，血中游离脂肪酸和三酰甘油水平升高，易形成高脂血症。妊娠妇女血脂水平逐渐升高是正常生理反应。但在高龄产妇、肥胖、孕期体重增长过快、糖耐量异常及三酰甘油代谢紊乱等情况下，妊娠妇女血中游离脂肪酸、三酰甘油、胆固醇等浓度较妊娠前明显升高，使血液黏稠度增加，导致胰腺微循环受损，亦可直接诱发急性胰腺炎。总之，妊娠期急性胰腺炎营养代谢特点可归纳为：①能量，从妊娠中期到妊娠晚期，妊娠妇女的基础代谢率至少增高 15%～20%，中国营养学会建议能量需要量在中、晚期应比非妊娠妇女每天分别增加 300 kcal、450 kcal。加之急性胰腺炎的高代谢状态，能量消耗至少增加 60%～75%。②糖代谢，妊娠妇女常出现空腹低血糖、餐后高血糖、尿糖及酮体阳性。妊娠期急性胰腺炎会导致胰岛素抵抗、糖耐量异常甚至有发展为显性糖尿病的趋势。③脂肪代谢，脂肪分解代谢加速，游离脂肪酸、三酰甘油、胆固醇等水平显著升高。④蛋白质，为满足胎儿及母体需要，妊娠中、晚期蛋白质推荐摄入量应分别增加 15 g/d 和 30 g/d，其中优质蛋白占蛋白质总量的 1/3 以上。而妊娠期急性胰腺炎会加重妊娠妇女低蛋白血症和负氮平衡，甚至威胁母婴健康。⑤维生素，维生素 A 缺乏可导致胎儿宫内发育迟缓、低出生体重及早产，妊娠中、晚期应在非妊娠 700 µg RAE/d 的基础上增加 70 µg RAE/d；维生素 D 与低钙血症及手足抽搐有关，建议每天补充 10 µg；维生素 B_1 和维生素 B_2 与能量代谢有关，妊娠中、晚期维生素 B_1 摄入量应在非妊娠 1.2 mg/d 的基础上分别增加 0.2 mg/d 和 0.3 mg/d；维生素 B_6 与叶酸、维生素 B_{12} 联用可预防妊娠期高血压疾病。⑥其他营养物质，妊娠期膳食钙的推荐摄入量应在非妊娠妇女每天 800 mg 的基础上，中、晚期每天均增加 200 mg。妊娠期急性胰腺炎加重低钙血症，母体出现手足抽搐，胎儿也可发生先天性佝偻病。因妊娠期女性常出现生理性贫血且胎儿肝也需储存一定量的铁，妊娠期急性胰腺炎会使体内运铁蛋白数量下降，进行性加重贫血。妊娠期膳食铁的推荐摄入量应在非妊娠每天 20 mg 的基础上于中、晚期每天分别增加 4 mg 和 9 mg。

2. 妊娠期急性胰腺炎营养支持治疗原则 ①胰腺休息疗法：暂时禁食、胃肠减压、适当的营养支持、抑制胰酶分泌、改善胰腺微循环。同时还要积极寻找病因并加以纠正，如高脂血症引起妊娠期急性胰腺炎要严格限制脂肪的摄入。若病情允许，可通过鼻肠管给予肠内营养以维持母婴基础代谢。②急性胰腺炎早期不考虑肠外营养，但由于妊娠期急性胰腺炎患者较常规胰腺炎患者有更高的营养支持需求，为满足妊娠妇女及胎儿的营养需求，需在早期禁食的同时尽早给予肠外营养支持治疗。③疏通肠道：可使用对妊娠妇女较安全的乳果糖，注意妊娠期间禁止使用生大黄、硫酸镁，清洁灌肠可作为产前肠道准备。对于有手术适应证的患者还要综合评估后再给予适合的治疗方案。

3. 脂肪乳剂使用原则 ①妊娠期重症急性胰腺炎的早期营养支持应限制或禁用外源性脂肪乳剂；②当血中三酰甘油浓度 >4.4 mmol/L、输入脂肪乳剂 6 小时后仍不能廓清的患者，禁止输入脂肪乳剂；③若病情缓解，根据妊娠期营养需要可少量应用中、长链脂肪乳剂以提供机体所需的必需脂肪酸；④脂肪乳剂应缓慢输注，同时加强血脂的动态监测以避免脂肪乳加入全营养混合液中产生不良效应。

4. 肠外/肠内营养制剂的选择

（1）肠内营养制剂：急性胰腺炎患者的胰腺消化酶减少，因此建议使用高蛋白、低脂肪、半要素营养配方。2006 年欧洲临床营养和代谢协会（ESPEN）的成人胰腺肠内营养指南中推荐，肽类营养制剂可以被安全应用，标准配方制剂在可耐受的情况下可以被尝试使用。初始肠内营养时选择半要素营养配方（如短肽类或氨基酸、水解蛋白、单糖、低脂），它们不需要胰酶消化即可吸收，优于聚合配方。随着消化道功能的恢复，逐渐过渡到整蛋白类、糖类和脂肪的天然食物制成的肠道营养制剂。如果该患者为高三酰甘油性胰腺炎，初始可选择短肽类肠内营养制剂。肠内营养混悬液（SP）的主要成分是乳清蛋白水解物，据研究显示与整蛋白型肠内营养制剂比较可更少地刺激胰腺分泌，较适宜该患者使用。SP 药品说明书中妊娠期妇女及哺乳期妇女用药一栏注明：本品为营养支持用药，具体使用由医师处方决定。肠内营养粉（AA）为氨基酸型肠内营养制剂，与SP 相比其脂肪含量更低，每 80 g 中含有大豆油 509 mg。配制方法：在配制 1 kcal/ml 时，向本品包装容器内加入室温水或温开水至目测液体的体积约 300 ml，快速摇匀，溶解即可。妊娠期妇女及哺乳期妇女用药：国外免疫调查结果表明，从妊娠前 3 个月到妊娠初期 3 个月，婴儿从母体摄取维生素 A 的剂量在 10 000 U/d 以上时，主要使头部神经嵴等神经畸形的发病率增加，因此妊娠初期 3 个月内或计划妊娠的妇女给药时需注意用法用量，注意使用本品时维生素 A 的给药量不能超过 5000 U/d。肠内营养粉每 80 g 中含维生素 A 648 U，即最多可用 7.7 袋。

（2）脂肪乳：妊娠期是否可以应用脂肪乳是有争议的，有文献报道常规的长链脂肪乳不会导致不良后果且所含的必需脂肪酸对于胎儿神经系统的发育是必需的，中长链脂肪乳在动物实验中没有发现对母体或胎儿的毒性或致畸作用。也有文献报道显示脂肪乳有导致宫缩和早产的危险，认为与下游代谢产物花生四烯酸和前列腺素生成增多有关。目前临床常用的脂肪乳有长链脂肪乳、中/长链脂肪乳（包括结构脂肪乳）及橄榄油、ω-3 鱼油制成的脂肪乳。妊娠剧吐患者进行肠外营养时，脂肪乳剂宜选择长链脂肪乳，因为其供能及血浆游离脂肪酸升高小于中链脂肪酸，产生毒性的风险小，而中/长链脂肪乳中的中链脂肪酸的生酮作用常高于长链脂肪酸。这些脂肪乳制剂中，也只有脂肪乳注射液（$C_{14\sim24}$）（英脱利匹特）药品说明书中写明已有报道表明妊娠妇女应用是安全和成功的，其他种类脂肪乳都缺少妊娠妇女应用的临床证据，说明书中多不推荐或不用于妊娠妇女。对于妊娠合并肝功能异常患者，长链脂肪乳大量长期输注可造成器官脂肪沉积，从而加重肝功能损伤，加重胆汁淤积，因此，需根据患者情况权衡利弊选择长链脂肪乳或中/长链脂肪乳。

第 8 章

ERCP 术后急性胰腺炎的医药协作

自从 1968 年第一次被报道以来，ERCP 技术迅速地发展成为诊断和治疗胰胆管疾病的重要手段，其与传统的开腹手术相比较，具有恢复快、创伤小、术后并发症少等优点。ERCP 作为胆道及胰腺疾病的诊断、治疗手段已越来越多地应用于临床，随着医学材料科学、影像学及临床经验的积累，ERCP 已不再局限于"造影术"，胆道括约肌切开、扩张、引流等技术相继开展。ERCP 相关的治疗技术也逐渐开始涌现，但同时 ERCP 也带来一系列短期并发症，如急性胰腺炎、出血及十二指肠穿孔。其中，急性胰腺炎是 ERCP 术后最常见且最严重的并发症之一。

第 1 节　ERCP 术后急性胰腺炎的处理

ERCP 术后胰腺炎（post-ERCP pancreatitis，PEP）的机制目前尚未完全明确，可能由术中机械损伤、压力损伤、化学损伤、热损伤及感染等因素所致，性别、既往胰腺炎病史、胰管显影、插管困难及手术时间长等可能是 PEP 的高危因素，而对于这类高危患者，如何预防 PEP 的发生已成为当前临床研究的热点问题。

一、药物性预防

（一）证实有效或可能有效的药物

1. 非甾体抗炎药（non-steroidal anti-inflammatory drug，NSAID）　磷酸酯酶 A_2 可以诱导前列腺素、花生四烯酸等促炎因子的生成，在 AP 的炎症反应起始阶段起重要调节作用，NSAID 可有效抑制磷酸酯酶 A_2 活性，因此可显著降低 PEP 的发生率。脂氧素和消退素可抑制与减轻炎性反应，有文献报道显示双氯芬酸钠还可通过增加小分子脂氧素 A4 消退素 D1 的表达水平抑制胰腺炎的发生。

目前，大量研究证实了 NSAID 在预防 PEP 中的疗效。最近一项包括 7 项随机对照试验的荟萃分析显示，NSAID 可显著降低 PEP 在高危患者中的发生率和严重程度，ERCP 术前及术后给药亦不影响预防结果。所给予的 NSAID 多为吲哚美辛和双氯芬酸钠，应用剂量为 100 mg，给药途径为直肠给药。

进一步通过文献检索比较术前、术后给药对预防效果的影响，发现术前、术后效果相当，无显著性差异。对于药物的品种，共检索到除吲哚美辛及双氯芬酸钠之外的三种非甾体抗炎药：萘普生、伐地考昔、酮洛芬，均证明无预防 PEP 效果。双氯芬酸钠的给药剂量目前研究较多的有两种，分别为 100 mg 和 50 mg，以 100 mg 居多，50 mg 多为日本研究（日本说明书规定最大用量为 50 mg，100 mg 属于超说明书用药）。有文献报道显示 50 mg 双氯芬酸钠同样具有预防效果，国内也有研究评价了低剂量（50 mg）双氯芬酸钠肛肠给药的效果，得出 50 mg 双氯芬酸钠能降低 C 反应蛋白、胰淀粉酶的产生，以及降低 PEP 的发生率，而对于高淀粉酶血症发生率，其与 100 mg 双氯芬酸钠治疗相比无显著性差异，即疗效相当。但总体来说，50 mg 的用法相关研究仍较少，缺少充分的循证医学证据。另有临床试验研究了不同给药途径下双氯芬酸钠的效果，Park 等研究了肌内注射双氯芬酸钠在高风险患者中的作用，发现 PEP 发生率无显著降低。Ishiwatari 等进一步考察了口服双氯芬酸钠的疗效，结果与肌内注射相同。

综合国内外各项研究，NASID 对于 PEP 的预防有大量循证医学证据，直肠给予吲哚美辛或双氯芬酸钠 100 mg 可显著降低 PEP 的发生率及严重程度，亦有证据表明 50 mg 双氯芬酸钠也可发挥疗效，但现有证据均未支持其他种类 NASID、其他给药途径和给药剂量的预防效果，需要更多高质量的随机对照试验加以论证。

《ERCP 相关不良事件指南》（2016 年，美国）推荐在无禁忌证情况下，直肠给予 NASID 可降低 PEP 发生率和严重程度。《ERCP 术后胰腺炎的预防指南》（2014 年，欧洲）指出在无禁忌情况下，所有患者应在 ERCP 术前或术后即刻常规直肠给予 100 mg 双氯芬酸钠或吲哚美辛。《ERCP 术后胰腺炎临床实践指南》（2017 年，日本）指出 ERCP 术前或术后立即直肠给予吲哚美辛或双氯芬酸钠 50 mg 或 100 mg。《内镜下逆行胰胆管造影术后胰腺炎药物预防专家共识意见》建议对无消化道出血、心力衰竭和肾衰竭等危险因素的 PEP 高危患者，可考虑在 ERCP 术前或术后直肠给予 NSAID。NSAID 在我国人群中的最佳剂量尚待探索。《内镜下逆行胰胆管造影术围手术期用药专家共识意见》（2018 年，南昌）指出对无禁忌证的患者，直肠给予 NSAID（双氯芬酸钠 100 mg 或吲哚美辛 100 mg）能明显降低高危患者的 PEP 发生率，但能否降低所有 ERCP 患者 PEP 发生率仍需要进一步研究。

2. 生长抑素及其类似物奥曲肽　生长抑素为人工合成的环状十四氨基酸肽，主要分布于下丘脑和胃肠道，可抑制生长激素、甲状腺刺激激素、胰岛素、胰高血糖素及胃酸的分泌。此外，生长抑素还可减少胰腺的内、外分泌，降低消化酶活性，保护胰腺细胞。其在临床应用中安全性较好，不良反应少见。目前，有关生长抑素预防 PEP 的效果仍存在分歧。

Yu Bai 等对 900 例行 ERCP 诊治的患者进行了随机对照研究，实验组给予 250 μg 生长抑素静脉滴注，于 ERCP 术前即刻给药或 ERCP 术后以 250 μg/h 速度持续静脉滴注 11 小时，观察组和对照组 PEP 发生率分别为 4% 和 7.5%，高淀粉酶血症发生率分别为 6.1% 和 10.1%，结果表明生长抑素对于预防 ERCP 术后胰腺炎及高淀粉酶血症是安全有效的。Mar Concepción Martín 等采用生长抑素持续静脉滴注 4 小时的给药方式进行预防，与对照组相比，胰腺炎的发生率并无显著差别，此种给药方式对降低 PEP 发生率无显著疗效。陈健刚提出小剂量静脉滴注生长抑素对 PEP 无效。Xie Qin 等对 11 项随机对照试验的 2869 位患者进行了荟萃分析，提出短期注射生长抑素对预防 PEP 无效，而长期注射（＞12 小时）或静脉滴注显示出一定预防效果。Zhao Lina 等进一步研究了给药时机对生长抑素预防效果的影响，ERCP 术前给药可降低高风险人群的胰腺炎发生率，但对低风险患者无预防效果，ERCP 术后给药不具备预防效果，并指出要确定此结论仍需大量循证医学证据支持。赵磊研究不同时期应用生长抑素对预防 ERCP 术后胰腺炎和高淀粉酶血症的影响，建议术前 6 小时到术后 12 小时持续应用生长抑素 3 mg，可最大程度地预防胰腺炎和高淀粉酶血症的发生。由以上可见，生长抑素预防 PEP 的疗效取决于给药剂量、给药方式及给药时机等，生长抑素如何应用可发挥最大预防效果的问题仍需大量实验证明。

奥曲肽为生长抑素类似物，同样可抑制多种内分泌激素，减少胰腺分泌。Zhang Y 进行的一项荟萃分析结果表明高剂量（＞0.5 mg）奥曲肽具有预防 PEP 的疗效，而低剂量预防效果较差，但具体的给药途径及给药时间仍缺少足够证据。一项由我国 12 个中心完成的大样本随机对照试验证实围手术期使用奥曲肽（ERCP 术前 1 小时奥曲肽 0.3 mg 持续静脉滴注至术后 5 小时，静脉滴注结束后 6 小时及 12 小时奥曲肽 0.1 mg 皮下注射）可显著降低 PEP 的发生率。

《内镜下逆行胰胆管造影术围手术期用药专家共识意见》推荐 ERCP 围手术期使用生长抑素能降低 PEP 发生率，推荐剂量为 ERCP 操作开始前 250 μg 静脉注射+ERCP 术后 250 μg/h 静脉滴注至少 11 小时。生长抑素类似物奥曲肽也可降低 PEP 的发生率，推荐使用剂量≥0.5 mg。《ERCP 术后胰腺炎临床实践指南》（2017 年，日本）表明现有证据不足以证明生长抑素预防 PEP 的疗效。《ERCP 术后胰腺炎的预防指南》（2014 年，欧洲）指出如果高风险患者应用 NSAID 有禁忌、无法放置预防性胰管支架或放置失败，可以选择舌下含服硝酸甘油或弹丸或注射生长抑素 250 μg。

3. 蛋白酶抑制剂 可抑制胰蛋白酶、磷脂酶等的释放和活性，稳定溶酶体膜，改善胰腺微循环，减轻胰腺损伤。其主要包括乌司他丁、加贝酯和萘莫司他。各研究对于蛋白酶抑制剂的预防效果观点不一。

Takeshi Tsujino 将 406 位患者分为两组进行随机对照研究，观察组于 ERCP 前即刻给予乌司他丁 150 000 U，对照组给予安慰剂，结果表明乌司他丁可降低 PEP 发生率，但对于高危人群，乌司他丁的疗效及最佳的给药剂量和时机需进一步研究确定。而 Ji Won Yoo 研究证实 ERCP 术后即刻给予 100 000 U 乌司他丁不能降低高风险患者 PEP 的发生率。另一项 Meta 分析也表明乌司他丁、加贝酯无预防效果，但肯定了甲磺酸萘莫司他的预防价值。Park 等进一步研究了萘莫司他给药剂量对疗效的影响，结果表明给予 20 mg 和 50 mg 萘莫司他对于预防 PEP 均有疗效，但 50 mg 对高风险患者无效。

《ERCP 术后胰腺炎的预防指南》（2014 年，欧洲）表明预防性应用加贝酯或乌司他丁不能降低 PEP 的发生，对于低危 PEP 患者，萘莫司他可能有预防作用，但对高危患者无效。《内镜下逆行胰胆管造影术围手术期用药专家共识意见》指出目前没有足够证据支持加贝酯及乌司他丁能预防 PEP，萘莫司他可降低低危患者 PEP 的发生率，但目前我国尚无相关的高质量临床研究证据。

4. 影响 Oddi 括约肌压力的药物

（1）硝酸甘油：早期研究发现硝酸甘油可松弛 Oddi 括约肌，降低 ERCP 术操作难度，并可缓解括约肌痉挛导致的胰管梗阻，因此硝酸甘油有预防 PEP 的潜在价值。一项纳入

1920 例患者的 Meta 分析证实预防性应用硝酸甘油可降低 PEP 发生率，且进一步将给药途径分成皮肤给药、局部给药及舌下含服 3 个亚组进行分析，舌下含服及经皮给予硝酸甘油均显示出良好预防效果。由于所纳入的随机对照试验仅有 1 项研究涉及静脉注射给药，因此亚组内未包含静脉注射给药方式。虽有文献报道证实静脉给予硝酸甘油的预防效果，但应用硝酸甘油导致的低血压及头痛发生率均较高，且约 10% 患者因不能耐受相应不良反应而不得不终止静脉注射硝酸甘油。由此可见，静脉滴注不适宜作为预防性应用硝酸甘油的给药方式。综合各研究，舌下含服硝酸甘油既可预防 PEP 的发生，又可避免肝脏首过效应，不良反应较轻，可作为预防给药的最佳途径。

《内镜下逆行胰胆管造影术围手术期用药专家共识意见》（2018 年，南昌）提出舌下含服硝酸甘油可能预防 PEP 发生，但是其最佳剂量及给药时机需要进一步研究。而《ERCP 术后胰腺炎的预防指南》（2014 年，欧洲）则不推荐常规使用硝酸甘油预防 PEP 的发生。

（2）肾上腺素：对于 PEP 的预防作用也有一定的报道，其主要作用机制亦为松弛 Oddi 括约肌，减轻十二指肠乳头水肿。Mitsunobu 等将 370 位患者随机分成肾上腺素组和生理盐水组，肾上腺素用量 10 ml，浓度为 0.02%，采用十二指肠乳头局部喷洒给药。最终肾上腺素组 PEP 发生率低于生理盐水组，但差异无统计学意义。另一项随机对照试验纳入 941 位患者，肾上腺素用量采用 20 ml，结果表明十二指肠乳头局部喷洒肾上腺素可显著降低 PEP 的发生率（P=0.008 6）。但以上两项研究均存在以下问题，纳入的患者只接受单纯诊断性 ERCP，在插管时不使用导丝，插管时间较长，且作者对 PEP 的定义不规范。马燕妮等探讨十二指肠乳头局部喷洒肾上腺素对 PEP 的预防效果，纳入患者均为治疗性应用 ERCP，最终得出十二指肠乳头局部喷洒肾上腺素可有效防止术后胰腺炎及高淀粉酶血症的发生。十二指肠乳头局部喷洒肾上腺素具有安全、价格低廉、方便获得、无创给药等优势，且肾上腺素可经肠黏膜吸收，并经由门静脉进入肝中进行代谢，故不会对心脏、血压等产生明显影响。但由于目前研究有限，各项研究中肾上腺素的具体用法并不一致，肾上腺素具体疗效、最佳的用量、浓度及给药时机等仍需进一步实验得出。

鉴于目前研究现状，十二指肠乳头局部喷洒肾上腺素是否能预防 ERCP 术后胰腺炎的发生尚需进一步研究，暂不推荐在十二指肠乳头局部喷洒肾上腺素或围手术期大量补液以预防 PEP。

（3）乳酸钠林格液：一般用于液体复苏，可调节体液、电解质及酸碱平衡。积极的围手术期补液治疗是另一种预防 ERCP 术后发生胰腺炎的方法。微循环和灌注的紊乱会促进 SAP 的发展。在动物模型中，胰腺血流量在胰腺炎的情况下显著减少，而低灌注区域与更严重的组织坏死相关。近期有研究发现乳酸钠林格液对于 PEP 的预防也有一定作用。一项临床研究将 150 例行 ERCP 诊治患者随机分成两组，观察组给予加强水化 [ERCP 术中给予 3 ml/（kg·h）乳酸钠林格液，继以 20 ml/kg 静脉滴注，ERCP 术后给予 3 ml/（kg·h）乳酸钠林格液持续静脉滴注 8 小时]，对照组给予标准水化[以 1.5 ml/（kg·h）的速度于 ERCP 术中至术后 8 小时持续应用乳酸钠林格液]，结果表明加强水化可降低 PEP 及高淀粉酶血症的发生率。另一项随机对照实验共纳入 510 位患者，其观察组乳酸钠林格液给药方式与上一研究略有区别，ERCP 术前 10 ml/kg 静脉滴注，ERCP 术中 3 ml/（kg·h）速度静脉滴注，ERCP 术后 8 小时再次 10 ml/kg 静脉滴注，在该给药方案下，乳酸钠林格液可降低未选择患者及高危患者的 PEP 发生率，且在实验中未出现乳酸钠林格液相关不良反应。

由 Choi CW 等在韩国进行的一项大规模随机对照双盲试验发现，与标准乳酸钠林格液组相比，积极的乳酸钠林格液组的 ERCP 术后胰腺炎风险更低（RR=0.41，95%CI 0.20～0.86，P=0.016）。现有证据表明，乳酸钠林格液具有抗炎特性，并且与生理盐水相比不易引起胰腺炎患者代谢性酸中毒，而代谢性酸中毒显然是对于酶的活性不利的病理生理环境。Park 等进行了一项前瞻性研究，将 385 名患者随机分配到积极的生理盐水治疗组、积极的乳酸钠林格液治疗组和标准的乳酸钠林格液治疗组中，研究发现接受积极的乳酸钠林格液治疗的患者 ERCP 术后胰腺炎发生率明显低于标准乳酸钠林格液组（3% vs 11.6%；RR 0.26，95%CI 0.08～0.76，P=0.008）。

《内镜下逆行胰胆管造影术围手术期用药专家共识意见》（2018 年，南昌）指出，大剂量乳酸钠林格液能降低高危患者 PEP 的发生率，但是是否能降低所有患者 PEP 的发生率，以及大剂量乳酸钠林格液是否能用于心肺功能或肾功能不全患者及高龄患者尚需进一步研究。《2014 年欧洲消化内镜学会：ERCP 术后胰腺炎的预防指南》表明目前仅部分研究显示加强水化可能对预防 PEP 有效，但需要大规模实验来获得循证医学证据。目前我国尚无乳酸钠林格液预防 PEP 的高质量临床研究。乳酸钠林格液的给药方案及时间仍需进一步实验加以优化和确定。

（二）证实无效的药物

1. 糖皮质激素 一项纳入 6 项随机对照试验的 2448 例患者的荟萃分析显示，糖皮质激素对降低 PEP 发生率无作用，不建议其预防性应用。另一项研究纳入 7 项随机对照试验，且大部分随机对照试验属于高质量研究，结果依然表明糖皮质激素对于预防 PEP 无效。

2. IL-10 美国胃肠科专家 John A. Dumot 等将 200 位患者随机分成 IL-10 组（8 μg/kg）和对照组进行研究，PEP 发生率分别为 10.9% 和 9.1%，平均住院时间分别为 4 天和 3 天，两组相比较无显著差异，8 μg/kg IL-10 组无预防 PEP 效果。Sherman 等将 305 位患者分成 IL-10（8 μg/kg）组、IL-10（20 μg/kg）组和对照组，PEP 发生率分别为 15%、22% 和 14%。8 μg/kg IL-10 组、20 μg/kg IL-10 组与对照组相比，PEP 发生率未显著降低。因此，8 μg/kg 和 20 μg/kg IL-10 均无预防效果。

3. 抗氧化剂 目前，有文献报道的抗氧化剂主要为别嘌醇、N-乙酰半胱氨酸及 β-胡萝卜素。Bai Y 等进行了一项涉及 1730 例患者的 Meta 分析，结果显示别嘌醇的应用未起到降低 PEP 发生率的作用（P=0.68），但该篇文章纳入的随机对照试验在别嘌醇用法、用量及给药时间上并不统一。Mosler 等对 701 位患者进行随机对照研究，分别于 ERCP 术前 4 小时给予 600 mg 别嘌醇，术前 1 小时再次给予 300 mg，结果仍然不支持别嘌醇的预防作用。

一项纳入 256 例患者的前瞻性、随机双盲对照试验表明，预防性应用 N-乙酰半胱氨酸组和生理盐水组 PEP 的发生率分别为 12.1% 和 9.6%，无统计学差异，且 N-乙酰半胱氨酸对降低胰腺炎严重程度或缩短住院时间亦无效果。

2004 年，Lavy 等发表的随机双盲对照试验显示，β-胡萝卜素组和生理盐水组 PEP 的发生率分别为 10% 和 9.4%，未见 PEP 发生率的明显降低。因此，β-胡萝卜素无预防 PEP 的疗效。

4. 肝素　一项纳入 1438 例患者的荟萃分析研究了皮下注射肝素对 PEP 的预防价值，研究发现皮下注射肝素虽未增加出血风险，但并不能预防 PEP 的发生。

5. 其他降低 Oddi 括约肌压力药物　肉毒素、利多卡因、硝苯地平等药物虽可降低壶腹 Oddi 括约肌的压力，但国内外多项随机对照实验均表明上述药物不能降低 PEP 的发生率，因此不推荐使用。

综合国内外相关指南及文献报道，仅可确定 NSAID 的疗效，而其他的药物均无循证医学证据支持，需要进一步实验研究确定。我国在该领域的相关研究，特别是大样本量、多中心、随机对照试验极少，临床证据大多源于欧美国家的临床研究，而中国与欧美国家在临床实践诸多方面均存在较大区别。因此，期待国内同道们积极合作开展高水平的临床研究，进一步完善国内 PEP 药物预防用药规范。

二、预防性策略

ERCP 对操作者的技术要求较高，若操作者技术不娴熟，或不能正确处理术中的突发事件（如反复插管、乳头肌误伤等），均会增加 ERCP 术后胰腺炎的发生率。ERCP 术后胰腺炎的技术预防的主要目标包括向胰管注入造影剂、反复插管及尝试胰腺引流而引起的机械和化学损伤。

大多数治疗性 ERCP 都需进行胆总管的深插管。造影剂辅助插管包括直接将造影剂注入乳头并在 X 线下确认插管位置。如果在胰管中观察到造影剂，则需要重新定向导管或括约肌切开器的位置直到进入胆总管。胰管造影剂注射次数是 ERCP 术后胰腺炎的独立预测指标。新方法是通过导丝辅助插管，导丝在 X 线下可以确认是否进入胆总管。一项基于 7 项随机对照试验的荟萃分析显示，导丝辅助插管的 ERCP 术后胰腺炎风险低于造影辅助插管的风险（3.2% vs 8.7%；RR 0.38；95%CI 0.19～0.76）。此外，与造影剂辅助插管相比，导丝辅助插管成功率更高（89% vs 78%；RR 1.19；95%CI 1.05～1.35）。意大利内科医师 Cennamo 在 2009 年基于 5 项临床试验进行的另一项荟萃分析进一步支持了导丝辅助插管的优越性，其 ERCP 术后胰腺炎风险显著低于造影辅助插管的风险。最新出现了内镜医师控制的导丝引导的括约肌切开术。一项随机对照试验中发现内镜医师控制导丝的方法相比于由助手控制导丝的方法所进行的插管 ERCP 术后胰腺炎的风险降低。双导丝技术是在胆总管插管之前将胰管导丝或第二导丝放置在胰管中。一项 2016 年的荟萃分析表明，双导丝技术能够导致 ERCP 术后胰腺炎发病率的增加，而胆总管插管成功率并未提高。

三、胰管支架置入

自 1998 年以来，胰管支架置入就被用于困难性插管患者。除了辅助插管外，胰管支架还可以促进胰腺创伤后胰液的引流。2013 年的一项涉及 14 项随机对照研究荟萃分析显示，在高危和混合病例组中，置入胰管支架的 ERCP 术后胰腺炎发生率显著降低。一项回顾性研究观察了胰管支架术在高危组中的疗效，特别是那些疑似 Oddi 括约肌功能障碍的患者，在 Oddi 括约肌测压正常的 Oddi 括约肌功能障碍的患者和未切开乳头括约肌的患者中，接受预防性胰管支架置入术的患者 ERCP 术后胰腺炎发生率明显低于未接受胰腺支架术的患者。基于成本效益，在美国进行的一项研究表明，在胰腺炎高风险患者（Oddi 括约肌功能障碍，胰腺炎病史等）中置入胰管支架比不放置胰管支架具有更高的成本效益。预防性放置胰管支架已经应用先进的插管技术（如双导丝技术）来预防 ERCP 术后胰腺炎。

四、联合疗法

针对不同阶段的 ERCP 术后胰腺炎的联合治疗方法的文献越来越多。直肠给予吲哚美辛和舌下含服硝酸甘油的联合治疗也显示出有利的结果，但仍需要多中心试验来证实这些结论。双氯芬酸联合生长抑素在预防 ERCP 术后胰腺炎方面也显示出前景。高风险患者的胰管支架置入可降低 ERCP 术后胰腺炎的风险。然而，支架放置失败会增加 ERCP 术后胰腺炎风险，而经直肠给予吲哚美辛能够减弱这种可能。美国南卡罗来纳医科大学的 Elmunzer 等回顾性分析了单独使用吲哚美辛、单独应用胰管支架置入及胰管支架置入联合直肠应用吲哚美辛的有效性及安全性。Mok 等进行了一项包含 192 名高风险患者随机对照试验，这些患者分别接受生理盐水、生理盐水联合直肠给予吲哚美辛、乳酸钠林格液、乳酸钠林格液联合直肠给予吲哚美辛，并对实验结果进行了比较。该研究结果显示出接受乳酸钠林格液联合直肠给予吲哚美辛治疗的患者的 ERCP 术后胰腺炎发生率显著低于单独接受生理盐水治疗的患者（6% vs 21%）。

综上所述，ERCP 术后胰腺炎预防策略应注重谨慎把握 ERCP 的操作指征，同时充分告知患者 ERCP 产生的相应并发症。内镜医师应使用多种技术方法来降低风险，包括针对高风险患者的导丝辅助插管和胰管支架置入。在高危患者中，直肠给予 NSAID 已被证实可降低 ERCP 术后胰腺炎风险，但仍需要进一步研究包括积极补液治疗和联合治疗在内的其他方法。

第 2 节　ERCP 术后急性胰腺炎典型病例

一、病例介绍

（一）一般资料

患者，男性，51 岁。因"右上腹痛伴皮肤、巩膜黄染 5 天"入院，患者 5 天前无明显诱因出现右上腹部胀痛，间断性加重，伴肩背部放射痛，伴寒战、发热，皮肤、巩膜黄染，体温最高达 38.2℃，伴恶心、呕吐，呕吐物为胃内容物，呕吐后疼痛缓解不明显，偶伴腹胀、反酸，无腹泻及便秘，尿色加深，大便颜色变浅。既往有高血压病史，未规律服药。入院时情况：体温 37.8℃，脉搏 90 次/分，呼吸 19 次/分，血压 145/95 mmHg，神志清晰，皮肤、巩膜中度黄染，心肺无异常，腹平软。右上腹及剑突下压痛明显，无反跳痛，无肌紧张，Murphy 征阳性，肠鸣音 5 次/分，双下肢无水肿。

（二）辅助检查

实验室检查：白细胞计数为 $15.1×10^9$/L，血淀粉酶 90 U/L，尿淀粉酶 400 U/L，谷丙转氨酶 312 U/L，总胆红素 149.52 μmol/L，降钙素原 5.45 ng/L，C 反应蛋白 197 mg/L。磁共振胰胆管造影示（图 8-1）：①胆总管末端结石继发肝内、外胆管扩张；②胆囊结石、胆囊炎。肝胆脾胰腺彩超示：低位胆道梗阻、胆囊炎、胆囊多发结石、胆囊息肉样病变。

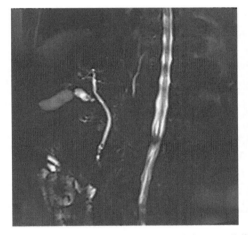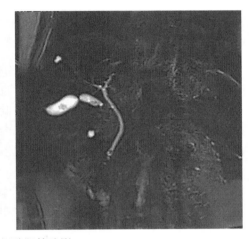

图 8-1　磁共振胰胆管造影

（三）诊治经过

初步诊断：胆总管结石、急性胆管炎、胆囊结石、胆囊炎。

入院后完善相关检查，行 ERCP 下胆总管结石取出术。术后患者禁食水，静脉滴注生长抑素，术后第 1 天，患者出现剧烈中上腹痛，腹胀不适，恶心、呕吐等症状，无发热、寒战，尿量正常。检验结果回报：血淀粉酶 654 U/L。体格检查：中上腹深压痛，无反跳痛，无肌紧张，无皮下捻发感。胰腺彩超示：胰腺增大、回声异常伴胰周积液，考虑胰腺炎。腹部 CT（图 8-2）示：胰腺稍肿胀、胰头钙化、胰体尾部可见少量渗出，左侧肾前间隙增宽。于当天补充诊断：急性胰腺炎。予以禁食水、胃肠减压、抑酸抑酶、肠外营养支持、维持水电解质和内环境平衡等非手术治疗。术后第 4 天患者腹痛减轻，排气排便，血淀粉酶 79 U/L。待患者病情平稳，术后第 7 天行腹腔镜胆囊切除术，3 天后出院。

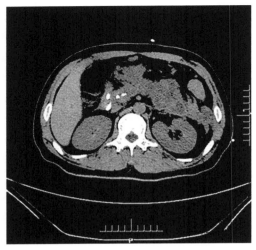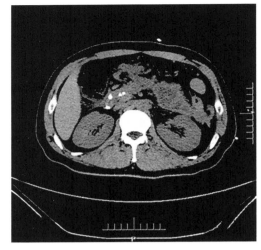

图 8-2　腹部 CT

二、病例相关问题答疑

问题 1： ERCP 术后急性胰腺炎的危险因素有哪些？

目前认为发生 ERCP 术后急性胰腺炎的患者因素主要包括可疑 Oddi 括约肌功能障碍、女性、ERCP 术后急性胰腺炎病史、年龄＜60 岁、肝外胆管不扩张、胆红素正常等。而操作因素主要包括困难插管（如插管时间＞10 分钟）、反复胰管内注射
造影剂、预切开术、腔内超声术、胰管括约肌切开术、胆管结石未取净、胆管括约肌球囊扩张术等。

问题 2： 该患者诊断为 ERCP 术后急性胰腺炎的依据是什么？

1991 年 Cotton 制订了关于 ERCP 术后并发症的共识意见，将 PEP 定义为 ERCP 术后出现胰腺炎相关的临床症状持续超过 24 小时，同时伴有血淀粉酶超过正常值上限 3 倍。若 ERCP 术后仅有血淀粉酶升高而无胰腺炎的临床表现，则为 ERCP 术后高淀粉酶血症。根据 PEP 的病情严重程度可以分为轻、中、重 3 度，见表 8-1。根据该患者情况，符合中度 PEP。

表 8-1　PEP 严重程度分度

轻度	中度	重度
急性胰腺炎临床症状 血淀粉酶升高超过正常值上限 3 倍或以上（ERCP 术后 24 小时内） 需要住院或延长住院时间 2～3 天	需要住院治疗 4～10 天	需要住院治疗至少 10 天 引起出血性胰腺炎、胰腺坏死或假性囊肿形成 需要经皮引流或手术

第 9 章

急性胰腺炎伴肾功能不全的医药协作

急性肾损伤是重症急性胰腺炎常见且较为严重的并发症之一。重症急性胰腺炎引起的低氧血症、胰腺受损导致淀粉酶大量释放、肾微循环受损、腹腔间隔室综合征引起的肾灌注压降低、腹腔内高压或血容量不足是引起急性肾功能不全的主要原因。内毒素与活性氧在重症急性胰腺炎和急性肾功能不全的病理生理学中发挥重要作用。早期识别急性肾功能不全能够预防严重并发症，如感染性休克、腹腔内高压或腹腔间隔室综合征导致的多器官功能障碍综合征，这也是患者重症监护中重要的环节。

第 1 节　急性胰腺炎伴肾功能不全的处理

临床医师在治疗重症急性胰腺炎相关的急性肾功能不全时，主要应考虑以下 4 个方面：①治疗潜在原发病；②治疗腹腔内高压和腹腔间隔室综合征；③肾功能支持；④肾脏替代疗法。

一、治疗潜在原发病

（一）治疗原则

重症急性胰腺炎的治疗取决于疾病的严重程度及患者的临床症状。在确诊重症急性胰腺炎后，建议采用评分系统，如急性生理学和慢性健康状况评价Ⅱ、序贯性器官功能衰竭评分（SOFA）或急性胰腺炎严重程度床旁指数（BISAP）评分等预测疾病的严重程度。在重症急性胰腺炎治疗过程中，多学科治疗模式发挥重要的作用。重症急性胰腺炎治疗的基本原则包括：①新入院患者的治疗；②生命体征的监测；③经口进食的管理；④充足的肠内和肠外营养；⑤充分的镇痛治疗；⑥鼻胃管的留置；⑦感染性相关并发症的抗菌药物治疗；⑧经皮穿刺引流、内镜治疗或外科手术。增强 CT 是诊断胰腺坏死的基本标准，一般推荐在住院后 48～72 小时进行 CT 检查，虽然早期阶段的 CT 检查非常重要，但是 CT 结果与疾病的严重程度及预后无明显联系。对于重症急性胰腺炎患者是否应用抗菌药物治疗仍然是一个有争议的话题。目前，大多数的研究建议只有在出现菌血症时才推荐使用抗菌药物，一般不建议对于无症状及明确感染的患者预防性应用抗菌药物。此外，当 CT 证实存在胰腺坏死时，建议使用具有良好组织穿透性的广谱抗菌药物来预防感染的加重。当患者伴有感染性坏死、出血、消化道穿孔、有症状的无菌性坏死或胰周坏死不断恶化的情况时，通常需进行外科手术干预。

（二）药物治疗

动物实验研究发现，地塞米松对重症急性胰腺炎大鼠多器官损伤具有一定的保护作用。虽然地塞米松治疗组与对照组大鼠的存活率无统计学差异，但地塞米松治疗组的胰腺、肝、肺和肾病理评分显著降低。另一项研究提示，地塞米松对重症急性胰腺炎大鼠多器官中 NF-κB 的表达具有显著的影响。作者认为，地塞米松可以降低血清淀粉酶、血浆内毒素、血清 TNF-α 水平，降低肝和肾中 NF-κB 的表达，促进细胞凋亡，对胰腺细胞损伤起到一定的保护作用。Esrefoglu 等总结了抗氧化剂对于急性胰腺炎治疗的实验和临床证据，如抗坏血酸、α-生育酚、β-胡萝卜素、褪黑激素和 N-乙酰半胱氨酸，研究发现，在急性胰腺炎的治疗中，使用抗氧化剂方案作为补充剂与常规治疗相结合能够有效减轻炎症反应，但尚无足够的证据支持抗氧化剂的单独使用能够改善患者预后。另一项关于大鼠的研究旨在评估己酮可可碱在胰腺缺血再灌注损伤的大鼠模型中的作用，结果证实，己酮可可碱通过抑制急性胰腺炎和胰腺缺血再灌注模型中的 NF-κB 活化发挥抗炎作用。与对照组相比，己酮可可碱治疗组血清中 TNF-α、IL-6 和 IL-10 水平降低（$P<0.05$），动物的胰腺组织学评分显著降低，这也提示己酮可可碱能够有效地降低胰腺的组织学损伤，使用己酮可可碱能够减少胰腺缺血再灌注损伤介导的全身炎症反应、胰腺组织病变和肾衰竭。

（三）血液净化治疗

目前，已有研究探讨血液净化方法（包括血液滤过或血液透析）通过改善全身性炎症反应而在重症急性胰腺炎治疗中的功效。在重症急性胰腺炎的早期阶段，严重肺部并发症与病死率直接相关，内皮损伤在急性呼吸窘迫综合征的发病机制中起关键作用，连续血液净化已广泛用于治疗多器官功能障碍综合征，其中包括急性呼吸窘迫综合征。然而，最近有一项中国的相关研究回顾性地分析了先前的研究，如连续静脉血液滤过治疗对于重症急性胰腺炎的治疗作用，其中包括 4 项比较研究和 7 个系列研究，共计纳入354 名患者。其中，接受连续静脉血液滤过治疗的患者的总体病死率为 20%（55/275）。在连续静脉血液滤过治疗之后，患者病情在第 6 小时和第 72 小时之间明显改善。然而，尚无确凿的临床证据证实连续静脉血液滤过治疗在治疗重症急性胰腺炎方面的益处，但该研究推荐进一步采用早期启动并持续至少 72 小时的高容量连续静脉血液滤过，探讨连续静脉血液滤过治疗重症急性胰腺炎的疗效。Gong 等探讨了高容量血液滤过对改善严重急性胰腺炎患者免疫功能障碍的影响，患者以 1：2 的比例分配到标准医学治疗组（$n=4$）或高容量血液滤过组（$n=8$）中，标准治疗组给予重症急性胰腺炎标准治疗，而高容量血液滤过组给予标准治疗联合 72 小时高容量血液滤过治疗。研究发现，高容量血液滤过组血浆水平中 IFN-γ、TNF-α、IL-1、IL-2、IL-5 和 IL-13 的水平低于标准治疗组；与标准治疗组相比，外周血 CD4+ 和 CD8+T 细胞、单核细胞计数和 HLA-DR 表达在高容量血液滤过组有显著增加。在该研究中，高容量血液滤过显著降低血浆炎症细胞因子，包括IFN-γ、TNF-α、IL-1、IL-2、IL-5 及 IL-13 等的浓度；同时，其还能增加重症急性胰腺炎患者血中单核细胞 HLA-DR 的表达。

二、治疗腹腔内高压和腹腔间隔室综合征

（一）早期识别腹腔内高压和腹腔间隔室综合征

如果临床医师需要做出明确的诊断，其首先需要准确测定腹腔内压力。由于重症急性胰腺炎而入住 ICU 的患者需要常规进行腹腔内压的测量，腹腔内高压可以通过腹膜内导管直接测量，也可以通过胃管或尿管间接测量。通常测定膀胱压力已被用作测量腹腔内压力的首选方法，这种方法简单易行且损伤较少。该技术基于一种封闭的无菌系统，且不会增加尿路感染的风险。间歇性测压的一个重要缺点是受到尿量的干扰而无法获得连续变化的趋势。McBeth 等研究比较了使用体外模式进行间歇性和连续性腹内压监测，结果证实，尚无证据表明这种方法优于其他方法，腹腔内高压＞15 mmHg 与重症急性胰腺炎的病死率和严重程度及肾功能受损密切相关。在过去 10 年中，坏死性胰腺炎的治疗理念一直不断更新。最初，手术清创术是治疗坏死性胰腺炎的首选方法。近年来，超声或 CT 引导下行胰腺假性囊肿经皮穿刺引流是降低腹腔内高压的首选方法。在一些研究中，已经报道了腹腔内压力在 21～49 mmHg 时，剖腹减压术可以作为降低腹腔内高压的最有效方法。Plaudis 等在一项前瞻性研究中描述了腹部负压治疗腹腔内高压的方法，他们选取了 22 名患者采用该方法，并证实腹部负压治疗能有效地降低腹内压，从而对抗腹腔间隔室综合征及降低腹膜炎发生的风险。然而，开放腹部手术仍然会带来许多并发症，包括持续性败血症和多器官功能障碍的加重等。

（二）控制液体平衡

维持足够的器官灌注并控制液体积聚在第三间隙。Pupelis 等在一项研究中探讨了早期连续静脉血液滤过治疗对伴有腹腔内高压的重症急性胰腺炎患者的治疗效果，结果证实多器官功能衰竭和腹腔内高压的持续增加是提示患者需要采用连续静脉血液滤过治疗的有效预测指标。连续静脉血液滤过治疗使得 75 名研究患者的腹腔内高压在 2 周内迅速下降到（10.6±3.9）mmHg，而未行连续静脉血液滤过治疗的患者的平均腹腔内高压仍然高达（12.9±4.1）mmHg。

三、肾功能支持

引起重症急性胰腺炎患者急性肾功能不全的重要危险因素主要包括肾病、低氧血症和腹腔间隔室综合征的病史。预防急性肾功能不全发生的措施包括维持体内液体平衡、维持肾脏充分灌注、充足的氧合作用、降低腹腔压力、避免腹腔间隔室综合征发生。如前所述，充足的肾脏灌注是支持和保持肾功能的最佳措施；此外，积极的容量复苏能够保证有效的心排血量，但却是继发性腹腔间隔室综合征的独立危险因素。在合并腹腔内高压和感染性休克的患者中，使用去甲肾上腺素对维持肾脏灌注具有一定的疗效，研究发现，去甲肾上腺素通过增加肾灌注压和肾血管传导增加脓毒症患者的肾血流量、尿量和肌酐清除率。去甲肾上腺素较多巴胺更有效，当剂量范围在 0.01～3.3 μg/（kg·min）时，即可有效增加重症急性胰腺炎患者的液体复苏效率。目前，尚无前瞻性研究提示肾

功能改善能够增加肾脏灌注压。已知的体外研究提示，一方面，低剂量呋塞米可以改善肾血流动力学，减轻缺血诱导的细胞凋亡，高浓度的呋塞米通过降低 IL-6、IL-8 及 TNF-α 发挥免疫抑制特性；另一方面，呋塞米可通过增加尿钠排泄和利尿来帮助控制体液超负荷。然而对于急性肾功能不全早期，在尿量减少的情况下，是否能够使用利尿剂治疗仍存在争议，我们需要进一步开展相关研究以评估早期应用呋塞米的治疗效果。Zhang 等报道了黄芩苷和奥曲肽对重症急性胰腺炎大鼠肾损伤的保护作用及其机制，组织病理学显示，黄芩苷和奥曲肽通过降低 Bcl-2 蛋白的表达水平，增强 BAX 二聚体诱导肾小管细胞凋亡，实现对肾脏炎症介质的抑制作用。

四、肾替代疗法

如前所述，对于重症急性胰腺炎合并急性肾功能不全的患者，选择肾替代治疗或血液净化的适应证与其他重症患者并无显著差异，在急性肾损伤患者中，对利尿剂无反应的液体超负荷、严重代谢性酸中毒、高钾血症（＞6.5 mmol/L）、严重少尿或无尿（12 小时内尿量＜200 ml）和尿毒症的临床并发症是选择肾脏替代治疗的明确指征。采用间歇性或连续性的肾替代治疗取决于患者的一般状况，尤其是血流动力学状态，连续性肾替代治疗通常适用于严重血流动力学不稳定，需要用高剂量的血管加压剂治疗患者；持续肾替代治疗可以有多种方式：在连续静脉血液滤过中单独使用过滤，在连续静脉血液滤过治疗中单独使用透析，或在连续静脉血液透析滤过中联合应用过滤与透析。持续肾替代治疗联合抗凝治疗的主要目的是为了延长管路的寿命。重症急性胰腺炎患者出血的风险很高，如果给予持续肾替代治疗，采用柠檬酸盐抗凝是最佳选择。但是，在柠檬酸盐使用不当的情况下，极易出现代谢紊乱，因此只有在相关风险得到良好控制的情况下，才能体现柠檬酸盐抗凝的优势。对于血流动力学稳定的患者，建议首选间歇方法，即延长的每天透析或缓慢的低效日常透析。临床医师对重症患者的肾替代治疗的正确时机和肾功能恢复情况仍存在许多担忧，一项研究比较了连续和间歇性肾替代治疗对急性肾功能不全的效果，研究纳入了 191 例急性肾功能不全患者，其中包括 125 例在 ICU 中接受连续静脉血液滤过治疗或连续性静脉血液透析治疗的患者，该研究的主要终点是 ICU 的病死率和住院时间，次要终点是血管升压素使用、血流动力学稳定性和肾功能恢复情况。在存活的 64 名患者中，97%完全或部分恢复了肾功能，完全恢复肾功能的患者占连续性静脉血液滤过治疗组的 50%，在连续性静脉血液透析组中约为 42%，两组的患者数量或使用血管升压素的比率无显著差异。目前尚无相关研究比较重症急性胰腺炎后急性肾功能不全患者的肾脏支持治疗，有鉴于此，我们须根据动物或实验模型研究的结果确定最佳治疗方法。在 VA/NIH 的研究中，研究人员比较了急性肾功能不全重症患者的肾脏支持强度，比较强化和轻度强化的治疗效果如下：在这项多中心随机对照研究中，共计纳入了 1124 名成年患者，研究表明，与传统少而密集的策略相比，强化（高剂量）治疗策略并无益处，其在患者病死率、肾功能恢复及肾脏替代治疗持续时间等方面无明显下降。另一项多中心随机研究纳入了 1700 名患者，其中 1260 名患者接受肾替代治疗，研究发现，肾替代治疗方案在世界各地不尽相同，肾脏替代治疗方案多样且每个中心的结论均不一致，但是从总体而言，肾替代治疗通常适合具有充足经验的临床医师根据患者个体化的情况进行开展。

急性肾损伤是重症急性胰腺炎常见的并发症，其可影响急性胰腺炎患者的预后。早期识别急性肾损伤，进而预防严重并发症，如感染性休克、腹腔内高压和腹腔室综合征导致多器官功能障碍综合征，在重症监护中至关重要。当需要进行肾替代治疗时，我们必须考虑不要被其他疾病所迷惑。我们需要考虑到影响全身炎症反应、肾恢复、代谢状态和液体复苏的因素，选择最佳的治疗方法。

第 2 节　急性胰腺炎伴肾功能不全典型病例

一、病例介绍

（一）一般资料

患者，男性，56 岁，体重 70 kg。3 天前饮酒后出现上腹部钝痛，呈持续性胀痛，放散至腰背部，呕吐，呕吐物为胃内容物，少尿 2 天，急诊医师以"重症急性胰腺炎"收入 ICU。患者自述曾口服贝那普利降压治疗，但未规律使用。经初步检查，患者伴有肾衰竭。入院时情况：体温 37.6℃，脉搏 106 次/分，呼吸 32 次/分，血压 155/96 mmHg，神志清晰，表情淡漠，四肢湿冷。心率 106 次/分。腹部膨隆，上腹部有压痛、反跳痛，移动性浊音阴性，肠鸣音减弱。膀胱无充盈，双肾区叩击痛阴性。

（二）辅助检查

实验室检查：白细胞计数为 13.2×10^9/L，中性粒细胞百分比 72%，淋巴细胞百分比 32%，血钙 2.3 mmol/L，血尿素氮 18.2 mmol/L，血肌酐 571 μmol/L，血氨 80.2 μmol/L。尿蛋白（+++），尿潜血（++），尿胆红素（+）。尿淀粉酶 425 U/L，血淀粉酶 340 U/L。胰腺增强 CT（图 9-1）示：胰腺弥漫性肿大，密度不均，胰周脂肪层模糊，呈网状、条带状，诊断为重症急性胰腺炎。

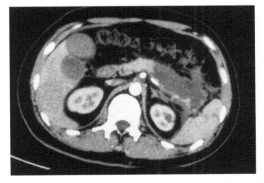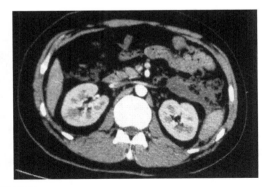

图 9-1　胰腺增强 CT

（三）诊治经过

急诊入住 ICU，给予禁食水、持续胃肠减压、抑酸、抑酶、液体复苏、器官功能保护等对症治疗。初步诊断：重症急性胰腺炎、肾衰竭、高血压。第 2 天进行 CRRT，待患者生命体征平稳后转入胰胆外科，此时患者仍有发热，体温最高达 38.2℃，24 小时尿量约 800 ml。辅助检查：白细胞计数为 14.64×10⁹/L，降钙素原 2.45 ng/L，C 反应蛋白 170.00 mg/L。应用莫西沙星 400 mg，每天 1 次，静脉滴注进行抗感染治疗。患者自述血压升高 2 年，平时口服贝那普利降压治疗，但未规律服用，血压控制不理想，给予患者口服苯磺酸氨氯地平片 5 mg，每 24 小时 1 次，降压治疗，治疗后患者血压平稳。3 周后患者再次出现发热，最高达 38.8℃。辅助检查：白细胞计数为 19.98×10⁹/L；中性粒细胞百分比 93.24%，降钙素原 1.59 ng/L，血肌酐 472 μmol/L，患者腹部 CT 示胰腺周围继发感染。请彩超医师床头会诊，提示脓性包裹（图 9-2），行 PCD 穿刺引流，引出脓性液体，每天约 100 ml。先后应用亚胺培南西司他丁钠 1.0 g，每 8 小时 1 次；万古霉素 1.0 g，每 12 小时 1 次，静脉滴注进行抗感染治疗 5 天。患者仍间断性发热，最高达 40℃，辅助检查：白细胞计数为 13.89×10⁹/L，中性粒细胞百分比 83.21%，降钙素原 1.67 ng/L，C 反应蛋白 91.70 mg/L。脓液培养示：耐碳青霉烯肺炎克雷伯菌，对替加环素、庆大霉素敏感，请临床药师进行会诊。临床药师建议给予注射用替加环素 50 mg（首剂加倍），每 12 小时 1 次，静脉滴注，抗感染治疗。更改抗感染方案 24 小时后，患者状态明显好转，3 天后体温降至正常，降钙素原 0.47 ng/L，患者状态逐渐稳定，继续使用 4 天后停用替加环素，且在后续的病程中，患者状态良好，未再发热。复查 CT 如图 9-3 所示，复查肝功能：谷丙转氨酶 82 U/L，谷草转氨酶 98 U/L，给予茵栀黄制剂口服，一次 2 袋，1 天 3 次，3 天后患者出院。

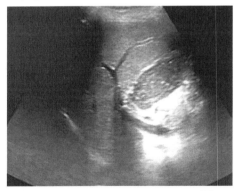
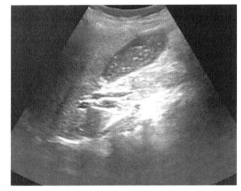

图 9-2　脓性包裹

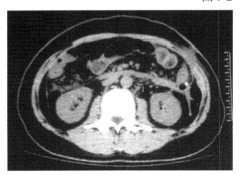
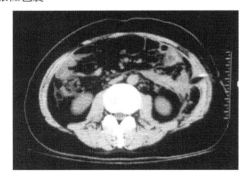

图 9-3　复查 CT

二、病例相关问题答疑

问题 1：如何早期预防 SAP 治疗中肾衰竭的发生?

SAP 患者出现尿量突然显著减少，肾功能急剧恶化（血肌酐每天升高 ≥44.2 μmol/L）时，应考虑并发急性肾衰竭的可能，临床诊断并不困难。在 SAP 发病时应及早预防和处理可能造成肾衰竭的肾前性、肾性因素，以避免急性肾衰竭的发生。

针对肾前性因素的措施：由于 SAP 发生时组织液大量渗出至第三间隙，机体有效循环血量严重不足，及时补足血容量以维持肾脏灌流十分重要。除输液、补充电解质外，还应补充血浆、白蛋白等胶体液，使尿量达到 50 ml/h，同时最好监测中心静脉压，有条件时可使用 Swan-Ganz 飘浮导管监测血流动力学指标。同时尽量避免外源性肾毒性物质，主要是抗菌药物、非甾体抗炎药等。

问题 2：CRRT 在重症急性胰腺炎治疗过程中，其最佳应用时机为何时?

临床常采用 CRRT 治疗 SAP，具有一定的有效性与独特性。MODS 是 SAP 患者常见的病死因素之一，因此在早期治疗 SAP 患者时，如何预防 SIRS 发展至 MODS 是临床重点研究课题。CRRT 主要经由一定孔径的滤膜纤维的对流、超滤、吸附及弥散等作用减少炎性递质，进而清除血液循环中炎性因子及细胞因子，维持机体炎性因子、体液因子及细胞因子的平衡。CRRT 还可有效地清除血清 TNF-α 及 IL-1 等炎性因子，明显改善预后。SAP 患者机体多存在电解质紊乱与酸碱失衡现象，而 CRRT 不仅可净化血液，还可调节水、电解质及酸碱平衡。CRRT 可连续、缓慢、等渗地清除机体多余溶质与水分，持续调节体液平衡，及时补充体液量，有利于维持血浆再充盈、稳定肾素-血管紧张素系统及平衡细胞外液渗透压；同时还可结合个体血气分析、电解质水平配制出个体化置换液，弥补常规内科治疗中无法控制速度、效果欠佳及矫枉过正等缺陷。

目前，临床关于 CRRT 治疗 SAP 的指征尚不明确。SAP 病情严重者易并发急性肾损伤，导致病死率上升，部分临床观点认为 SAP 患者并发急性肾损伤后再行 CRRT 治疗为最佳时机。大量研究证实，急性肾损伤病情不稳定，可明显降低肾小球滤过率，但并未提升血肌酐水平，因此单纯将肌酐上升作为开始治疗的指标可能会失去最佳治疗时机。多数患者血肌酐水平呈进行性上升或无尿时才接受 CRRT 治疗，此时器官功能已受损，因此临床常在确诊 SAP 后便结合患者实际行 CRRT 治疗，尽快纠正酸碱失衡及水、电解质紊乱，清除炎性递质。采用 CRRT 治疗 SAP 效果较好，但需把握治疗时机，明确诊断后便可应用，避免影响预后。

现阶段公认的临床指征主要有以下几个方面：高热；毒素可透析与药物过量；钠离子含量在 160 mmol/L 以上（高钠血症）或在 115 mmol/L 以下（低钠血症）；尿毒症神经或肌肉损伤；尿毒症心包炎或尿毒症性脑病；肺部或其他组织水肿；血尿素含量在 30 mmol 以上（氮质血症）；血液 pH 在 7.1 以下；钾离子含量在 6.5 mmol/L 以上；尿量少于 200 ml/12h。

CRRT 的应用，能够有效去除 SAP 患者体内的激肽、磷脂酶及肿瘤坏死因子，进而使 SAP 患者的预后得以改善。然而，若应用过早则极易出现矫枉过正的情况，并引发低磷血症及以免疫抑制为主导的代偿性抗炎反应综合征，并且持续性地使用抗凝剂亦会导致患者出现腹腔出血，对其疾病治疗而言极为不利。

问题 3：肾功能不全的患者为什么要进行用药调整？

近年来，人群中肾功能不全的发生率逐年升高，肾疾病已经成为影响全球公众健康的问题，越来越被关注。根据病程和临床表现，肾功能不全可分为慢性肾功能不全和急性肾功能不全，前者是指由于肾单位发生进行性的损伤，在数月、数年甚至更长的时间里，肾的功能逐渐发生损伤，当残存的肾单位不能负担排出体内代谢产物和维持人体内环境稳态的工作时，就会使体内毒素累积、电解质紊乱、酸碱平衡遭到破坏，从而引起一系列的临床表现。而急性肾功能不全又称为急性肾损伤，是指突发（1～7 天）和持续（＞24 小时）的肾功能下降。急性胰腺炎的患者随着病情加剧进展为重症急性胰腺炎时，会发生多器官功能障碍综合征，肾是较为常见的受累器官之一，重症急性胰腺炎导致的肾损伤发生率为 14%～43%。肾是人体重要的排泄器官，大部分药物在体内经肾排出体外，一旦肾功能受损时，药物的吸收、分布、代谢、排泄就会发生障碍，人体对药物的敏感性亦会发生改变，从而使药物的体内浓度、疗效及安全性发生改变，使原本安全的药物变得不再安全。因此，对于急性胰腺炎患者，关注其肾功能，根据肾功情况调整患者的用药剂量和使用频率，避免药物加重患者的肾负担是在治疗急性胰腺炎时临床药师应该重点关注的问题。

问题 4：肾功能不全患者用药的调整原则是什么？

目前，临床上针对肾功能不全患者的用药调整主要依据肾功能的损害程度、药物的肾毒性程度、药物与蛋白的结合率，药物的主要排出途径及药物的可透析性 5 个方面。调整的方法包括改变用药剂量和改变用药频率。因此，除了掌握药物的特性以外，判断患者的肾功能情况是合理调整用药剂量的关键。测定血清肌酐是间接评价肾功能最常用的指标，但血清肌酐与肌肉的容积及肌肉的活动情况相关，因此其仅可在一定程度上反映肾脏功能。目前临床上主要用来评价肾功能损害程度的指标是肌酐清除率，需要计算得出，一般采用 Cockcroft-Gault 公式计算：$Ccr(ml/min)=[(140-年龄)×体重(kg)]/[72×Scr (mg/dl)]$ 或 $Ccr（ml/min）=[（140-年龄）×体重（kg）]/[0.818×Scr（μmol/L）]$，女性患者在此基础上×0.85，正常范围 80～100 ml/min。肾功能损害在不同程度时所用药物的估算量见表 9-1。

表 9-1　肾功能损害程度及药物用量

血肌酐（Scr）（μmol/L）	肌酐清除率（Ccr）（ml/min）	药物用量（D）（正常剂量%）
Scr<177	40<Ccr≤60	75<D≤100
177≤Scr≤880	10≤Ccr≤40	50≤D≤75
Scr>880	Ccr<10	25≤D<50

临床药师在调整药物时，应根据药物的作用特点选择调整剂量或调整频率。调整剂量主要适用于需要维持稳定的血药浓度而发挥药理作用的药物，如时间依赖性抗菌药物

万古霉素、β-内酰胺类抗菌药物、青霉素等，该类药物的杀菌作用主要与其血药浓度大于最低抑菌浓度持续的时间有关，即细菌的暴露时间，而峰值浓度并不很重要。对于该类药物，可以减少单次给药剂量，不改变给药频率，既可以维持药物在体内的有效浓度，又可以降低药物在体内的蓄积。而调整给药频率主要适用于浓度依赖性药物，该类药的作用特点是药物峰值浓度越高，作用越强，起效越快，如氨基糖苷类抗菌药物、喹诺酮类抗菌药物等，该类药物体内峰值浓度越高，对致病菌的杀伤力越强，杀伤速度越快，对于该类药物，减少给药频次，维持单次给药剂量不变，可以保证药物的治疗效果，同时可以降低谷浓度，减少药物在体内的蓄积。

目前，需要根据肾功能进行调整的药物已多达数百种，随着对药物作用机制的不断研究及新药的问世，这个数字还将继续扩大。常见的需根据肾功能调整用药的药物类型有抗菌药物、非甾体抗炎药及其他解热镇痛抗炎药、利尿剂和脱水药、中药及中成药、造影剂、降压药、抗肿瘤药等，大部分药物已经在说明书中标注了肾功能不全患者的剂量调整方式，临床药师在参与肾功能不全患者用药干预时，应首选肾毒性小的药物进行治疗，如确实需要使用有肾损害的药物，应合理调整用药剂量，保证安全有效用药。

问题 5：患者的药物治疗方案是否合理，如不合理应如何调整？

在本病例中，我们看到患者为男性，56 岁，体重 70 kg，诊断为重症急性胰腺炎伴肾衰竭，血肌酐 571 μmol/L，血尿素氮 18.2 mmol/L，尿蛋白（+++），可计算出该患者的肌酐清除率为 12 ml/min，处于肾衰竭早期，入院第 2 天采用 CRRT 后，给予抗感染治疗，选用的抗菌药物为莫西沙星 400 mg，每天 1 次，静脉滴注。莫西沙星为第四代喹诺酮类广谱抗菌药，具有抗菌作用强、抗菌谱广、不易产生耐药并对常见耐药菌有效、半衰期长、不良反应少等特点，可用于治疗复杂的腹腔感染，约 52% 经肝代谢，48% 经肾代谢，对于肾功能受损的患者及透析患者，该药不需要进行剂量调整，故该药选用合理，但给药时需注意，400 mg 给药时间应大于 90 分钟。

患者自述患有高血压 2 年余，平时使用贝那普利降压治疗，但未规律服用，血压控制不理想。贝那普利属于血管紧张素转化酶抑制剂，该类药物主要经肾脏排泄，对肾脏的血流灌注影响较大，使用时，应监测患者血肌酐变化，对于肌酐在 265.2 μmol/L 以上的患者不应使用该类药品。故患者入院后，改为口服苯磺酸氨氯地平片每次 5 mg，每天 1 次。苯磺酸氨氯地平属于二氢吡啶类降压药，在体内多经生物转化消除，对肾具有保护作用，不需根据肾功能进行用药调整，可根据患者的血压控制情况逐渐加量，最多每天可用 10 mg。

患者 3 周后出现继发性胰周感染，腹腔穿刺后可引出脓性液体，患者病情危重，医师给予亚胺培南西司他丁钠 1.0 g，每 8 小时 1 次，静脉滴注，以及万古霉素 1.0 g，每 12 小时 1 次，静脉滴注，进行联合抗感染治疗。该治疗方案并不合理，该患者肌酐为 472 μmol/L，肌酐清除率为 15.9 ml/min，亚胺培南西司他丁钠说明书中明确标识，肌酐清除率为 6～20 ml/min 的患者的用药频率应为每 12 小时 1 次，每天总剂量应为健康患者的 1/3，故应将亚胺培南西司他丁钠的用药剂量调整为 500 mg，每 12 小时 1 次静脉滴注。万古霉素存在一定的肾毒性，需要进行剂量调整，其属于时间依赖性抗菌药物，用药调整应减少单次给药剂量，根据患者的肌酐清除率及万古霉素说明书中肌酐清除率与给药剂量的关系，万古霉素使用方法应调整为 250 mg，每 12 小时 1 次，并需监测患者万古霉素血药浓度，给药 1~2 小时后，血药浓度应为 25~40 μg/L，谷浓度需低于 10 μg/L。

亚胺培南西司他丁钠与万古霉素联合治疗效果并不明显，患者间断发热高达 40℃，腹腔引流液药敏培养提示为耐碳青霉烯肺炎克雷伯菌，对替加环素、庆大霉素敏感，临床医师请临床药师会诊给予意见，由于庆大霉素属于氨基糖苷类抗菌药物，应用后 10%~25% 的患者会出现肾功能异常，是造成肾损害的常见药物，因此临床药师建议弃用庆大霉素，使用肾功能不全患者不需调整剂量的替加环素进行治疗，更改治疗方案后，患者状态明显好转，未再发热。

问题 6：目前常用的保肝药物有哪几类？如何选用？

药物性肝损伤是指由各类药物及其代谢产物乃至辅料等所诱发的肝损伤，其发病机制复杂，往往是多种机制先后或共同作用的结果，迄今尚未充分阐明。通常可概括为药物的直接肝毒性或特异质性肝毒性作用。该患者出现了轻度的肝功能异常，可能与治疗药物有关，但考虑到抗感染治疗对该患者预后至关重要，且目前仅为轻微的肝功能异常，故临床药师建议继续目前抗感染治疗方案并给予患者保肝对症处理。现介绍一下临床上常用的保肝药物分类、用法、用量及其临床应用时应给予的药学监护。

1. 肝细胞膜保护剂 代表药为多烯磷脂酰胆碱。磷脂是细胞膜的重要组成部分，在肝细胞受到损伤时，膜的稳定性受到破坏，最终导致肝细胞破裂坏死。多烯磷脂酰胆碱在化学结构上与重要的内源性磷脂一致，它主要进入肝细胞，并以完整的分子与肝细胞膜及细胞器膜相结合，补充外源性磷脂成分，增加细胞膜的流动性，对肝细胞的再生和重构具有非常重要的作用。胶囊剂（每粒 228 mg）：开始 3 次/天，2 粒/次，每天服用量最大不超过 6 粒。一段时间后，剂量可减至每天 3 次，每次 1 粒维持剂量。针剂：每安瓿 5 ml，成人一般每天缓慢静脉注射 5~10 ml，严重患者每天注射 10~20 ml，用葡萄糖溶液作稀释剂（1∶1）。因为含有苯甲醇，故新生儿和妊娠前 3 个月的妇女禁用，大剂量口服可导致腹泻，极少数有过敏反应，应给予充分重视。

2. 解毒保肝药物 主要包括谷胱甘肽、硫普罗宁等。此类护肝药物可以为肝提供巯基或葡萄糖醛酸，增强肝脏的氧化、还原、水解、合成等一系列化学反应，将有毒物质转变成易溶于水的化合物，并通过尿和胆汁排泄出体外，从而减轻有害因素对肝脏的持续损害。

（1）还原型谷胱甘肽：由谷氨酸、半胱氨酸和甘氨酸组成，其结构中含有活性的巯基，在体内 γ-谷氨酰循环中提供谷氨酰基以维持细胞的正常代谢和膜的完整性，肝细胞受损时为谷胱甘肽过氧化酶提供还原剂，从而抑制或减少自由基的产生，保护肝细胞免受损害。一般静脉注射：将其溶解于注射用水后，加入到 100 ml 生理盐水中静脉滴注，或加入到 20 ml 以下的生理盐水中缓慢静脉注射。每天 1 次，每次 1.2 g。肝疾病一般每 30 天为 1 个疗程。该药即使大剂量、长期使用也很少出现不良反应。罕见突发性皮疹。本品不得与维生素 B_{12}、甲萘醌、泛酸钙、乳清酸、抗组胺制剂、磺胺类药物及四环素等混合使用。

（2）硫普罗宁：结构中的游离巯基具有还原性，有对抗脂质过氧化和清除自由基的作用，参与三羧酸循环中糖代谢和脂肪酸氧化，促进乙醇和乙醛的排泄与降解，对慢性肝损伤模型引起的三酰甘油在肝脏的蓄积有抑制作用，治疗酒精性脂肪肝有明显效果。一般口服时，一次 100～200 mg，1 天 3 次，疗程为 2～3 个月。硫普罗宁在临床应用时应监测以下不良反应，如恶心、呕吐、腹痛、腹泻等症状，过敏反应（皮疹、皮肤发红等），罕见蛋白尿或肾病综合征，胰岛素性自体免疫综合征等，如发生以上不良反应立即停药并给予对症处理。

3. 抗炎护肝药物　主要包括复方甘草酸单铵及复方甘草酸二铵，这类药物在化学结构上与醛固酮的类固醇环相似，可阻碍可的松与醛固酮的灭活，有激素样作用，但无皮质激素的不良反应，可以减轻肝脏的非特异性炎症。

（1）复方甘草酸单铵：一般静脉滴注，每次 40～80 ml，加入 10%葡萄糖注射液 250～500 ml，每天 1 次。应注意个别患者偶尔出现胸闷、口渴、低血钾或血压升高，一般停药后即消失；长期应用时应监测血钾、血压等变化。

（2）复方甘草酸二铵：注射剂，一次 150 mg，以 10%葡萄糖注射液 250 ml 稀释后缓慢静脉滴注，1 天 1 次。口服制剂，一次 150 mg，1 天 3 次。因该药有类固醇样作用，可以引起水钠潴留，所以严重低钾血症、高钠血症、高血压、心力衰竭、肾衰竭患者禁用。治疗过程中应定期检测血压，血清钾、钠浓度，如出现高血压、血钠潴留、低血钾等情况应停药或适当减量。

4. 利胆护肝药物　主要包括腺苷蛋氨酸及熊去氧胆酸。

（1）腺苷蛋氨酸：作为甲基供体和生理性巯基化合物的前体参与体内重要的生化反应，通过细胞膜磷脂甲基化功能的增强，其活化了细胞膜磷脂的生物转移反应，恢复了胞质膜动力学特征和胞质膜的流动性，使质子泵功能恢复，对于肝细胞摄入和分泌胆盐起着重要作用。初始治疗，静脉给药，每天 500～1000 mg，肌内注射或静脉注射，共 2～4 周。维持治疗，口服，每天 1～2 次，每次 1 片。腺苷蛋氨酸有引起患者外周血管硬化的不良反应，用冷、热敷等相应的处理可以减轻。

（2）熊去氧胆酸：是正常胆汁成分的异构体，它可以增加胆汁的分泌，抑制肝脏胆固醇的合成，减少脂肪肝的形成，松弛 Oddi 括约肌，促进胆汁排出。成人口服时每天 8～10 mg/kg，分两次给予。严重肝功能不全和完全性胆道梗阻时禁用，妊娠妇女及哺乳期妇女慎用，避孕药可增加胆汁饱和度，用本品治疗时应尽量采取其他节育措施以免影响疗效。

5. 降酶药物　联苯双酯对细胞色素 P450 酶活性有明显诱导作用，对四氯化碳所致的肝微粒体脂质过氧化有抑制作用，并降低四氯化碳代谢过程中还原型辅酶Ⅱ及氧的消耗，从而保护肝细胞生物膜的结构和功能。其滴丸剂的生物利用度高于片剂，一般口服5 粒/次，每天 3 次，必要时 6～10 粒/次，每天 3 次，谷丙转氨酶正常后改为 5 粒/次，每天 3 次，连服 3 个月。少数患者用药过程中谷丙转氨酶可回升，加大剂量可使之降低。停药后部分患者谷丙转氨酶反跳，但继续服药仍有效。因此，治疗后肝功能恢复正常时应逐渐减量停药，合用肌苷可减少本品的降酶反跳现象。妊娠妇女及哺乳期妇女禁用此药。

6. 中药制剂　中药对肝病的治疗有其独到之处，其有效提取物在临床上应用非常广泛。

（1）水飞蓟素：是从菊科植物水飞蓟果实中提取的一种总黄酮，由 3 种不同的同分异构体组成，是目前公认的具有保肝作用的天然活性成分，其主要的作用机制是清除氧自由基，抗脂质过氧化，对中毒性肝炎、酒精性肝病、代谢性脂肪肝有治疗效果。

（2）茵栀黄制剂：为茵陈、栀子、黄芩苷、金银花提取物。注射剂，一次 10～20 ml，用 10%葡萄糖注射液 250 ml 或 500 ml 稀释后滴注。口服颗粒剂，一次 2 袋，1 天 3 次。妊娠期妇女及哺乳期妇女慎用，静脉滴注，极个别病例对该药有过敏反应，应予以重视。

第 10 章

创伤性急性胰腺炎的医药协作

随着我国建筑行业及交通运输行业的发展，坠落伤和方向盘伤所致的创伤性胰腺炎患者数量呈上升趋势。在解剖结构上胰腺位于腹膜后，位置较深，胰腺创伤多合并其他脏器损伤，因而导致了创伤性胰腺炎的多样性与复杂性，形成了创伤性胰腺炎在诊断、治疗方面不同于一般胰腺炎的特点。在处理这种特殊类型的胰腺炎时，应兼顾胰腺损伤与急性胰腺炎两方面的特点。由于外伤及手术等原因，创伤性胰腺炎在病程中又多合并感染，医药协作模式能够更好地把握外科干预与应对复杂感染的时机，体现该模式在应对这一复杂疾病上的优越性。

第 1 节　创伤性急性胰腺炎的处理

创伤性急性胰腺炎是指胰腺损伤后发生的胰腺急性非感染性炎症。创伤性急性胰腺炎在临床上大致分为两类：第一类为全身多发伤或腹部多器官损伤的一部分，尽管胰腺外伤仅占腹内器官损伤比例的 10%，但病情较为严重，病死率高，常需要多学科综合救治；第二类是由医源性损伤如胆道探查及胃癌根治等手术所导致的创伤性胰腺炎。

一、创伤性急性胰腺炎的评估

（一）临床症状

胰腺创伤的典型临床三联征是上腹部疼痛、白细胞计数升高和血清淀粉酶水平升高，但最初 24 小时甚至数天内可能不存在以上症状。胰腺解剖位置较深，易存在合并伤，且损伤后症状常被其他器官损伤症状所掩盖，因此创伤性胰腺炎早期诊断困难，极易误诊、漏诊，致使病情恶化，这种创伤最终导致的发病率和病死率显著高于腹腔内其他器官损伤。在创伤过程的早期和晚期，其他腹腔内组织器官受损的症状通常能够掩盖或取代胰腺损伤的症状。

（二）实验室检查

血清中升高的淀粉酶或诊断性腹腔灌洗液可用于诊断，但升高的淀粉酶与胰腺创伤之间的相关性较差，因为淀粉酶水平可能在唾液腺损伤、十二指肠损伤、肝外伤、头面部损伤及醉酒的患者中亦有升高。钝性胰腺损伤后淀粉酶水平升高是时间依赖性的，持续性升高或升高的淀粉酶水平是胰腺创伤的更加可靠的指标，但并不提示损伤的严重程度。在诊断性腹腔灌洗液中检测到的淀粉酶是比血液或血清淀粉酶更敏感和更具有特异性的胰腺损伤指标。血清脂肪酶活性也不是胰腺损伤的特异性指标。

（三）影像学检查

影像学检查在创伤性胰腺损伤的识别、评估和随访中起重要作用。胰腺损伤患者的影像学表现是非特异性的，通常与一般的炎症性胰腺炎无法区分。

1. X 线检查 胰腺损伤患者的腹部 X 线检查是非特异性的，一般的放射学异常均不能用于特定的诊断目的。超声可以显示胰腺的局部创伤性增大或在炎症性胰腺炎中的弥漫性水肿。在创伤性患者中，胰周积液可能是胰腺挫伤的征兆。胰腺的创伤性假性囊肿可通过超声检查发现并且通过超声进行监测。由于创伤的并发症最有可能导致主胰管的破裂或狭窄，整个胰腺实质的横断则提示胰管损伤。超声造影在腹部实质脏器创伤诊断方面的优势逐渐明显，可以将诊断的敏感度及特异度提高到 85% 和 90%。注入造影剂后，可以增强病变与正常组织的回声对比，显示出胰腺断裂口的位置。

2. CT 检查 是目前可用于评估疑似胰腺创伤及其并发症的最简单和侵入性最少的诊断方式，因为超声的检查结果是不明确的。CT 是血流动力学稳定的腹部创伤患者的首选放射检查，因为它提供了最安全、最全面的创伤性胰腺损伤的诊断方法。创伤后 12 小时内进行 CT 检查，20%～40% 的胰腺可能显示为正常的。因为此时胰腺损伤可能没有产生密度上的变化，而这在 CT 扫描中可能无法检测到。目前，多层 CT 扫描可用于评估腹部创伤，因为它们扫描速度更快，大大减少了肠道所带来的伪影并解决了许多以前的技术问题。由受脊柱压迫而造成的剪切力损伤可以在胰腺的尾部发生撕裂。胰腺损伤的直接征象包括撕裂、横断、局灶性胰腺增大和不均匀增强。通常可以看到血肿和假性囊肿等液体积聚在裂伤或横断部位并与胰管相通。次要征象包括胰周脂肪的变化、脾静脉和胰腺之间的游离性液体、出血、左肾前筋膜增厚和相邻结构的相关损伤。主要注意的征象为局灶性或弥漫性低密度区域，而裂伤在 CT 上为垂直于胰腺长轴的线性低密度线。胰腺内血肿是胰腺损伤的另一个非常特殊的征兆。脾静脉和胰腺之间的液体积聚也是一种非常特殊的征象，但如果与钝性腹部创伤史相关，则可能提示胰腺损伤。创伤性胰腺炎患者更容易发生胰腺假性囊肿。而胰管破裂的患者胰腺脓肿或胰瘘的风险分别接近 25% 和 50%，而无胰管损伤的患者为 10%。因此，影像学检查应侧重于胰腺损伤所致的胰管完整性的检测。然而，根据报道通过 CT 检测主胰管损伤的准确性最高仅为 43%。因此，CT 不是总能直接显示胰管损伤，而是需要基于胰腺实质的损伤程度来评估导管的损伤。

3. MRCP 与 ERCP 检查 胰腺损伤患者的临床结局在很大程度上取决于胰管的完整性，因此评估胰腺是必要的。在过去，ERCP 是唯一可用于评估胰管完整性的方法，而现在，MRCP 已经成为一种替代性的可用于胰管的直接成像的非侵入性诊断工具，并且它可以更频繁地用于评估导管成分的损伤。此外，MRCP 可能表现出 ERCP 不可见的异常，如导管横断部位上游的液体积聚，并有助于评估胰腺实质的损伤。

ERCP 越来越多地被用于辅助胰腺导管损伤的早期和晚期诊断，这些患者具有胰腺损伤的强有力临床证据和可疑的 CT 扫描。ERCP 是证实外渗或截断来诊断胰管损伤部位和范围的最准确的检查，特别是对于有延迟表现的患者。它可以在术前、术中或术后对胰腺损伤患者进行诊断或治疗。虽然 ERCP 是对病情稳定患者的胰腺导管损伤诊断最有效的诊断方法，但在血流动力学不稳定的患者中应考虑手术探查。虽然 MRCP 是评估胰管损伤的非侵入性影像方法的重要选择，但 ERCP 可直接进行图像引导下的治疗，所以 ERCP 的地位仍十分重要。ERCP 不仅可以在没有导管损伤的情况下进行非手术治疗，还可以在导管损伤的情况下进行早期手术治疗或初步治疗，如胰管支架的置入。ERCP 还有助于治疗胰管损伤的晚期并发症，如假性囊肿和胰瘘。内镜下经皮穿刺引流是治疗胰腺创伤晚期局部并发症的有效方法。

（四）开腹探查

虽然以上提到的实验室检查及影像学检查可以帮助进行诊断和分级，但剖腹探查仍然是诊断创伤性胰腺炎最可靠的方法，并且在必要的情况下可以进行手术清创等操作。术中探查时，可以发现胰腺被膜有点片状出血、坏死，胰包膜张力明显增高伴胰周渗出。近年来，随着腹腔镜技术的开展，腹腔镜也可用于替代开腹探查，并且具有微创等特点，腹腔镜可以初步确定损伤类型，对诊断及是否需要进一步治疗具有指导意义。

二、创伤性急性胰腺炎的处理

许多胰腺损伤患者有多种相关损伤，包括血管和其他腹腔内器官损伤；而在处理明确的胰腺损伤前，首先要考虑稳定患者的一般情况，如控制出血和肠内容物的溢出。关于创伤性胰腺损伤的治疗方法的选择，无论是采用保守方法还是手术方法，都应取决于主胰管的完整性、胰腺实质损伤的程度、损伤的解剖位置及患者的一般状况和相关器官的损伤程度。

（一）保守治疗

对于孤立性胰腺挫伤、不涉及胰管破裂的胰腺表面撕裂可以保守治疗。创伤性胰腺炎的治疗类似于重症急性胰腺炎，注重早期液体复苏，胃肠减压，维持水、电解质平衡，控制感染，抑制胰酶分泌，营养支持等。Ⅰ级和Ⅱ级胰腺损伤使用非手术治疗技术或单纯引流治疗，而Ⅲ级或更高级别的胰腺损伤通常需要进行胰腺的切除及胃肠道的重建等。

（二）微创手术治疗

目前，微创手术治疗已逐渐成为胰腺炎外科干预的主要方式。与传统开腹手术相比，微创手术更加符合损伤控制性外科理念。多数创伤性胰腺炎患者经历过一次或多次开腹手术，每增加一次开腹手术都给患者带来身体的创伤和精神上的巨大压力，而微创治疗可在一定程度上防止病情加重，以最小的创伤达到手术治疗目的。主要的微创手术治疗方式如下：①超声或 CT 引导下经皮导管引流对严重胰瘘和腹腔感染的创伤性胰腺炎可起到良好的引流作用，缓解腹腔内高压，有效控制病情，为后续治疗赢得宝贵时间。前期留置的引流管还可为后期手术起到良好的引导作用，减少医源性损伤。②ERCP 引导的胰管支架置入主胰管损伤已在特定病例中得到证实，如将胰管支架的远端放至胰腺断面或主胰管损伤处，还可以起到引流胰周积液的作用；内镜下经乳头引流已成功用于治疗早期胰腺损伤和晚期的由胰管破裂导致的并发症。③少数患者术后腹腔引流管引流效果欠佳，可于术后 2 周左右拔除引流管，经引流管窦道置入消化内镜行清创术，并重新建立引流。以上几种方式秉承损伤控制性外科理念，是治疗创伤性胰腺炎的有效方法，可根据患者具体病情灵活选择，相互配合。

（三）开放手术治疗

需要注意的是，在钝性胰腺创伤发生严重胰管损伤的患者中，除非在第一个 24 小时内进行手术，否则发病率和病死率会大大增加，根据美国创伤外科协会的胰腺器官损伤分级系统来指导适当的手术治疗，钝性胰腺损伤的发病率和病死率会显著降低。有许多替代方法可用于处理高等级的钝性胰腺损伤，如十二指肠转流术、幽门旷置术、Whipple手术或单纯引流。如何选择取决于患者的血流动力学状态和是否存在相关的十二指肠损伤。在特定情况下进行胰十二指肠切除术是不可避免的。如果患者血流动力学不稳定，胰十二指肠切除术可以分两步进行，首先进行损伤控制手术，待患者一般情况稳定时，在第二次手术时完成吻合。

（四）手术时机

对于存在严重腹腔感染及胰瘘的患者，则应在出现不可逆的感染性休克和多器官功能衰竭前，尽早行开腹手术治疗。若患者生命体征尚平稳，尽量将手术时间推迟至发病后 4 周左右。此时腹腔脓肿形成较充分，有利于彻底清创，减少肠瘘、出血等并发症，且患者通过前期治疗，手术耐受性明显提高，避免发病急性期的二次手术打击，但也应注意避免因时间的推迟而错过最佳手术时机。当感染灶缩小时，坏死组织与周围脏器界线不清，手术风险随之增大。此外，对于病情稳定、经非手术治疗可以度过危险期的患者，可在后期处理肠瘘、胰腺假性囊肿等并发症时采取开腹手术治疗。创伤性胰腺炎患者腹腔内情况复杂，单一术式甚至单次手术往往不能解决所有问题，因此应针对创伤性胰腺炎的不同阶段、具体病情选择相应的术式。

（五）外科处理原则

此类患者病情危重，应注意控制损伤，尽量缩短手术时间。因此，对于可预见继发创伤性胰腺炎的患者，应在第 1 次手术中将胰腺上下缘的后腹膜打开，使腹膜后间隙与腹腔相通，当继发腹膜后感染时可通过腹腔引流管引流而避免二次手术的打击和创伤。胰周坏死组织清除引流术主要用于处理早期腹腔内严重感染，术中尽量打开脓腔间隔，保证充分引流；若腹腔内坏死组织与正常组织界线不清，切忌过度清除坏死组织，以免造成过多医源性损伤。手术的重心应放在有效的引流管摆放及术后对引流管的管理上。引流管放置应遵循"捷径、低位、通畅、安全、有效"的原则，以便于术后及时建立负压冲洗引流。腹腔和（或）腹膜后脓肿清除引流术在创伤性胰腺炎中的应用同样遵循"创伤递进式"原则，采取分阶段处理策略，其特点是采用"微创法"与小切口手术"序贯式"相结合。早期微创治疗，通过经皮穿刺引流快速缓解腹腔内高压及感染症状，后期通过"顺藤摸瓜"的手术方法，沿引流管方向扩创、减压、清除坏死组织或脓肿，并放置多枚双套管充分引流。此方法避免了传统开腹手术对患者的打击，减少术后全身炎性反应综合征及多器官功能衰竭的发生率，尤其对于减少术后糖尿病及切口疝等远期并发症具有重要意义。对于手术入路的选择有以下建议：①已经历剖腹探查手术且切口未愈合的患者，可选择原切口入腹，并根据需要适当延长或增加辅助切口。②对于初次手术或手术切口已愈合的患者，根据感染灶的位置灵活选择切口。如脓肿位于腹膜后，应尽量选择经肾前间隙的腹膜后入路；如脓肿位于胰头或小网膜囊可选择两侧肋缘下的屋顶状切口，从结肠上区进入脓腔。此两类切口对腹腔脏器干扰较小，术后不易形成肠瘘和切口疝。③手术入路的选择在控制损伤的同时，还需兼顾后续治疗。

由于创伤性胰腺炎病情重，并发症多，并发症的处理亦为创伤性胰腺炎治疗的重要部分。对于术后腹腔或腹膜后残余感染，可通过内镜下坏死组织清除治疗，患者通过内镜经引流管窦道进行局部清创、置管负压冲洗引流，取得良好效果；对于膈下、肠间及盆腔感染灶，可选择经皮穿刺置管引流治疗；如微创治疗效果欠佳，需再次开腹手术；对于出血，应以预防为主，保证通畅引流。如出血量不大且出血位于较局限腹腔，可采用纱布压迫填塞；若治疗无效或出血量较大，可选择介入或内镜治疗，或视情况果断地行开腹手术；创伤性胰腺炎患者肠瘘多因胰液腐蚀、坏死感染或引流管压迫所致，治疗关键在于充分引流、解除压迫。可采用腹腔双套管持续负压冲洗引流，保持瘘口清洁，为瘘口愈合创造条件；如肠瘘为引流管压迫所致，则需退管解除压迫，多数患者瘘口通过上述方法处理可自行愈合。创伤性胰腺炎虽不常见，但起病隐匿，进展迅速，通常难以早期诊断，同时后续处理面临诸多困难，因此应在全面评估患者的基础上进行个体化治疗。

第 2 节　创伤性急性胰腺炎典型病例

一、病例介绍

（一）一般资料

患者，女性，36 岁。因车祸致多发损伤，患者伤后在当地医院行抗感染、补液等治疗，病情无明显好转。第 3 天转入本院 ICU，门诊诊断"多发肋骨骨折，双肺挫伤，肝挫伤，胰腺损伤伴腹膜后血肿，右侧肾上腺血肿，腹水"。入院时情况：体温 37.0℃，心率 112 次/分，呼吸 20 次/分，血压 133/77 mmHg；血氧饱和度 100%；神志清晰，左侧胸部疼痛明显，腹膨隆，全腹轻度压痛、反跳痛，腹肌紧张，叩诊呈鼓音。

（二）辅助检查

实验室检查：白细胞计数为 $13.0×10^9$/L，中性粒细胞百分比 86.2%，血红蛋白 144 g/L，

D-二聚体 1594 μg/L，白蛋白 34.8 g/L，血清淀粉酶 680.0 U/L，尿淀粉酶 11 572 U/L，离子正常。全腹增强 CT 示：胰腺挫伤明显，伴周围广泛渗出，腹盆腔积液，腹膜后积液，左肾上腺小腺瘤可能性大。

（三）诊治经过

相关科室会诊后，决定行剖腹探查术，术中胰腺挫伤明显，呈红褐色，胰尾部包膜有一处 5 cm×4 cm×3 cm 裂伤，胰腺水肿，胰周大量坏死组织及渗出物，清除坏死物质，空肠造瘘，冲洗腹腔后于小网膜囊、胰腺钩突旁、盆腔分别放置橡胶引流管。术后诊断：创伤性胰腺炎、腹部闭合性损伤、胰腺挫伤、肋骨骨折、双肺挫伤。

术后给予定期冲洗腹腔引流管，每天引流量约 100 ml 褐色混浊液体，引流管引流欠通畅，中途更换引流管。术后第 2 周体温增高，最高达 38.6℃，降钙素原 2.75 ng/L，C 反应蛋白 150.00 mg/L，白细胞计数为 18.86×10⁹/L，中性粒细胞百分比 91.3%，腹部 CT 示：胰周残余感染病灶，包裹性脓肿形成。经皮穿刺置管引流出白色脓性液体，量约 500 ml。细菌培养结果示：广泛耐药鲍曼不动杆菌（药敏结果示：替加环素和多黏菌素敏感，其余抗菌药物均耐药）。临床药师建议抗感染治疗，应用注射用替加环素 50 mg（首剂加倍），每 12 小时 1 次，静脉滴注，联合注射用头孢哌酮/舒巴坦 3.0 g，每 6 小时 1 次，静脉滴注。

治疗后第 4 天引流液逐渐减少，第 7 天冲洗液逐渐变清，患者发热症状缓解，冲洗治疗第 10 天复查血常规示白细胞计数恢复正常，CT 检查提示腹腔脓肿消失（图 10-1）。逐步拔出引流管后窦道愈合（图 10-2）。

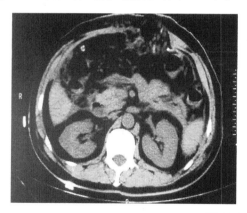 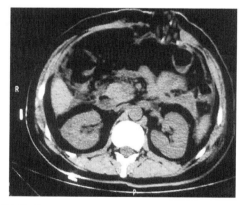

图 10-1　CT 检查

二、病例相关问题答疑

问题 1：创伤性急性胰腺炎的发病特点是什么？

创伤性急性胰腺炎的早期诊断率低，约占闭合性腹外伤的 2%，由于创伤性胰腺炎发病隐匿、极易漏诊或误诊，其病死率达到 9%～34%。创伤性胰腺炎易发生漏诊或误诊的主要原因：①胰腺损伤常合并其他脏器损伤，在发病初期，胰腺外脏器损伤的症状明

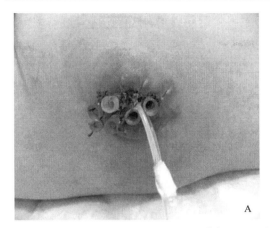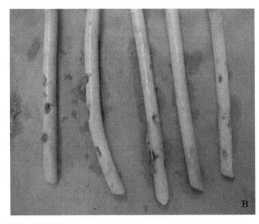

图 10-2　逐步拔出引流管

A. 拔管前；B. 拔出的引流管

显，如呼吸困难、失血性休克、弥漫性腹膜炎等威胁生命的主要矛盾掩盖了胰腺损伤的症状；②缺乏特异性的诊断指标，在创伤性胰腺炎早期，血、尿淀粉酶的敏感度和特异度均较低；③创伤性急性胰腺炎早期缺乏特异性的影像学表现；④外科医师对创伤性胰腺炎的认识不足。

问题 2：创伤性急性胰腺炎外科干预的指征及时机是什么？

外科干预的指征：①腹腔内伴有其他脏器损伤，非手术治疗无效。②因胰周坏死组织感染而出现发热，非手术治疗无效，病情恶化；本病例即出现此类情况，所以行外科干预。③出现腹膜炎体征且非手术治疗不能缓解。④难以维持正常的生命体征，且判断为腹腔感染所致。⑤极度腹胀，压迫腹腔内脏器出现腹腔间隔室综合征甚至脏器功能衰竭。

外科干预时机：文献报道，创伤性急性胰腺炎早期手术病死率明显高于延迟手术。目前认为，感染并不是行外科手术的绝对指征。病程中应根据患者的具体情况采取不同的措施，当患者合并腹腔感染时，如果生命体征平稳，首选非手术治疗。在严密观察下，尽可能推迟外科干预时间至发病 4 周后。当感染病灶充分液化，坏死组织与正常胰腺边界清楚，病变局限，此时手术针对性强且风险小。然而，在严密观察的同时，也要避免因时间的推迟而错过最佳的手术时机。当患者感染灶缩小，感染组织与周围器官界线不清时，手术风险反而较大。初始治疗时选用的抗菌药物要有足够的抗菌覆盖面，根据细菌培养及药敏结果及时转入目标性治疗。此阶段营养支持同样不可忽视，合理的营养支持在逆转负氮平衡的同时，可以增强患者抗感染的能力，加速受损器官的功能恢复。此外，创伤性胰腺炎常为胰腺捻挫伤所致，患者发生感染的时间多较重症急性胰腺炎提前，因而创伤性胰腺炎外科干预时机可能比重症急性胰腺炎提前。在本病例中，术后 2 周脓肿形成，存在明确感染病灶，为穿刺引流的正确时机。

问题 3：治疗耐药鲍曼不动杆菌的药物有哪些？

鲍曼不动杆菌具有强大的获得耐药性和飞沫传播的能力，多重耐药、广泛耐药、全耐药鲍曼不动杆菌呈世界性流行，已成为我国院内感染最重要的病原菌之一。多重耐药鲍曼不动杆菌是指对下列五类抗菌药物中至少三类抗菌药物耐药的菌株，包括抗假单胞菌头孢菌素、抗假单胞菌碳青霉烯类抗菌药物、含有 β-内酰胺酶抑制剂的复合制剂、氟喹诺酮类抗菌药物、氨基糖苷类抗菌药物。广泛耐药鲍曼不动杆菌是指仅对 1～2 种潜在有抗不动杆菌活性的药物[主要指替加环素和（或）多黏菌素]敏感的菌株。全耐药鲍曼不动杆菌则指对目前所能获得的潜在有抗不动杆菌活性的抗菌药物均耐药的菌株。

1. 鲍曼不动杆菌的耐药机制 耐药机制包括：①产生抗菌药物灭活酶，如 β-内酰胺酶、超广谱 β-内酰胺酶、头孢菌素酶、金属 β-内酰胺酶及氨基糖苷类修饰酶；②药物作用靶位改变，如拓扑异构酶 *gyrA*、*parC* 基因突变导致的喹诺酮类抗菌药物耐药及 *armA* 等 16S rRNA 甲基化酶导致几乎所有氨基糖苷类抗菌药物耐药；③药物到达作用靶位的量减少，如外膜孔蛋白通透性的下降及外排泵的过度表达。

2. 鲍曼不动杆菌感染的抗菌治疗原则 应综合考虑感染病原菌的敏感性、感染部位及严重程度、患者病理生理状况和抗菌药物的作用特点。主要原则有：①根据药敏试验结果选用抗菌药物，鲍曼不动杆菌对多数抗菌药物耐药率达 50%或以上，经验选用抗菌药物困难，故应尽量根据药敏结果选用敏感药物；②联合用药，特别是对于耐药菌感染常需联合用药；③通常需用较大剂量；④疗程常需较长；⑤根据不同感染部位选择组织浓度高的药物，并根据 PK/PD 理论制订合适的给药方案；⑥针对肝、肾功能异常者及老年人，抗菌药物的剂量应根据血清肌酐清除率及肝功能情况做出适当调整；⑦混合感染比例高，常需结合临床覆盖其他感染菌；⑧常需结合临床给予支持治疗和良好的护理。

3. 治疗鲍曼不动杆菌感染的常用抗菌药物

（1）舒巴坦及含舒巴坦的 β-内酰胺类抗菌药物的复合制剂：因 β-内酰胺酶抑制剂舒巴坦对不动杆菌属细菌具有抗菌作用，故含有舒巴坦的复合制剂对不动杆菌具有良好的抗菌活性。对于一般感染，舒巴坦的常用剂量不超过 4.0 g/d，对耐药菌感染国外推荐可增加至 6.0 g/d，甚至 8.0 g/d，分 3～4 次给药。肾功能减退患者，需调整给药剂量。

（2）碳青霉烯类抗菌药物：临床应用的品种有亚胺培南/西司他丁、美罗培南及比阿培南，可用于敏感菌所致的各类感染，或与其他药物联合治疗耐药菌感染。亚胺培南和美罗培南的剂量常需 1.0 g，每 8 小时 1 次，或 1.0 g，每 6 小时 1 次，静脉滴注。

（3）多黏菌素类抗菌药物：分为多黏菌素 B 和多黏菌素 E，临床应用的多为多黏菌素 E，可用于耐药菌感染的治疗。国际上推荐的多黏菌素 E 的剂量为每天 2.5～5.0 mg/kg 或每天 200 万～400 万 U，分 2～4 次静脉滴注。该类药物的肾毒性及神经系统不良反应的发生率高，对于老年人、肾功能不全患者应特别注意监测肾功能。目前国内该类药物的临床应用经验少。

（4）替加环素：为甘氨酰环素类抗菌药物的第一个品种，甘氨酰环素类为四环素类抗菌药物米诺环素的衍生物。对耐药菌有一定抗菌活性，但近期各地报道的敏感性差异大，耐药菌株呈增加趋势，常需根据药敏结果选用。由于其组织分布广泛，血药浓度、脑脊液浓度低，常需与其他抗菌药物联合应用。常用给药方案为首剂 100 mg，之后改为

50 mg，每 12 小时 1 次，静脉滴注。

（5）四环素类抗菌药物：米诺环素针剂用于敏感鲍曼不动杆菌感染的治疗，给药方案为米诺环素 100 mg，每 12 小时 1 次，静脉滴注，但临床资料不多。国内目前无米诺环素针剂，可使用口服片剂或多西环素针剂 100 mg，每 12 小时 1 次，与其他抗菌药物联合治疗鲍曼不动杆菌感染。

（6）氨基糖苷类抗菌药物：常与其他抗菌药物联合治疗敏感鲍曼不动杆菌感染。国外推荐阿米卡星剂量为每天 15～20 mg/kg，国内常用量为 0.6 g，每天 1 次，静脉滴注给药，对于严重感染且肾功能正常者，可加量至 0.8 g/d 给药。用药期间应监测肾功能及尿常规，有条件的最好监测血药浓度。

（7）其他：对鲍曼不动杆菌具有抗菌活性的其他抗菌药物还有喹诺酮类抗菌药物，如环丙沙星、左氧氟沙星、莫西沙星，第三代及第四代头孢菌素如头孢他啶、头孢吡肟，其他 β-内酰胺酶抑制剂的复合制剂如哌拉西林/他唑巴坦，但耐药率高达 64.1%～68.3%，故应根据药敏结果选用。

4. 鲍曼不动杆菌感染的抗菌药物选择

（1）非多重耐药鲍曼不动杆菌感染：可根据药敏结果选用 β-内酰胺类抗菌药物等抗菌药物。

（2）多重耐药鲍曼不动杆菌感染：根据药敏试验结果选用头孢哌酮/舒巴坦、氨苄西林/舒巴坦或碳青霉烯类抗菌药物，可联合应用氨基糖苷类抗菌药物或氟喹诺酮类抗菌药物等。

（3）广泛耐药鲍曼不动杆菌感染：常采用两药联合方案，甚至三药联合方案。两药联合用药方案有：①以舒巴坦或含舒巴坦的复合制剂为基础的联合，联合以下一种，如米诺环素、多黏菌素 E、氨基糖苷类抗菌药物、碳青霉烯类抗菌药物等；②以多黏菌素 E 为基础的联合，联合以下一种，如含有舒巴坦的复合制剂、碳青霉烯类抗菌药物；③以替加环素为基础的联合，联合以下一种，如含有舒巴坦的复合制剂、碳青霉烯类抗菌药物、多黏菌素 E、喹诺酮类抗菌药物、氨基糖苷类抗菌药物。三药联合方案有含有舒巴坦的复合制剂+多西环素+碳青霉烯类抗菌药物、亚胺培南+利福平+多黏菌素或妥布霉素等。目前国内较多采用以头孢哌酮/舒巴坦为基础的联合方案，因此本例中临床药师根据患者药敏结果选择了替加环素联合头孢哌酮/舒巴坦的抗感染治疗方案。

（4）全耐药鲍曼不动杆菌感染：常需通过联合药敏试验筛选有效的抗菌药物联合治疗方案。国外研究发现，鲍曼不动杆菌易对多黏菌素异质性耐药，但异质性耐药菌株可部分恢复对其他抗菌药物的敏感性，因此多黏菌素联合 β-内酰胺类抗菌药物或替加环素是可供选择的方案，但尚缺少大规模临床研究。

问题 4：替加环素的用药监护主要包括什么？

首先，替加环素可引起血细胞减少、凝血酶原时间延长等血液系统反应。在应用替加环素治疗后，在肝功能无明显变化的情况下出现 INR 值异常升高、纤维蛋白原减少并伴有消化道出血症状时应停药并积极对症处理，如给予维生素 K₁、人凝血酶原复合物等并予以输注冷沉淀补充凝血因子，加强患者的护理，监护患者的出血倾向，并每天复查凝血酶原时间。其次，替加环素还可能引起肝功能损伤，如谷丙转氨酶、谷草转氨酶、

TBIL、DBIL、LDH 等含量升高，可为一项或多项升高，严重者还可出现皮肤黏膜、巩膜黄染等。此时应给予保肝治疗，改善肝功能水平，每天复查血液生化指标，必要时可输注人血白蛋白。最后，替加环素的高维持剂量、药物的联合应用及患者的基础疾病等因素也可能导致患者肝功能的恶化，继而加重患者凝血功能异常。因此，在危重患者应用替加环素的过程中，临床药师应对患者进行更细致的监护和评估。

第 11 章

药源性急性胰腺炎的医药协作

药源性急性胰腺炎是药物诱发的一种医源性消化道急症。既往认为药源性急性胰腺炎发病率低，为少见病，但近年来随着大量新的化学药品不断投放市场和各国有关药物不良反应监控系统的建立与完善，有关文献报道也日趋增多，约占急性胰腺炎病因的 2%。现已明确可引起药源性急性胰腺炎的药物包括肾上腺皮质激素、利尿剂、抗菌药物、他汀类药物及抗肿瘤药物等。在应对药源性急性胰腺炎时，临床医师对药源性急性胰腺炎缺乏足够的认识，造成诊断及预防较为困难，因此联合临床药师形成医药协作能够更好地处理药源性急性胰腺炎。

第 1 节　药源性急性胰腺炎的处理

药源性急性胰腺炎诊断较困难，目前国内外均无统一诊断标准，而可能导致急性胰腺炎的药物数量众多，加之临床医师对这一类胰腺炎的认识不足，因此部分药源性急性胰腺炎会被误认为由胆石症或饮酒所致，而这也使得对于药源性急性胰腺炎的预防难以有效开展。

一、药源性急性胰腺炎的处理原则

对于药源性急性胰腺炎的处理，首先应明确病因，因此除了考虑急性胰腺炎的常见病因外，还应考虑药物性因素。多种类别的药物都有可能诱发胰腺炎，如果患者服用任何疑似引起胰腺炎的药物，需在保证患者安全的情况下立即停用可疑药物，以防止进一步的胰腺损伤。如果不能停用怀疑引起胰腺炎的药物，可以换另一种药物。如果在停止使用疑似药物后症状停止，则高度怀疑是药源性急性胰腺炎。只有在应用药物的益处超过再一次诱发胰腺炎发作的风险时，才可再次使用该药物。如果再次使用该药后再次发生胰腺炎，那么该药物即是发生胰腺炎的直接原因，应当永久停用。除了停止使用疑似药物外，还应根据其他病因的急性胰腺炎治疗指南对患者进行治疗。临床中的药源性急性胰腺炎多数呈自限性，超过 50% 的患者能够在停药后自愈，其预后明显优于其他病因所导致的急性胰腺炎。

二、药源性急性胰腺炎的预防

首先我们要明确，尽管如今市面上有大量药物，但药源性急性胰腺炎仍是一种罕见的疾病，临床医师应加强对药物不良反应的认知和重视程度。患者药物应用过程中若突发原因不明的上腹部症状时，除考虑药物导致的胃肠道不良反应外，应高度警惕药源性急性胰腺炎的发生。而对于无症状的个体，并不推荐常规监测血清胰酶，也不推荐因短暂的高血糖症而停止服用药物，连续腹部影像学检查也是不推荐的。药物性胰腺炎的预防主要包括：①认识到哪些药物与胰腺炎最为相关；②高风险群体的鉴定；③维持高度的怀疑；④在怀疑出现胰腺炎时立即停用药物；⑤了解药物诱发的胰腺炎的可能机制。例如，对于已知可诱导高三酰甘油血症的药物，监测血清三酰甘油水平可能是有用的。其他提出的机制包括超敏反应、胰管收缩、免疫抑制、代谢作用、血管血栓形成、直接细胞毒性、毒性代谢物积累和肝脏受累等。而由于药物特异性反应引起的胰腺炎通常是难以预防的，它们不可预测，并且不是剂量依赖性的，仅在易感的患者中发生，并且不能通过药物的已知作用机制来解释。这些类型的反应通常在药物被批准用于一般用途后才被发现。对于疑似药物引起的胰腺炎之后是否可以重新开始使用该药物的问题，需要对药物和患者的医疗状况进行收益-风险分析。如果不存在替代药物（如许多化疗药物），在这种情况下，如果潜在的益处大于风险，应在再次尝试用药之前获得患者的知情同意；如果风险大于收益，则不应重新使用该药物。

第 2 节　药源性急性胰腺炎典型病例

一、病例介绍

（一）一般资料

患者，女性，37 岁。因"反复左上腹痛 4 年，再发 3 小时"入院。患者于入院前 5 年长期口服长效避孕药左炔诺孕酮炔雌醚，每月 1 片（每片含左炔诺孕酮 6 mg、炔雌醚 3 mg）。入院前 4 年起无诱因反复出现左上腹痛，多呈持续性胀痛，阵发性加剧，每 3~6 个月发作 1 次，每次均行血淀粉酶、尿淀粉酶和血脂测定，以及肝、胆、胰 B 超等检查，均诊断为"急性胰腺炎、高脂血症"，对症处理 4~12 天后症状均可消失。此次入院前 3 小时，患者无明显诱因出现上腹胀痛不适，疼痛呈持续性，放射到后背，伴有恶心、呕吐，呕吐物为胃内容物，呕吐后疼痛有所缓解，伴胸闷，以"急性胰腺炎"入院治疗。入院时情况：体温 38.7℃，脉搏 87 次/分，呼吸 17 次/分，血压 130/90 mmHg。上腹部有压痛，尤以中上腹压痛为主，有反跳痛，无肌紧张，肠鸣音弱，双下肢无水肿。

（二）辅助检查

立位腹部 X 线片示：肠管积气，无明显液气平面，无膈下游离气体；胰腺 CT 示：胰腺弥漫性肿胀，周围有液性渗出，左侧肾前筋膜增厚，肝实质密度稍减低，考虑急性胰腺炎（图 11-1）。辅助检查：心电图为正常心电图，随机血糖 6.3 mmol/L，白细胞计数为 $12.93×10^9$/L，中性粒细胞百分比 88.04%，总蛋白 119.2 g/L，白蛋白 43.3 g/L，总胆红素 29.3 μmol/L，直接胆红素 7.7 μmol/L，碱性磷酸酶 37.6 μmol/L，胆碱酯酶 8.09 U/L，谷氨酰转肽酶 9.3 U/L，谷丙转氨酶 6.9 U/L，谷草转氨酶 20 U/L，血淀粉酶 281.5 U/L，尿淀粉酶 2085.4 U/L，三酰甘油 15.56 mmol/L，总胆固醇 5.04 mmol/L，降钙素原 0.34 mg/L，C 反应蛋白 42.0 mg/L。

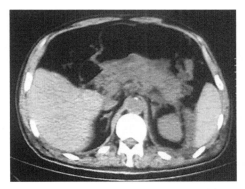
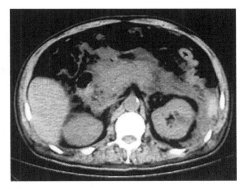

图 11-1　胰腺 CT

（三）诊治经过

给予禁食水、泮托拉唑抑酸、生长抑素抑制胰酶分泌、降脂、营养支持等治疗。初步诊断"高脂血症性急性胰腺炎"。上述治疗 2 天后，患者腹痛有所缓解，但出现发热，体温达 38.4℃，应用莫西沙星注射液 400 mg，每天 1 次，静脉滴注进行抗感染治疗。抗感染治疗第 3 天，患者仍间歇性发热，最高体温 39.0℃，一般状态差。肺部 CT（图 11-2）示：双侧胸腔积液。痰培养示：耐碳青霉烯肺炎克雷伯菌（近纯培养），对替加环素、庆大霉素敏感。请临床药师进行会诊，建议给予替加环素 50 mg（首剂加倍），每 12 小时给药 1 次，联合依替米星 0.3 g，每天 1 次，静脉滴注进行抗感染治疗。继续治疗 2 天后，患者体温逐渐恢复正常，胰腺 CT（图 11-3）示：胰腺形态及实质密度恢

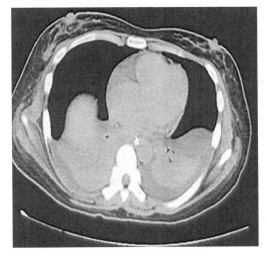
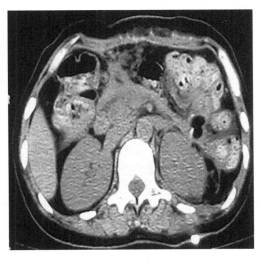

图 11-2　肺部 CT　　　　　　　　　　图 11-3　复查胰腺 CT

复正常；周围渗出完全吸收。患者病情稳定，可进食，排气、排便恢复正常，患者于入院第 12 天出院。患者症状消失后临床药师建议停用口服避孕药，改为其他避孕方式。随访 18 个月，患者血脂均正常，急性胰腺炎未再发作。结合患者发病时情况、病史及随访情况，最终诊断应为药源性胰腺炎（左炔诺孕酮炔雌醚）。

二、病例相关问题答疑

问题 1：该患者应用莫西沙星注射液需要注意哪些内容？

莫西沙星是具有广谱抗菌活性的 8-甲氧基氟喹诺酮类抗菌药物。莫西沙星的化学结构不同于其他氟喹诺酮类抗菌药物，但作用机制及抗菌谱与其他氟喹诺酮类药物相似，都是通过生成 DNA、拓扑异构酶及氟喹诺酮类药物的络合物，使 DNA 拓扑异构酶反应中间体稳定，从而达到杀菌的目的。

莫西沙星可以广泛覆盖胰腺炎的常见致病菌，抗菌谱广，抗菌活性强。在胰腺组织中穿透力强，浓度高，可有效通过血胰屏障。有研究表明，其抗葡萄球菌、肺炎链球菌和厌氧菌活性是环丙沙星与氧氟沙星的 2～16 倍，同时在感染关键部位，如肺组织、泌尿组织等处可获得较高的药物浓度，且同时具有低水平耐药性。一项在亚太地区的 Dragon 研究结果显示，大肠埃希菌对莫西沙星的敏感率达 92%，细菌清除率超过 90%。Wacke 的研究结果显示，莫西沙星可有效穿透胰腺组织，给药 5 小时后胰腺浓度仍远高于血浆浓度。但随着它在临床使用范围、强度的不断扩大，针对盐酸莫西沙星不良反应的报道也日益增多。

莫西沙星能够影响肝胆系统，有文献报道莫西沙星与急性重型肝炎风险相关，可能导致致命性肝损伤，国外上市药品不良反应监测中，莫西沙星有引起急性重型肝炎并发肝衰竭的报道。2008 年拜耳公司发布了莫西沙星可导致严重肝损害和皮肤不良反应的警告，指出莫西沙星与急性重型肝炎相关，可导致患者肝衰竭并危及生命，其所致胆汁淤积型或肝细胞-胆汁淤积混合型肝损伤的发生率高于肝细胞型肝损伤。肝胆系统损害在莫西沙星的严重不良反应中居第 3 位，发生肝细胞损害及肝衰竭的原因可能和莫西沙星主要通过肝脏代谢有关。有关报道表明，莫西沙星肝损伤发生表现为谷丙转氨酶和谷草转氨酶升高，主要原因是莫西沙星的代谢主要通过肝脏，莫西沙星在第一阶段生物转化包括细胞色素酶的代谢产物，不排除代谢物对肝脏的毒性。对于莫西沙星导致肝损伤已报道的病例大多为男性高龄患者，提示莫西沙星的肝毒性可能与年龄、性别有关。高龄患者应用莫西沙星是否需要调整剂量有待商榷。在应用莫西沙星时应加强对患者肝功能的监测，一旦出现不良反应，应立即停药并给予降酶保肝等治疗。

另外，盐酸莫西沙星会引起患者心脏毒性，所造成的较严重的心血管反应可能是由于该药物本身会快速激活延迟整流钾通道，通过阻断心肌细胞中的钾离子，抑制延迟复极，导致 QT 间期延长。因此，在使用盐酸莫西沙星的过程中，应监测患者心电图等。盐酸莫西沙星引起血糖异常的文献已有多篇报道，可能的发病机制与血糖过度利用有关。在使用盐酸莫西沙星等喹诺酮类药品时应该特别关注患者的血糖变化，对于胰腺炎的患者更需注意。

问题 2：该病例中急性胰腺炎为何反复发作？

急性胰腺炎反复发作的病因较复杂，从临床发病来看，与许多疾病状态和药物有关，临床最常见的原因有胆石症、酗酒、高脂血症、药物、感染、手术等。炔雌醚为长效雌激素，口服后经胃肠道吸收，储存于脂肪组织内，缓慢释放出炔雌醇，通过抑制下丘脑-垂体-卵巢轴来抑制卵巢排卵，达到长效避孕作用。激素相关急性胰腺炎，患者最初的主诉是突然的剧烈腹痛，伴有恶心、呕吐，在用激素治疗期间，腹痛也可能提示胃溃疡的发生，但必须排出胰腺炎的可能。口服避孕药左炔诺孕酮炔雌醚可使血中脂肪微粒凝集，栓塞胰腺，致胰酶作用于乳糜微粒，释放出大量脂肪酸，继发胰腺局部毛细血管和腺泡损害而导致急性胰腺炎。同时口服避孕药又可直接升高血脂，尤其是三酰甘油，高三酰甘油血症可导致或加重急性胰腺炎，其发生机制为：①胰脂酶作用于胰腺毛细管内高浓度的三酰甘油，产生高浓度的游离脂肪酸而导致胰腺炎。②高三酰甘油血症可使血液黏稠度增高，引起血液流变学异常，重者形成微血栓，最终导致胰腺组织缺血、坏死。同时急性胰腺炎又可因全身应激反应及胰岛功能受损，导致一过性高三酰甘油血症，加重胰腺损害。该患者长期口服长效避孕药左炔诺孕酮炔雌醚，反复发生急性胰腺炎，发作时均伴有高三酰甘油血症，在停用左炔诺孕酮炔雌醚后一年半的随访中，血脂降至正常，亦未再发生急性胰腺炎，故基本可以明确，该患者高三酰甘油血症并反复发生急性胰腺炎为长期口服左炔诺孕酮炔雌醚所致。

问题 3：出现耐碳青霉烯肺炎克雷伯菌感染时，抗菌药物如何选择？

碳青霉烯类药物为一组具有特定分子结构的 β-内酰胺类抗菌药物，对 β-内酰胺酶稳定，对革兰氏阴性菌的杀菌活性优于头孢菌素类抗菌药物，尤其是对产广谱 β-内酰胺酶和产头孢菌素酶的多重耐药菌均具有杀菌作用。碳青霉烯类药物主要通过抑制细菌细胞壁黏肽的合成破坏细胞壁的结构，细胞壁缺损膨胀使细菌胞质渗透压改变而致细胞溶解，从而杀灭细菌。碳青霉烯类药物对大多数 β-内酰胺酶（包括革兰氏阳性菌和革兰氏阴性菌产生的青霉素酶和头孢菌素酶）的水解作用具有较强的稳定性。因此，碳青霉烯类药物被认为是治疗多重耐药革兰氏阴性菌的最后一道防线。近 10 年来，广泛耐药肺炎克雷伯菌的出现给全世界健康卫生带来严峻挑战。碳青霉烯类药物的广泛应用使碳青霉烯类耐药肺炎克雷伯菌（carbapenem-resistant *Klebsiella pneumoniae*，CRKP）开始出现并广泛传播，这也是导致广泛耐药肺炎克雷伯菌出现的重要原因。2005～2014 年我国 CRKP 总分离率为 9.4%，肺炎克雷伯菌对亚胺培南、美罗培南和厄他培南的耐药率分别为 7.9%、8.8% 和 11.0%。根据 CHINET 监测网数据，截至 2015 年，肺炎克雷伯菌对碳青霉烯类药物耐药已接近 15%。肺炎克雷伯菌对碳青霉烯类药物耐药率逐年上升的趋势给临床抗感染治疗带来了严峻挑战。CRKP 感染控制难度大，病死率高，已成为院内死亡的独立危险因素。

CRKP 耐药机制主要是该菌株产碳青霉烯酶，其编码基因位于可转移基因元件上，易导致耐药基因在不同菌种及菌属之间水平传播，造成严重的院内交叉感染和耐药菌的扩散。该酶能高效水解青霉素、头孢菌素、氨曲南和碳青霉烯类抗菌药物，其主要包括肺炎克雷伯菌碳青霉烯酶（*Klebsiella pneumoniae* carbapenemase，KPC）、新德里金属蛋白酶、苯唑西林酶-48 等。其中产 KPC 为 CRKP 耐药的主要原因，自 2001 年在美国北卡罗来纳州首次发现以来，美国已有 36 个州的肺炎克雷伯菌中检测到此酶，该酶主要分为 7 型，其中主要以 KPC-2 型和 KPC-3 型流行为主。此外，CRKP 耐药还与细菌产 AmpC 酶联合细胞表面膜蛋白表达缺失相关。

目前，临床针对 CRKP 多选用多黏菌素、替加环素和氨基糖苷类药物。文献报道使用单一抗菌药物治疗 CRKP 的成功率很低，使用碳青霉烯类抗菌药物联合其他抗菌药物的治疗方案具有更高的成功率，但目前无明确的治疗 CRKP 的最佳方案。综合现有报道数据，将治疗方案总结如下：

1. 碳青霉烯类药物　文献报道，虽然细菌对碳青霉烯类药物体不敏感，但当 MIC≤16 μg/ml，特别是 MIC≤8 μg/ml 时，如将碳青霉烯类药物的用量增加，临床也会取得较满意的效果，当然最终结果也取决于采用多大剂量及患者能否耐受。相关专家共识表明碳青霉烯类药物用于治疗 CRKP 感染时应符合以下条件：①MIC≤8 μg/ml；②大剂量给药；③延长静脉滴注时间至 2～3 小时。我国耐碳青霉烯类药物在各种细菌的体外平均 MIC＞64 μg/ml，甚至更高，所以这种策略在我国很难奏效。

2. 双碳青霉烯类药物　所谓双碳青霉烯类药物疗法一般是指在厄他培南的基础上再加一种对非发酵菌也有效的碳青霉烯类药物，前者用来保护后一种药物不被水解，以发挥效果。其本质应与增大剂量区别不大，同样也会受到高 MIC 值的抵消作用。厄他培南是一种新型的碳青霉烯类抗菌药物，通过与青霉素结合蛋白结合，干扰细菌细胞壁的合成，导致细菌生长繁殖受抑制，少数可出现细胞溶解。厄他培南联合其他碳青霉烯类药物治疗 CRKP 感染是联合用药的一个新方向。研究表明，厄他培南与多尼培南相比更容易被碳青霉烯酶水解，碳青霉烯酶在与厄他培南相互作用过程中被大量消耗，使得其他碳青霉烯类药物可以直接作用于 CRKP，从而增强杀菌效果。但是，目前厄他培南联合其他碳青霉烯类药物在机体的具体作用机制仍不明确，有待进一步的深入研究。

3. 替加环素　是一种甘氨酰环素类抗菌药物，对多数肠杆菌科细菌具有广谱抗菌活性，对 CRKP 具有抗菌活性，2011 年全球分离的肺炎克雷伯菌属细菌对其敏感率为 99%，产 ESBL 及碳青霉烯类耐药菌株对其敏感率与非产 ESBL 及碳青霉烯类敏感株相仿。应用替加环素治疗 CRKP 感染时存在药品说明书中推荐剂量不足的问题。当 MIC 即使在敏感范围内增高时，也可能需要药物说明书中的剂量翻倍使用，或还需要联合其他有效药物。有研究显示，高剂量替加环素可明显提高临床治愈率与细菌清除率。对于重症患者，大剂量替加环素疗效更优，CRKP 血流感染患者病死率显著降低。因此，使用替加环素治疗时建议适当增加剂量，对于不同系统的感染，高剂量效果都较好。该药由于组织分布广，血药浓度低，不宜单药治疗，常需与其他抗菌药物联合使用治疗广泛耐药菌感染。临床常用的联合药物有头孢哌酮、舒巴坦、碳青霉烯类、氨基糖苷类及多黏菌素等。当抑菌作用已足够时可以考虑行替加环素单药治疗，否则建议尽量使用多黏菌素。高剂量使用时要注意消化系统的不良反应。

4. 联合用药　目前关于 CRKP 感染控制的研究普遍认为联合治疗优于单药治疗。相关研究表明，碳青霉烯类药物联合其他抗菌药物治疗 CRKP 感染与单独使用碳青霉烯类药物治疗相比，联合治疗能够显著改善患者预后。目前，关于联合用药治疗 CRKP 的研究很多，但是 CRKP 的分型及体外药敏结果均可以影响联合用药的治疗效果。

（1）碳青霉烯类药物联合多黏菌素：多黏菌素是一类阳离子多肽类抗菌药物，可与革兰氏阴性菌细胞膜上脂多糖的脂质 A 特异性结合，使细胞膜裂解而导致菌体死亡。单独使用多黏菌素类抗菌药物也表现出一定的杀菌活性，但是治疗过程中很容易产生异质性耐药性，联合碳青霉烯类药物的治疗方案一方面可以加强抗菌活性；另一方面可以延缓多黏菌素类抗菌药物出现耐药的时间。一项回顾性研究发现，多黏菌素和碳青霉烯类药物联合使用治疗 CRKP 时总协同率高达 44%，多黏菌素 B 的协同率为 64%，而多黏菌素的协同率为 40%，多黏菌素 B 有更好的协同效应。另外，在应用多黏菌素时应关注多黏菌素的毒性及治疗后出现的色素沉着。

（2）磷霉素联合替加环素：磷霉素对碳青霉烯类耐药的肺炎克雷伯菌有 93% 的敏感率。但根据欧洲药敏试验联合委员会（EUCAST）折点，我国产 KPC 的肺炎克雷伯菌对磷霉素的耐药率高达 58.6%（157/268），其中高度耐药（>256 μg/ml）的有 39.2%。关于磷霉素临床应用的思考：临床实践中早期选择磷霉素+替加环素联合治疗，疗效有限，一旦发生耐药，测得 MIC 很高。

（3）碳青霉烯类药物联合磷霉素：磷霉素与 β-内酰胺类、氨基糖苷类、氟喹诺酮类等多种抗菌药物联合均有一定的协同效应。然而，磷霉素的耐药基因位于质粒上，容易发生携带及传播流行，且单一使用磷霉素治疗时容易产生磷霉素耐药，故推荐与其他药物联合使用。磷霉素与碳青霉烯类药物联合用药的体内试验并不多，仅有临床研究表明磷霉素对 CRKP 感染导致的下尿路感染有较好的疗效。

5. 新的酶抑制剂　β-内酰胺酶根据氨基酸和核苷酸序列可分为丝氨酸 β-内酰胺酶（Ambler A 组、C 组和 D 组）和金属酶（B 组）。目前上市的酶抑制剂主要包括克拉维酸、他唑巴坦、舒巴坦三种，它们对碳青霉烯酶无活性，而且对 C 组（AmpC）酶无临床作用，另外对大多数 B 组或 D 组酶没有活性。阿维巴坦是一种新的 β-内酰胺酶抑制剂，属于二氮杂双环辛酮化合物，针对丝氨酸为活性位点的 β-内酰胺酶而设计，是目前最被看好的 β-内酰胺酶抑制剂，抑酶谱较广，可抑制 A 组（包括 ESBL 及 KPC）、C 组（主要是 AmpC 酶）和部分 D 组 β-内酰胺酶（如 OXA-48）。阿维巴坦对碳青霉烯酶 KPC-2 和 C 组 β-内酰胺酶抑制作用显著优于其他的酶抑制剂，与头孢或碳青霉烯类抗菌药物合用时，具有广谱抗菌活性，尤其对含有 ESBL 的大肠埃希菌和肺炎克雷伯菌，含有超量 AmpC 酶的大肠埃希菌及同时含有 AmpC 和 ESBL 的大肠埃希菌的抗菌活性显著。

阿维巴坦的复合制剂主要包括头孢他啶/阿维巴坦、头孢洛林酯/阿维巴坦、氨曲南/阿维巴坦。目前头孢他啶/阿维巴坦复合制剂（联合甲硝唑）治疗复杂性腹腔感染已完成 III 期临床试验，已于 2015 年 2 月获美国食品药品监督管理局批准上市，适应证主要包括复杂性腹腔感染、复杂性尿路感染、革兰氏阴性杆菌感染；头孢洛林酯/阿维巴坦主要是针对耐甲氧西林金黄色葡萄球菌在内的阳性球菌，尚未批准上市；氨曲南/阿维巴坦主要是针对革兰氏阴性菌，2013 年有研究发现其对含有金属 β-内酰胺酶和 ESBL 或 C 组酶的革兰氏阴性菌具有抑制作用，目前正处于 I 期临床研究中。含阿维巴坦 β-内酰胺酶复合制剂的出现是应对当前 KP 耐药挑战的重要进展，值得临床期待。但是阿维巴坦对金属酶无抑制作用，KP 还存在通透性改变等其他耐药机制，含阿维巴坦的 β-内酰胺酶复合制剂并不能解决 KP 现今所有的耐药，尚需研发新的抗菌药物。

主要参考文献

白雪巍, 陈华, 赵鸣雁, 等, 2015. 创伤性胰腺炎的多学科联合救治一例. 中华外科杂志, 53 (9): 669-671.

曹成亮, 孙备, 王刚, 2016. 药物性胰腺炎研究进展. 中国实用外科杂志, 36 (12): 1345-1347.

韩红梅, 朴熙绪, 2011. 妊娠合并高脂血症性胰腺炎治疗进展. 世界华人消化杂志, 19 (35): 3623-3628.

姜洪池, 孙备, 陆朝阳, 2007. 重症急性胰腺炎基本治疗原则初探. 中华外科杂志, 45 (1): 6-8.

蒋朱明, 于康, 蔡威, 2010. 临床肠外与肠内营养. 第 2 版. 北京: 科学技术文献出版社.

抗菌药物临床应用指导原则修订工作组, 2015. 抗菌药物临床应用指导原则. 北京: 人民卫生出版社.

李乐, 孙备, 2013. 损伤控制性外科理念在胰腺外科中应用现状. 中国实用外科杂志, 33 (6): 519-521.

李希娜, 杨丽杰, 李丹露, 等, 2010. 日本医科大学附属病院医院药学开展的介绍及对我国的启发. 中国药房, 21 (29): 2710-2712.

刘笑雷, 李江涛, 彭淑糖, 2007. 急性胰腺炎营养治疗途径的研究进展. 国际外科学杂志, 34 (9): 612-614.

吕新建, 孔瑞, 孙备, 2018. 坏死性胰腺炎外科干预方式研究进展. 中国实用外科杂志, 38 (2): 231-234.

桑福德, 2017. 热病: 桑福德抗微生物治疗指南. 范洪伟译. 北京: 中国协和医科大学出版社.

隋宇航, 孙备, 2018. 重症急性胰腺炎的外科干预: 开放还是微创. 肝胆外科杂志, 26 (2): 81-83.

孙备, 程卓鑫, 贾光, 2012. 重症急性胰腺炎治疗新亮点: 多学科与微创化. 中国实用外科杂志, 32 (7): 525-527.

孙备, 苏维宏, 2015. 急性胰腺炎诊治的现状与进展. 临床外科杂志, 23 (03): 168-170.

中国医师协会急诊医师分会, 2013. 2013 中国急诊急性胰腺炎临床实践指南. 中国急救医学, 33 (12): 1057-1071.

中国医师协会胰腺病学专业委员会, 2015. 中国急性胰腺炎多学科诊治共识意见. 临床肝胆病杂志, 31 (11): 1770-1775.

中华医学会外科学分会胰腺外科学组, 2007. 重症急性胰腺炎诊治指南. 中华外科杂志, 45 (11): 727-729.

中华医学会外科学分会胰腺外科学组, 2014. 急性胰腺炎诊治指南 (2014). 中国实用外科杂志, 35 (1): 4-7.

中华医学会外科学分会胰腺外科学组, 2016. 重症急性胰腺炎诊治草案. 中华消化杂志, 21 (10): 622-623.

Banks P A, Bollen T L, Dervenis C, et al, 2013. Classification of acute pancreatitis - 2012: revision of the atlanta classification and definitions by international consensus. Gut, 62 (1): 102-111.

Banks P A, Freeman M L, 2006. Practice guidelines in acute pancreatitis. Am J Gastroenterol, 101 (10): 2379-2400.

Cano N, Fiaccadori E, Tesinsky P, et al, 2006. ESPEN guidelines on adult enteral nutrition. Clin Nutr, 25 (2): 177-360.

Conwell D L, Lee L S, Yadav D, et al, 2014. American pancreatic association practice guidelines in chronic pancreatitis: evidence-based report on diagnostic guidelines. Pancreas, 43 (8): 1143-1162.

Crockett S D, Wani S, Gardner T B, et al, 2018. American gastroenterological association institute guideline on initial management of acute pancreatitis. Gastroenterology, 154 (4): 1096-1101.

Gianotti L, Meier R, Lobo D N, et al, 2009. ESPEN guidelines on parenteral nutrition: pancreas. Clin Nutr, 28 (4): 428-435.

Greenberg J A, Hsu J, Bawazeer M, et al, 2016. Clinical practice guideline: management of acute pancreatitis.

Can J Surg, 59（2）: 128-140.

Hochstetter K, 2018. Endoscopic management of acute necrotizing pancreatitis: European society of gastrointestinal endoscopy evidence-based multidisciplinary guidelines. Endoscopy, 50（5）: 524-546.

Nakaharai K, Morita K, Jo T, et al, 2018. Early prophylactic antibiotics for severe acute pancreatitis: a population-based cohort study using a nationwide database in Japan. J Infect Chemother, 24（9）: 753-758.

Nakhoda S, Zimrin A B, Baer M R, et al, 2017. Use of the APACHE II score to assess impact of therapeutic plasma exchange for critically ill patients with hypertriglyceride-induced pancreatitis. Transfus Apher Sci, 56（2）: 123-126.

Schwartz J, Winters J L, Padmanabhan A, et al, 2013. Guidelines on the use of therapeutic apheresis in clinical practice-evidence-based approach from the writing committee of the american society for apheresis: the sixth special issue. J Clin Apher, 28（3）: 145-284.

Singh V K, Bollen T L, Wu B U, et al, 2011. An assessment of the severity of interstitial pancreatitis. Clin Gastroenterol Hepatol, 9（12）: 1098-1103.

Wu B U, Banks P A, 2013. Clinical management of patients with acute pancreatitis. Gastroenterology, 144(6): 1272-1281.

Yokoe M, Takada T, Mayumi T, et al, 2015. Japanese guidelines for the management of acute pancreatitis: Japanese guidelines 2015. J Hepatobiliary Pancreat Sci, 22（6）: 405-432.